新编耳鼻喉疾病临床治疗要点

主编 王 静 聂明荣 陈翠霞 等

河南大学出版社
HENAN UNIVERSITY PRESS

·郑州·

图书在版编目（CIP）数据

新编耳鼻喉疾病临床治疗要点 / 王静等主编 .— 郑州：河南大学出版社，2020.1
ISBN 978-7-5649-4135-2

Ⅰ . ①新⋯　Ⅱ . ①王⋯　Ⅲ . ①耳鼻咽喉病 – 治疗　Ⅳ . ① R760.5

中国版本图书馆 CIP 数据核字（2020）第 023622 号

特约编辑：乔　慧
责任编辑：阮林要　李亚涛
责任校对：郑　鑫
封面设计：卓弘文化

出版发行：河南大学出版社
　　　　　地址：郑州市郑东新区商务外环中华大厦 2401 号
　　　　　邮编：450046
　　　　　电话：0371-86059750（高等教育与职业教育出版分社）
　　　　　　　　0371-86059701（营销部）
　　　　　网址：hupress.henu.edu.cn
印　　刷：广东虎彩云印刷有限公司
版　　次：2020 年 1 月第 1 版
印　　次：2020 年 1 月第 1 次印刷
开　　本：880 mm×1230 mm　1/16
印　　张：12.75
字　　数：413 千字
定　　价：78.00 元

（本书如有质量问题，请与河南大学出版社营销部联系调换）

编 委 会

前　言

　　现代医学技术的发展为耳鼻喉科学提供了新的机遇，也带来了新的挑战。特别是近年来，耳鼻喉科学在医学领域取得了许多令人瞩目的成就，新理论、新技术、新仪器的不断出现，使得耳鼻喉科的诊断和治疗也取得了长足的进展。耳鼻喉科的医务工作者需要不断学习新的理论、掌握新的方法，才能提高诊疗水平，更好地为患者服务。为适应耳鼻喉科的快速发展，满足耳鼻喉临床工作者的需求，我们组织了长期从事临床一线的具有丰富经验的工作者，编写了此书。

　　本书首先介绍了耳鼻喉头颈外科手术常规及耳鼻喉临床常见症状等基础内容；然后详细介绍了耳的症状学及检查方法、耳创伤、外耳道炎性疾病、鼻外伤、鼻腔炎性疾病、扁桃体炎、喉畸形、外伤、狭窄及异物、喉的急性炎症性疾病、声带息肉及小结、气管及食管常见疾病、颈部疾病、颈部炎性疾病；最后对甲状腺疾病和脑脊液检验也做了阐述。全文结构清晰明了、层次分明、阐述新颖，具有科学性和实践性，可作为临床医师的参考用书。

　　本书编委人员参考了大量国内外文献书籍，结合我国的临床实践，将多年的诊疗心得及实践经验加以总结，不断修改，校对，付出了大量的精力与劳动，力求达到完美。在此，对他们表示衷心的感谢。

　　尽管编者们倾尽全力编写此书，但在医学知识日新月异的今天，编撰中难免会存在一些疏漏和不足之处，望广大读者批评指正，以便再版时修正。

编　者

2020 年 1 月

目 录

目录

第一章

耳鼻咽喉头颈外科手术常规

第一节　耳部手术常规

一、化脓性耳郭软骨膜炎的手术

（一）适应证

手术适应证：①耳郭外伤、耳郭血肿继发感染；②耳郭整形术及耳部针灸治疗者继发感染；③中耳乳突手术误伤耳郭软骨或使软骨膜暴露术后感染化脓；④耳郭软骨膜炎已形成脓肿者。

（二）术前准备

术前准备：①耳郭脓液细菌培养及药敏试验；②术前血常规、心肺透视；③抗生素应用。

（三）术后处理

1. 引流通畅

每日用药液冲洗术腔，保持引流通畅，冲洗至无脓液为止，方可抽出引流条管。

2. 抗感染

术后使用抗生素加强抗感染。

（四）并发症

耳郭畸形。

二、耳前瘘管摘除术

（一）适应证

手术适应证：耳前瘘管反复感染者或伴脓肿切开引流炎症控制后。

（二）术前准备

术前准备：①儿童可行全身麻醉，成人局部麻醉；②血常规，出血、凝血时间；③耳前瘘管感染急性炎症已控制。

（三）术前准备

术前准备：①术中注意勿使瘘管内亚甲蓝外流污染周围组织，影响寻找瘘管；②对瘘管每一细小分支均仔细分离，完整摘除；③瘘管穿至软骨时应切除软骨。

（四）术后处理

1. 抗感染

应用抗生素，控制和预防感染。

2. 引流通畅

术中引流条于术后第 2d 抽出。

3. 拆线

术后 5～7d 拆线。

（五）并发症

术后伤口感染。若累及耳郭软骨引起化脓性耳郭软骨膜炎，可引起耳郭畸形。

三、单纯乳突凿开术

（一）适应证

手术适应证：①急性化脓性中耳乳突炎经保守治疗或鼓膜切开等治疗无效，乳突内进行性融合性骨质破坏、脓肿形成者；②急性化脓性中耳乳突炎疑有颅内、外并发症者；③隐蔽性乳突炎；④慢性胆脂瘤型中耳炎并发耳源性颅内、外并发症，但全身情况不允许行乳突根治术，应先做单纯乳突凿开术。

（二）术前准备

术前准备：①术前备皮剃去术侧耳周 5～7cm 范围的头发；②清洁外耳道分泌物，若有脓性分泌物，送细菌培养及做药敏试验；③术前阅读乳突 X 射线片或 CT，了解乳突气化的程度、骨质破坏情况及天盖、乙状窦的位置；④术前半小时肌内注射苯巴比妥 0.1g，儿童按全身麻醉常规用药准备。

（三）注意事项

1. 小儿手术

小儿乳突尖未发育，茎乳孔位置表浅，耳后切口下端应距耳郭附着处下端 1～5cm，以免误伤面神经。

2. 明确定位标志

明确鼓窦定位标志，认清颞线、外耳道上棘、筛区（或外耳道上三角）。

3. 仔细操作

清除病变要细致小心，勿损伤周围重要组织及结构，如面神经、乙状窦和颅中窝硬脑膜。

（四）术后处理

术后处理：①术者按常规护理，注意有无呕吐、面瘫、眼震、眩晕，观察体温、脉搏、呼吸及血压等；②注意局部伤口敷料的渗出情况，及时更换；③足量抗生素控制感染；④术后 7d 逐渐抽出术腔填塞物；⑤术后 7d 拆线；⑥有颅内并发症者，颅内病变痊愈后行乳突根治术。

（五）并发症

1. 术后仍流脓

多由于术中病灶未彻底清除或由术腔遗留物所致，必要时需再次手术。

2. 出血

手术中若损伤乙状窦壁，可严重出血，应立即用纱条加压填塞。如术后仍有出血，可用碘仿纱条塞紧，4～5d 后取出。

3. 面瘫

多由于术者操作不熟练，导致部分或完全面神经麻痹。如是局部麻醉药浸润至面神经，多会自行恢复；如是面神经干受压或水肿，应采取相应的补救性手术（面神经探查、减压术）。

四、乳突根治术

（一）适应证

手术适应证：①胆脂瘤型或骨疡型中耳炎久治不愈，已无重建听力条件者；②胆脂瘤型中耳炎合并耳源性颅内、外并发症，结核性中耳乳突炎伴骨质破坏者或死骨形成；③中耳乳突肿瘤，如颈静脉球体瘤、中耳癌等。

（二）术前准备

术前准备：①术前备皮剃去术侧耳周 5～7cm 范围的头发；②清洁外耳道分泌物，若有脓性分泌物，送细菌培养及做药敏试验；③术前阅读乳突 X 射线片或 CT，了解乳突气化的程度、骨质破坏情况及天盖、乙状窦的位置；④术前半小时肌内注射苯巴比妥 0.1g，儿童按全身麻醉常规用药准备。

（三）注意事项

1. 切口部位

耳内切口勿伤及耳轮脚软骨，以免引起软骨感染。病变范围广或有并发症可行耳后切口。

2. 防止面神经损伤

断桥、削低外耳道后壁，达到引流通畅，是手术的关键。使用骨凿或电钻层层仔细削磨，应在显微镜下操作，切勿失电钻或骨凿。清理鼓室病变尤其是面神经隐窝处时，动作应小心。

3. 术中注意

勿损伤鼓窦盖及乙状窦。

（四）术后处理

1. 术后观察

注意术后有无眩晕、呕吐，术后检查瘘管试验有无阳性征象，术中若未损伤半规管，考虑可能为术腔纱条填塞过紧所致，应稍加松动。

2. 换药及拆线

术后每日更换耳外部敷料，观察耳内渗液情况、伤口情况。术后第 7d 拆线。术后第 10d 抽出术腔碘仿纱条，观察外耳道皮瓣及术腔的生长情况，换药至术腔完全上皮化、干耳。

3. 禁忌证

单纯型慢性化脓性中耳炎、急性化脓性中耳炎、分泌性中耳炎、无骨质破坏或死骨的中耳乳突结核。

（五）并发症

1. 面瘫

多发生在面神经水平段及屈曲部，术中因技术不熟练、断桥或磨低外耳道骨部后壁时损伤面神经；清除鼓窦入口及鼓窦病灶时吸引、牵拉暴露的面神经段。亦有术后因炎症或纱条填塞过紧，压迫面神经，导致面神经水肿所致的面瘫。

2. 迷路炎

手术损伤迷路或清理前庭窗病变时镫骨脱位引起。

3. 严重出血

可因损伤乙状窦壁或颈静脉球所致。

4. 术后长期流脓

常为面神经嵴保留过高、乳突及鼓室病变清除不彻底、外耳道狭窄不利于引流所致。

5. 化脓性耳郭软骨膜炎

常因术中伤及软骨或感染所致。

五、改良鼓室乳突根治术

（一）适应证

手术适应证：①鼓膜松弛部穿孔；②胆脂瘤局限于上鼓室或累及鼓室范围较小者；③患者听力较好或保持在应用水平的传导性聋；④咽鼓管通畅无炎症；⑤作为内耳开窗术的先导手术步骤。

（二）术前准备

术前准备：①术前备皮剃去术侧耳周 5～7cm 范围的头发；②清洁外耳道分泌物，若有脓性分泌物，送细菌培养及做药敏试验；③术前阅读乳突 X 射线片或 CT，了解乳突气化的程度、骨质破坏情况及天盖、乙状窦的位置；④术前半小时肌内注射苯巴比妥 0.1g，儿童按全身麻醉常规用药准备。

术前听力检查及咽鼓管功能检查。

（三）注意事项

既彻底清除病变，又避免损失听力（包括听骨链、鼓膜）。胆脂瘤累及鼓室范围较广及咽鼓管有炎性病变者慎行。

（四）术后处理

术前准备：①术前备皮剃去术侧耳周 5 ~ 7cm 范围的头发；②清洁外耳道分泌物，若有脓性分泌物，送细菌培养及做药敏试验；③术前阅读乳突 X 射线片或 CT，了解乳突气化的程度、骨质破坏情况及天盖、乙状窦的位置；④术前半小时肌内注射苯巴比妥 0.1g，儿童按全身麻醉常规用药准备。

避免用力擤鼻或打喷嚏。术后 2 周抽出耳内纱条。

六、鼓膜成形术

（一）适应证

手术适应证：①慢性化脓性中耳炎鼓膜紧张部穿孔，干耳 2 个月以上；②外伤性鼓膜穿孔 3 个月不能自愈者；③鼓室内无复层扁平上皮及隐匿胆脂瘤者；④听力检查提示听骨链及两窗功能正常；⑤咽鼓管功能良好。

（二）术前准备

术前准备：①听骨链情况纯音听力检查、棉片试验、圆窗阻塞试验、中耳听骨链薄层 CT 扫描；②咽鼓管功能检查；③术前耳周备皮，清洁外耳道；④应用抗生素；⑤术前全身体检正常。

（三）注意事项

咽鼓管闭塞，但咽鼓管鼓室开口狭窄或阻塞可通过手术重新开放者为手术禁忌。急性上呼吸道感染或较严重的鼻窦炎者应暂缓手术。

（四）术后处理

1. 避免情况

避免感冒，尽量避免咳嗽及 Valsalva 动作，以免增加咽鼓管及中耳的压力。

2. 抗感染

术后应用抗生素。保持外耳道口的棉球干燥，术后 10 ~ 14d 抽取耳内填塞物。

3. 咽鼓管导管吹张

若发现移植物鼓膜内陷或术前咽鼓管功能不良，取出填塞物后尽早行咽鼓管导管吹张，防止移植物与鼓岬粘连。吹张用力不宜过大。

4. 定期复查

术后定期复查听力。

（五）并发症

1. 鼓膜穿孔

中耳感染、移植物铺放位置不正确（前下纤维鼓环不全以致鼓膜与之脱离）、血供差致愈合差及不正确的用力擤鼻等均可导致鼓膜再次穿孔。

2. 鼓室感染流脓

主要原因为未严格掌握手术适应证、术后感冒、术前未纠正鼻部疾病、术中术腔内遗留异物（如棉花丝）等。

七、人工耳蜗植入术

（一）适应证

手术适应证：①极重度感音神经性双侧听力损失；②年龄在 18 个月以上到 17 岁，成人语后聋；③助听效果不理想，聋儿助听康复没有进步者；④无医学禁忌证（如活动性中耳炎），无耳蜗发育不良等听神经或听觉中枢通路疾病导致的功能障碍；⑤具有强化听说的训练基地和中心；⑥家庭和儿童心理正常和动机适当。

（二）术前准备

术前准备：①术前人工耳蜗植入与成人术前选择；②术前医学、心理评估；③听力学评估（Ⅰ、Ⅱ、Ⅲ级听力学评估）；④仔细阅读 CT 片，了解中耳、内耳的发育状况，有无畸形；⑤术前应用抗生素 1 ~ 2d。

（三）注意事项

选择适合行人工耳蜗植入的患者。

1. 术者要求

手术医生具有娴熟的手术解剖知识、操作技能和经验。

2. 儿童患者

注意放在儿童乳突腔内的电极缆线应长一些，以补偿颅骨发育变大的需要。

3. 禁忌证

心理状况不正常者，化脓性中耳炎、内耳发育不良、Mendini 成骨不全、听神经或听觉通路疾病等。

（四）术后处理

术后处理：①术后 3d 抽出橡皮引流条；②术后应用抗生素 7d，第 8 ~ 10d 拆去缝线；③如有眩晕等症状可以对症处理。

（五）并发症

早期并发症有皮下血肿。

1. 过敏

个别患者对材料橡皮引流过敏，应及时处理。

2. 术后眩晕

可在数月后逐渐消失。

3. 脑脊液鼓室漏

有可能继发迷路炎或脑膜炎。

4. 后期并发症

有中耳炎、乳突炎。

（六）术后康复训练

术后康复训练：①通过提高听视和听语理解来弥补听觉缺陷；②对植入者进行听觉训练（包括听声、辨声、识声、解声、懂声等复杂过程）；③进行说话训练、重复训练和纠正元音、辅音、单词及简单、复杂句型的过程。

（七）植入后效果

极重度患者听到声音：能听到环境声、铃声、喇叭声、开门声等。能清楚区别辅音。讲话音调、辅音清晰度改善，自我音量控制明显改进。提高语言识别能力和方向来源。

第二节　鼻部手术常规

一、中鼻甲部分切除术

（一）适应证

手术适应证：①中鼻甲肥大或息肉样变影响呼吸、嗅觉及鼻窦引流者；②中鼻甲肥大压迫鼻中隔或鼻腔外侧壁，引起反射性头痛者；③某些手术的前预备手术，如鼻内筛窦、蝶窦手术等；④急性筛窦炎或急性额窦炎并发颅内感染，需经中鼻道引流者。

（二）术前准备

术前准备：①修剪鼻毛，男性患者剃胡须；②常规化验检查是否在正常范围，如血常规，出、凝血时间，血小板计数；③术前常规询问及检查有无上呼吸道的急性炎症、严重高血压及出血性疾病或出血倾向，女病员询问月经期；④术前 1d 或术晨酌情给予镇静药。

（三）注意事项

1. 手术操作

应在直视下进行。中鼻甲切除应当以锐剪切除，不宜用钳钳夹或牵拉，以免损伤筛板，引起脑脊液鼻漏或大出血。

2. 禁忌证

（1）有急性上呼吸道感染。

（2）出血性疾病或心血管疾病等不能耐受者。

（3）女性月经期。

（四）术后处理

1. 处理创面

术后妥善处理创面，局部可用明胶海绵或止血纱布贴附创面，或用凡士林纱条、膨胀性止血海绵、气囊做鼻腔填充。

2. 预防感染

术后应用抗生素预防感染。

3. 填塞物

在 24 ～ 48h 内抽出。

4. 鼻腔清理

每日清除鼻腔内干稠分泌物和纤维蛋白膜，使黏膜反应性肿胀易于消退，防止鼻腔粘连。

二、下鼻甲骨黏－骨膜下切除术

（一）适应证

手术适应证：①慢性单纯性鼻炎长期应用非手术治疗无效者；②慢性肥厚性鼻炎，下鼻甲骨质明显增生者；③鼻中隔偏曲导致一侧下鼻甲代偿性肥大者，施行鼻中隔手术后，宜同时行该侧下鼻甲手术，避免在鼻中隔术后引起该侧通气不良；④变应性鼻炎，下鼻甲持久肿胀妨碍呼吸者。

（二）术前准备

按鼻腔手术准备，同中鼻甲部分切除术。如为过敏性鼻炎，不宜在急性发作期手术。

（三）注意事项

术中保持黏膜完整，避免鼻腔干燥和发生萎缩。黏膜前缘切口可不缝合，但对位需良好；下鼻甲骨切除后下鼻甲黏－骨膜之间形成的腔隙必须借填压使之完全闭合，以防血肿引起感染、化脓。下鼻甲后端肥厚的黏膜应予切除，否则通气改善不明显。

（四）术后处理

注意出血，观察前鼻孔的渗出情况，如有鲜血不断流出或后鼻孔有出血，说明填塞不紧，需加压或重新填塞。其他同中鼻甲部分切除术。

三、鼻息肉切除术

（一）适应证

手术适应证：鼻息肉引起鼻腔阻塞，影响呼吸或鼻窦引流。年龄大、不能耐受内镜鼻窦外科（ESS）者。

（二）术前准备

同中鼻甲部分切除术，术前 X 射线摄片或 CT 分析鼻腔、鼻窦情况，了解病变范围。

（三）注意事项

1. 圈套器钢丝

送至息肉根蒂部，用轻的拉力从根蒂部拉断息肉，否则可能残留。若息肉的根蒂在嗅裂，不可牵拉撕扭，以免损伤筛板。

2. 后鼻孔息肉

多由上颌窦生出，单发而较大，有时垂至鼻咽部，须与鼻咽纤维瘤鉴别。后鼻孔息肉可用中鼻甲剪于蒂部剪断，息肉坠入咽部由口吐出。若吐不出，可用弯组织钳从鼻咽部夹出。

3. 术中观察

随时观察息肉表面的性状，尤其是反复多次息肉摘除而复发较快者或老年患者，如发现切除的组织脆且易出血，表面呈乳头状或不光滑，应将组织送病理检查，以防误诊。

4. 禁忌证

全身有严重疾病（如高血压、心脏病等），在未控制前不能承受手术，或有急性鼻炎时，不能手术。

（四）术后处理

注意出血。鼻腔填塞物于术后 24 ~ 48h 内取出。填塞物抽出后，定期清理鼻腔内分泌物、痂皮及纤维膜等，并给予抗生素。应注意患者头痛、发热症状，预防鼻源性颅内感染。

四、鼻中隔矫正术

（一）适应证

1. 鼻中隔偏曲

（1）由于鼻中隔偏曲嵴引起反复出血者。

（2）明显且影响鼻呼吸者。

（3）压迫鼻甲引起头痛，或妨碍鼻窦引流者。

（4）反复鼻窦炎或引起慢性卡他性中耳炎等。

2. 过敏性鼻炎伴鼻中隔偏曲

经非手术疗法无效，可试行鼻中隔矫正术。

（二）术前准备

术前准备：①修剪鼻毛，男性患者剃胡须；②常规化验检查是否在正常范围，如血常规，出、凝血时间，血小板计数；③术前常规询问及检查有无上呼吸道的急性炎症、严重高血压及出血性疾病或出血倾向，女病员询问月经期；④术前 1d 或术晨酌情给予镇静药。

（三）注意事项

1. 在内镜下操作

纠正彻底，损伤少，有其优点。

2. 黏膜分离

在切口处分离黏膜时，必须在软骨膜下分离，否则黏膜下分离易损伤黏膜。分离软骨与骨部交界处的黏膜时，因纤维粘连较紧，应仔细分离。

3. 软骨切开

切开软骨时勿切及对侧黏膜。近鼻背的软骨不宜切除过多，不宜牵拉以防鼻梁塌陷。

4. 禁忌证

鼻腔或鼻窦有急性感染者，梅毒、结核病患者，血友病有严重出血倾向者，年龄未满 16 岁，鼻部发育尚未完全者。

5. 鼻腔填塞

鼻腔各填膨胀海绵一块，注水使其膨胀，均匀压迫，不易形成血肿。

（四）术后处理

1. 体位及饮食

半卧位，半流质饮食。

2. 避免情况

禁止用力擤鼻，尽量避免打喷嚏。

3. 抗感染

酌情使用抗生素。

4. 鼻腔清理及拆线

术后 24h 抽出鼻腔填塞物，定期清理、收缩鼻腔。术后 5d 拆线。

（五）并发症

1. 鼻中隔穿孔

多因技术不熟练、操作不细致所致。常见于鼻中隔切口处或鼻中隔距状突、棘突畸形明显处，因黏膜破裂导致穿孔。小心仔细操作可避免穿孔，已发生穿孔应及时修补。

2. 鼻中隔血肿

多发生于鼻腔填塞物取出后。两侧软骨膜或骨膜之间出血，检查鼻中隔两侧黏膜凸向鼻腔侧壁，使用麻黄碱亦不收缩，呈色紫，触之较软。如血肿较大，应自原切口处分离吸取血块，再重新填塞鼻腔，给予抗生素及止血药。

3. 鼻中隔脓肿

为鼻中隔血肿感染所致。患者有畏寒、发热、头痛、鼻梁肿痛和鼻阻塞症状。检查鼻中隔红肿、触痛、有波动感，鼻梁、鼻尖有明显压痛。如确诊，应及早自原切口处分离排脓，置入橡皮引流，每日更换至脓液完全停止，同时给予大量抗生素。

4. 鼻梁塌陷

多因术中切除软骨过多，患者年龄在 18 岁以下而鼻骨尚未完全发育，或因鼻中隔脓肿软骨液化所致。

5. 其他

鼻腔粘连。

五、上颌窦根治术

（一）适应证

手术适应证：①慢性上颌窦炎经开窗或非手术治疗无效；②齿源性上颌窦炎在去除病牙及穿刺冲洗后仍未好转；③干酪性或坏死性上颌窦炎；④上颌窦内良性肿瘤、囊肿、异物；⑤可疑上颌窦恶性肿瘤需活检探查者。

（二）术前准备

注意口腔清洁。上颌窦内疑有占位性病变，术前行 X 射线摄片或鼻窦 CT，掌握病变范围。术前一日行上颌窦穿刺冲洗。

（三）注意事项

1. 切口

切口要稍大，过小术后面颊部瘀血、肿胀明显。

2. 黏膜剥离

剥离上颌窦顶部及后外壁黏膜时操作应轻巧，避免穿破窦壁引起翼腭窝及眶内并发症。

3. 减少出血

切除窦内病变操作迅速，可减少出血量。

（四）术后处理

面颊部术后冰敷。鼻腔内纱条 24h 后抽出，窦腔内纱条 3d 后抽出，术后 5d 拆除伤口缝线。术后全身应用抗生素 3 ~ 5d，保持口腔清洁。

（五）并发症

并发症：①出血；②面颊部肿胀、疼痛；③术侧上唇及牙齿麻木感；④唇龈切口瘘管形成。

六、鼻侧切开术

（一）适应证

手术适应证：①鼻腔内较大的良性肿瘤；②早期鼻腔恶性肿瘤；③筛窦、蝶窦、上颌窦内比较大的良性肿瘤，鼻内途径不能彻底切除；④筛窦炎伴颅内或眶内并发症，鼻内筛窦切除术不能彻底治疗。

（二）术前准备

术前准备：①术前全面体检，包括肝、肾功能，心、肺检查，鼻腔新生物病理检查；②备血，清洁皮肤，修剪鼻毛。

（三）注意事项

术中注意：①术侧眼内敷眼膏，上下眼睑缝合；②切除中鼻甲以上骨质及病变，范围不宜超过内眦连线，咬骨钳咬骨勿牵拉扭折；③肿瘤切除迅速、彻底。可辅助降压、输血，术中应彻底。

（四）术后处理

1. 观察内容

注意呼吸、血压、脉搏及伤口渗出。

2. 抗炎及止血

应用抗生素及止血药，注意水、电解质平衡。

3. 清理鼻腔及拆线

术后鼻腔局部滴药，生理盐水冲洗鼻腔。鼻腔填塞物48h后分次抽出，伤口7d间断拆线。

4. 术后

若鼻腔有清水样分泌物滴出，同时并发头痛、发热，需判断是否有脑脊液鼻漏，鼻腔分泌物行生化检查。

七、上颌骨切除术

（一）适应证

手术适应证：①上颌窦癌肿或肉瘤；②原发于鼻腔、筛窦癌肿侵及上颌窦；③上颌骨因炎症、外伤导致上颌骨坏死者。

（二）术前准备

术前准备包括：①术前控制口腔、鼻腔感染，如有龋齿应先拔除；②术前必须做病检以明确诊断，临床表现为巨大良性肿瘤可不做活检；③如有贫血，术前应先输血以纠正贫血，术中备血800 ~ 1 000mL；④术前面部、鼻部备皮，备好牙托；⑤全身麻醉手术准备。心、肺、肝、肾功能检查。

（三）注意事项

恶性肿瘤已侵及翼腭窝、颅底或延及咽侧者；上颌窦癌侵及眼眶、皮肤，范围广且有局部或远处转移者；体弱、年老、心肺功能不佳者慎行此手术。

（四）术后处理

1. 一般事项

注意口腔护理，清理术腔痂皮。加强营养，必要时输液、输血，有预制牙托者给予流质饮食。

2. 观察出血情况

术中若止血不当，必要时可再次填塞。观察血压变化。

3. 预防感染

术后应用抗生素预防感染。

4. 清理鼻腔及拆线

填塞物于术后第3d逐步抽出，术后7d拆线。

5. 恢复期

患者坚持张口练习，防止翼腭窝瘢痕挛缩导致的张口困难。

（五）并发症

1. 眶内或颅内并发症

因术中除去眶底部分骨板或肿瘤侵及筛窦顶部，术后可能出现眶内或颅内并发症，需用大量抗生素预防。

2. 出血性休克

多因术中止血不彻底，需仔细寻找出血点，彻底止血，同时给予抗休克治疗。

3. 肿瘤复发

较晚期病例，肿瘤不能通过手术彻底切除，应在术前考虑适量放疗以缩小病变的范围。如肿瘤未缩小，局部病变超过手术范围或有广泛转移，可行颅底外科手术切除。

4. 吸入性肺炎。

（略）

八、内镜鼻窦外科

（一）临床应用解剖

窦口鼻道复合体（ostiomeatal complex，OMC）是指额窦、前筛窦和上颌窦通气、引流的共同通道。这一解剖部位包括中鼻甲、钩突、上半月裂、前筛房、筛泡、额隐窝、上颌窦自然开口和鼻囟区。窦口鼻道复合体的解剖变异和病理改变与鼻窦炎的发生、发展关系密切。

钩突（uncinate process）为一钩状结构，内有一块薄骨片，外覆黏膜。钩突的前上部在鼻丘后下方与筛骨连续，几乎呈矢状位，自前上向后下走行。钩突下部借鼻甲突与下鼻甲相连，后部（尾部）附着于腭骨垂直突。钩突的平均长度为 14～22mm，高度约 4mm。

筛泡（ethmoid bulla）呈半圆形隆起状，位于中鼻甲外侧、钩突和筛漏斗的后方。筛泡平均长 18mm（9～28mm），平均高 5.4mm（2～13mm）。筛泡代表前组筛窦最大和最恒定的气房。

Hailer 气房（Haller cell）是指位于筛泡以下，上颌窦上壁（眶下壁）和筛骨纸样板最下部的筛窦气房，出现率在 10%～45.9%。眶下筛窦气房与筛漏斗关系密切，当气房内有炎症时，可以造成上颌窦开口狭窄而引起上颌窦炎。

Onodi 气房（Onodi cell）又称蝶筛气房（sphenethmoid cell）。按照 Kainz 和 Stammberger 的见解，可以辨认出视神经管隆突的后组筛窦气房称为 Onodi 气房。多由于后组筛窦过度发育，使气房向蝶骨大、小翼，蝶窦前方或前上方扩展而成。视神经和颈内动脉可以暴露在蝶筛气房中，在这种情况下，蝶窦则位于蝶筛气房的内下方，施行蝶筛手术时有误伤视神经和颈内动脉的危险。

筛顶（roof of ethmoid）为筛窦的顶壁，由额骨形成。Keros 根据颅底的最薄处（筛板外侧壁）的长度，将筛板分为 3 型：①1 型，嗅凹深 1～3mm，筛板外侧板很短，筛顶和筛板几乎在同一水平上；②2 型，嗅凹深 4～7mm，筛板外侧板稍长；③3 型，嗅凹深 8～16mm，筛顶明显位于筛板以上。临床上也常见上述分型的混合型。筛顶于筛板之间的高度差异导致两者的连接处骨质菲薄，易引起术中脑脊液漏的发生。

筛小凹又称筛窝。额骨的眶部与筛骨相接处有蜂房突入眶部下方呈凹陷状，实为筛房的顶部。

筛板（cribriform plate）为鼻顶的主要部分，骨质菲薄，有多个小孔（称筛孔），有嗅球的嗅丝穿颅底至鼻顶。

中鼻甲基板为中鼻甲附着处向外下延伸的部分，是术中的重要解剖标志：①为前、后筛房的分界处；②为筛凹、筛板的连接部，提示筛板的位置；③中鼻甲后部附着处为筛板后缘，可引导蝶窦口，此处内侧黏膜内有嗅束，损伤后极易产生脑脊液鼻漏；④中鼻甲中部的水平切面为眶底平面的标志。

额隐窝（frontal recess）是额窦引流的通道。额隐窝的内壁是中鼻甲的最前和最上部，外壁主要由筛骨纸样板构成，后部与筛泡上隐窝相通。在矢状切片上，额漏斗、额窦开口和额隐窝的形状类似一个沙漏（hour-glass，古代计时器）。额漏斗是沙漏的上部，额窦开口（直径 2～10mm）是沙漏的颈部，额隐窝是沙漏的下部。

鼻堤气房（agger nasi）旧称鼻丘气房。鼻丘乃筛甲的第一基板，为前筛房的前界标志。鼻腔外侧壁气化导致鼻堤气房的形成，如气化至额隐窝处可导致额窦引流不畅。

（二）手术器械和设备的基本配置

1. 基本手术器材

（1）鼻内镜：直径 4.0mm 和 2.7mm（儿童），镜头视野偏角为 0°、30°、45° 和 70°。

（2）基本器械：长柄镰状刀，筛窦咬骨钳（0°、30°、45°、90°），上颌窦开口咬骨钳，上颌窦弯头刮匙，全自动吸割器（Hummer）。

2. 影像监视系统

摄像头，转换头，彩色图片打印系统，录像机，计算机图像处理系统等。

（三）适应证

急性化脓性鼻炎、鼻窦炎合并眶部并发症者。慢性化脓性鼻炎、鼻窦炎，经保守治疗仍复发者。鼻腔和鼻窦息肉、囊肿、各种良性肿瘤（局限性血管瘤、局限性额 – 筛 – 上颌窦骨化纤维瘤）和乳头状瘤、脑脊液鼻漏等。非侵袭性鼻炎、鼻窦真菌病和变应性真菌性鼻炎、鼻窦炎。鼻窦异物等。

（四）术前准备

1. 完善常规检查

术前全身检查，如心电图、胸片、肝肾功能和血尿常规等，尤其是对需要行全身麻醉手术者更为重要。

2. 鼻、鼻窦 X 射线体层摄片

最好常规做鼻窦冠状位和（或）轴位、矢状位 CT 扫描检查及术前鼻内镜检查，以了解病变的部位、范围和程度。

3. 术前用药

术前抗生素、糖皮质激素及减充血剂等相关药物的合理使用。

4. 术前谈话

做局部麻醉的配合、麻醉风险、手术并发症和术后换药、定期复查、随访等相关事项的术前谈话。

5. 鼻部准备

术前用鼻腔冲洗器行鼻腔冲洗，修剪鼻毛。

（五）麻醉与体位

常用局部麻醉。儿童、老人、高血压、心脏病、肝肾功能不全、病情复杂、精神紧张或异常者及行鼻眼、鼻颅底相关手术的患者，可采用气管插管全身麻醉。通常患者取仰卧位手术。

（六）手术操作步骤

1. 麻醉

鼻腔黏膜麻醉后，以 2% 利多卡因溶液 10mL 加肾上腺素 2 ~ 3 滴，呈弧形分四点注入钩突根部黏膜下或息肉组织中，行浸润麻醉和鼻后外侧神经阻滞麻醉。

2. 切口

用长柄镰状刀自中鼻甲附着处稍向前下刺入，有"落空感"即表明进入筛漏斗，将刀锋先向前再向后下呈弓形切开钩突。若需开放额隐窝，可将切口沿中鼻甲附着处稍向上延长。

3. 切除钩突

用直头咬骨钳咬住切开的钩突，轻轻扭拉取出，注意不要损伤中鼻甲和鼻甲窦处黏膜，以免术后粘连。钩突可因炎症侵蚀而缺乏骨质感，或增生肥大，骨质变硬。

4. 切除筛泡

清理病变的筛窦气房，钩突切除后，筛泡清晰可见，呈囊泡状或长筒状。用直头咬骨钳自其内下方压破并咬除筛泡，进而根据术前 CT 提示和镜下所见，逐个细心地清扫位于中鼻甲基板前面的前筛骨病变，尤其要清除侧窦和变异的 Hailer 气房。若后组筛窦气房和蝶窦也有病变，则需在中鼻甲基板造孔，依次进入后筛窦和蝶窦腔。操作时需注意防止损伤筛前动脉、筛顶处颅底骨膜和脑膜。尤其是在清除 Onodi 气房时，要注意防止误伤视神经和颈内动脉海绵窦段，保护纸样板，勿穿破眶骨膜。上述 3 个步骤均在 0°

镜下进行。

5. 清理额隐窝

通畅额窦开口，在 0° 镜和 30° 镜下，用弯头咬骨钳清除额隐窝病变，直至用 30° 或 70° 镜能看清楚额窦窦腔及其病变，细心清除，勿伤及泪囊。

6. 扩大上颌窦自然开口

清除上颌窦自然开口病变并扩大窦口，在 30° 或 70° 镜下，用弯头刮匙轻压钩突下界残端，根据局部有无气泡出现，找到上颌窦自然开口。接着用上颌窦开口咬骨钳向下向前细心扩大窦口前后径至 10 ~ 20mm、上下径至 8 ~ 10mm，勿伤及鼻泪管。保持窦口足够通畅及其周围整齐光滑，注意不要造成上颌窦环形损伤创面，以免造成术后环形狭窄。

7. 清理上颌窦腔病变

经扩大后的上颌窦开口观察并清理上颌窦腔病变，用 70° 镜经窦口观察上颌窦腔及其窦腔各壁有无囊肿、息肉、息肉样变、真菌团块和肉芽等。对其不可逆转的病变，可用相应角度和长度的吸引头、各种手术或活检钳、微波热凝探头等彻底清除，不留死角和残余病变。

8. 清除蝶筛隐窝病变

找到蝶窦开口，扩大蝶窦开口并清除蝶窦腔病变。注意要在明视下，尽量靠内、靠下操作；在开放蝶窦前应注意仔细敲击和细听有无空腔声；打开蝶窦后，要识别视神经管和颈内动脉管在蝶窦外壁上的隆起，不要伤及视神经，更不能把疝入蝶窦腔内的颈内动脉误认为病变黏膜而抓破，以免造成致死性大出血。

9. 切除病变组织

切除中鼻泡或息肉样变组织，尽量保留中鼻甲或行中鼻甲成形术。

10. 术后处理

术毕鼻腔冲洗，术野创面一般无须填塞。若创面较大而又渗血，可用抗生素油纱条、碘仿纱条或相关可吸收性止血材料填塞 2 ~ 7d，术后抗感染治疗 1 周，坚持鼻腔冲洗每日 2 ~ 3 次，每周鼻内镜下清理术腔 1 次，连续 1 ~ 3 个月，以免粘连。

（七）提高内镜鼻窦手术疗效的主要实用技术

1. 镜像清晰技术

（1）清水浸洗：用灭菌生理盐水或蒸馏水浸洗以保持镜面清洁，薄层水面成像防雾。不加热，不上油，不擦镜面。

（2）注意：充分收缩鼻黏膜或先除去手术进路上的病理障碍，以免置镜和进镜时碰脏镜面，影响镜像清晰度。

2. 黏膜麻醉剂的配制

选择 0.05% 羟甲唑啉溶液 10mL 加 2% 丁卡因溶液 10mL。羟甲唑啉数分钟起效，作用时间 6 ~ 8h，局部收缩血管作用强，对心血管的不良反应小。2% 丁卡因溶液中最好不加用传统的麻黄碱和肾上腺素。

3. 彻底清除额隐窝变异气房和相关狭窄病变，通畅额窦开口的技术

（1）选用 30°、45° 镜。

（2）取仰卧、垫肩、伸颈、头后伸体位。

（3）上延钩突切口，充分清理鼻堤气房。

（4）先切除钩突、筛泡及相关病变筛房。

（5）"Graz 早餐蛋"（Graz Frtihstiicks-Ei 与环状咬骨钳和长颈息肉钳）：扩大并通畅额窦开口和额隐窝。

（6）膨胀海绵 - 止血纱布复合填塞物填塞，以防额窦开口和额隐窝粘连、狭窄。

（7）放置引流管防粘连：喇叭状、管状。

4. 上颌窦开口技术

（1）寻找方法：标志有钩突下端、下鼻甲上缘。

（2）不扩大：窦口周缘光滑、窦口已畅通、窦腔又无病变组织需清理。

（3）清理与扩大：病变堵塞、狭窄、闭锁需经扩大后的窦口清理窦腔病变。使用反咬钳、60°弯头刮匙、直45°或90°弯头筛窦钳、凿与锤，向前下扩大至前后径为10～20mm、上下径为10mm左右。勿伤及鼻泪管。

（4）防止粘连及再狭窄：彻底清除窦口周围病变，创缘要光滑，尤其是下鼻甲上缘，可不用扩张器或填塞扩张。坚持术后鼻内镜下清理术腔，尤其是窦口相关反应性病变，每周1次，连续1～3个月。

5. 术前CT检查

眶内下气房、蝶上筛房、上颌窦后筛房清理，术前做CT检查，熟悉局部解剖，熟练镜下操作。

6. 蝶窦开口技术

（1）寻找方法：切除中鼻甲后端，切除上鼻甲后端或中鼻甲"造孔"，找到蝶筛隐窝，尽量靠内、靠下，靠近后鼻孔前上方，紧靠鼻中隔。

（2）器材：0°或30°镜；用小号直头钳清理、寻找；用弯头刮匙、45°或90°钳扩大；先向内、向下、向前，紧靠鼻中隔操作，再小心向外、向上、向后扩大。

（3）窦腔病变清理与风险防范：明视无误，有搏动表现，即使不明显也要先细针穿刺，排除颈内动脉后，再轻轻推压，行软剥离，使用钝头可控吸引，外上注意视神经。国内已有颈内动脉和视神经严重损伤的病例出现，应注意术中导航技术的重要性。

7. 上颌窦腔内广泛、不可逆病变清理的困难与对策

（1）充分扩大上颌窦开口。

（2）鼻咽部活检钳、长弯头专用钳、微波或射频技术与相应形状各种弯度的射频头、微波头和吸引头或纱条推压技术。

（3）保留可逆转病变黏膜与病变的彻底清理的权衡。

8. 中鼻甲的去留

中鼻甲成形与器械选择要清除病变，又不要完全切除中鼻甲。

9. 下鼻甲前端、上缘、后端的相关处理

其关系到筛窦术腔、鼻通气引流和鼻腔粘连的重要部位。

10. 鼻中隔棘或嵴、肥厚结节的处理

高位偏曲、肥厚结节、低位棘或嵴关系到鼻粘连和通气引流、嗅觉等功能。

11. 术毕鼻腔冲洗

术毕即用鼻腔冲洗器冲洗鼻腔和术腔，多可避免术腔填塞。

12. 膨胀海绵—止血纱布复合填塞物的应用

（1）止血纱布填塞止血、抗炎、组织相容性好，可吸收，防粘连效果好，局部组织反应轻微或无。缺点：单独使用时易被创面渗血顶托，不利于止血。用量多时，在术腔中易结成块状，费用高。

（2）膨胀海绵填塞吸水膨胀后体积膨胀10倍，重量增加20倍。压迫止血效果好，易取出，较便宜。缺点：异物刺激性强，单独使用时只能在腔内留置48h，否则局部组织的刺激反应重。

（3）膨胀海绵—止血纱布复合填塞物填塞用止血纱布包裹膨胀海绵2～3层。两者优势互补，形成创面软压迫填塞。复合填塞物在术腔留置5～7d。取出后术腔的手术创伤急性病理表现基本控制，不再出血，无凝血块和血痂，无纤维蛋白膜堆积和黏膜刺激性反应；5～7d后，复合填塞物表面的止血纱布已分解或呈泥沙状脱落，用膝状敷料钳夹住海绵即可取出。比单用止血纱布的效果好，费用低。

13. 术后鼻腔冲洗

每天1～2次，连续1～3个月。有助于清除鼻腔鼻窦术腔创面和通道上堆积的凝血块、血迹、分泌物、尘粒等，改善局部创面的污染和通气引流，有利于黏膜上皮修复和纤毛功能恢复。

（1）盐水：生理盐水局部组织刺激性小，清洁，湿润作用好。用3%～3.5%高渗盐水可减少黏液的黏弹性，提高鼻黏膜的黏液纤毛清除率，也可用中药制剂冲洗。

（2）高渗矿盐盐水：溶液冲洗、喷剂喷鼻湿润鼻黏膜。

14. 局部和全身皮质激素的应用

抗黏膜水肿、水疱及息肉样肿胀，预防息肉复发和粘连。

（1）局部使用氟替卡松或布地奈德喷鼻剂；

（2）全身应用糖皮质激素（表1-1）。

表1-1 糖皮质激素应用方案

第……天	1	2	3	4	5	6	7	8	9	10	11……28
泼尼松片/mg 口服	64	64	48	48	32	32	16	16	12	8	4
布地奈德/$\mu g \cdot d^{-1}$ 口服	400	400	400	400	400	400	400	400	400	400	400
Famotidin/mg 口服	20	20	20	20	20	20	20	20	20	20	20

第三节 咽部手术常规

一、扁桃体切除术

（一）适应证

1. 慢性扁桃体炎

反复急性发作或曾有咽旁间隙感染、扁桃体周脓肿者。

2. 扁桃体肥大

妨碍吞咽、呼吸及发声者，或咽鼓管功能不全导致听力下降者。

3. 低热

不明原因的低热及确诊扁桃体为致病灶，导致身体其他器官发生疾病，如风湿病、肾炎、心肌炎等。

4. 扁桃体其他疾病

如角化症、结石、息肉、良性肿瘤及早期扁桃体恶性肿瘤。

5. 其他

茎突过长截短术、腭咽成形术的前期手术。

（二）术前准备

术前准备：①详细询问病史和体格检查，术前胸透，儿童要注意胸腺的大小，术前心电图检查；②术前血常规、凝血酶原时间、红细胞沉降率、抗"O"检查，肝肾功能检查；③术前3d口服抗生素、维生素C及维生素K，含漱复方硼砂溶液清洁口腔；④手术当日禁食、禁水，术前半小时给予适量的阿托品和苯巴比妥；⑤术前做好患者的思想工作，使其解除顾虑，充分配合。

（三）注意事项

1. 局麻药中毒

局部麻醉者，注意丁卡因中毒现象。

2. 止血

术中彻底止血，不留残体。

3. 禁忌证

（1）急性扁桃体炎炎症消退2~4周后手术。

（2）造血系统疾病高血压、心脏病、心功能代偿不全、肾炎、风湿病、肺结核活动期等。

（3）月经期。

（四）术后处理

1. 体位

全身麻醉者术后宜侧卧或俯卧，头偏向一侧。局部麻醉者取平卧或半卧位均可。

2. 注意出血

观察吐出的分泌物中有无鲜血，估计出血量，观察有无频繁的吞咽动作，如伴有烦躁、面色苍白、脉细、血压下降，应及时处理。

3. 注意饮食

术后 2 ~ 3h 无出血可进冷流质，次日可进半流质，1 周后进软食，10d 后恢复正常饮食。

4. 术后发热

术后 1 ~ 2d 内体温可有反应性升高，一般无须特殊处理。如术后第 3 天仍持续发热，则应查明原因，及时处理。

5. 术后伤口

疼痛可颈部冷敷，必要时可给予止痛药。

6. 口腔卫生

给予复方硼砂溶液漱口，注意口腔清洁。

7. 观察创口

术后 6 ~ 12h 创口白膜形成，1 周后开始脱落，10d 左右完全脱落。每日检查伤口，若白膜较厚，有污秽、肿胀，说明伤口有感染，应多含漱，加强抗感染治疗。

（五）并发症

1. 出血

扁桃体手术出血分原发性和继发性两种。原发性出血是指在术中或术后 24h 内的出血，多因手术操作粗鲁、遗留残体或手术止血不彻底，或由于麻醉药中加有肾上腺素，术后因其吸收，血管"反跳性"扩张所致。继发性出血是指术后 24h 以后的出血，常发生于术后第 5 ~ 7 天，与创面感染、假膜脱落有关。

2. 感染

扁桃体窝轻度感染表现为假膜延迟生长、污秽、较厚，腭咽弓充血显著，咽痛较重且持续时间较长。若感染严重，可引起颈深部脓肿或蜂窝织炎，表现为高热、咽下困难、颈痛及咽痛明显，应及早使用抗生素，脓肿及时切开引流。

二、增殖体切除术

（一）适应证

手术适应证：①有增殖体面容，增殖体肥大影响呼吸或听力；②久治不愈的慢性鼻窦炎，可在治疗鼻窦炎的同时切除增殖体；③有增殖体扁桃体切除术适应证者。

（二）术前准备

术前准备：①详细询问病史和体格检查，术前胸透，儿童要注意胸腺的大小，术前心电图检查；②术前血常规、凝血酶原时间、红细胞沉降率、抗"O"检查，肝肾功能检查；③术前 3d 口服抗生素、维生素 C 及维生素 K，含漱复方硼砂溶液清洁口腔；④手术当日禁食、禁水，术前半小时给予适量的阿托品和苯巴比妥；⑤术前做好患者的思想工作，使其解除顾虑，充分配合。

（三）注意事项

1. 术中注意

保持正确体位，刮除增殖体时，勿伤及咽鼓管圆枕、鼻中隔后缘及腭垂。

2. 禁忌证

急性上呼吸道炎症消退后不足 2 周者，儿童传染病流行期。正在行脊髓灰质炎自动免疫预防的儿童，服药后 6 周内禁忌手术。曾施行腭裂修补术或有黏膜下腭裂的儿童应慎重。

（四）术后处理及并发症

1. 注意术后出血

少量出血多能自止。如出血较多，可经鼻用 1% 麻黄碱溶液滴入止血；出血严重时，鼻内镜下微波或射频准确止血，必要时鼻后孔填塞止血。

2. 手术创伤

常见的创伤多位于咽鼓管圆枕、软腭及腭垂处。此外，开口器使用不当可致上门牙松动或脱落，术中应注意保护。

三、扁桃体周脓肿切开引流术

（一）适应证

手术适应证：脓肿已形成，诊断性穿刺抽出脓液者。

（二）术前准备

术前准备：①详细询问病史和体格检查，术前胸透，儿童要注意胸腺的大小，术前心电图检查；②术前血常规、凝血酶原时间、红细胞沉降率、抗"O"检查，肝肾功能检查；③术前3d口服抗生素、维生素C及维生素K，含漱复方硼砂溶液清洁口腔；④手术当日禁食、禁水，术前半小时给予适量的阿托品和苯巴比妥；⑤术前做好患者的思想工作，使其解除顾虑，充分配合。

（三）注意事项

1. 先穿刺再切开引流

目的在于诊断是否有脓肿，同时可避免切开时脓液突然大量涌出，吸入气道，引起窒息。

2. 穿刺和切开时

针头和刀面均不宜过深。切开黏膜后，以血管钳钝性分离进入脓腔，以免误伤大血管。

3. 体位

取坐位，体弱者取侧卧位。

（四）术后处理

1. 抗感染

给予大剂量抗生素，漱口，注意口腔卫生。

2. 脓液引流

隔日用止血钳在原切口处扩张引流，直至脓液排尽为止。

3. 扁桃体切除

在时机适当时行扁桃体切除。

四、咽部脓肿切开引流术

（一）适应证

手术适应证：咽后间隙、咽侧间隙感染，已有脓肿形成者。

（二）术前准备

1. 详细询问病史

如上呼吸道感染、咽部异物、咽部外伤等，对慢性脓肿要了解有无结核病史。

2. 术前检查

压舌板检查小儿咽部时，动作应轻柔，不宜用手指触诊，穿刺抽脓时也需注意操作及体位，以免发生意外。术前颈侧位X射线摄片。

（三）注重事项

1. 术前准备充分

备好照明用品及吸引器，做好气管插管或气管切开的准备。

2. 其他

对于急性颈椎椎体骨髓炎继发咽后壁脓肿的病例，颈部活动受限者，头位切不可过于后仰，以防椎体脱位。对于结核性或颈外侧有明显脓肿，应取颈外径路切开排脓。

（四）术后处理

1. 一般事项

注意口腔卫生，术后注意呼吸。

2. 抗感染

脓液应做细菌培养和药敏试验，选用有效抗生素。

3. 脓液引流

经口腔切开引流者，每日用血管钳分离切口 1 次，至无脓液流出为止。

（五）并发症

术后窒息：脓肿较大，压力甚高，切开后有大量脓液涌出，流入气管可致患者窒息。

五、鼻咽部血管纤维瘤手术

（一）适应证

手术适应证：除侵入颅内的肿瘤已不可能切除或由于全身情况不能承受手术者外，均应施行手术治疗。

（二）术前准备

1. 术前检查

行 X 射线颅底摄片、CT 和 MRI 检查，了解肿瘤与颅底翼腭窝的情况，必要时行血管造影（DSA），了解肿瘤营养血管的分布情况，必要时超选择性血管栓塞，以减少术中出血。

2. 肿瘤定位

详细了解肿瘤情况，确定肿瘤根蒂位置，决定手术路径（内镜或经硬腭进路）。

3. 预防感染

术前抗生素及维生素的应用。

4. 其他

术前做好输血准备。

（三）注意事项

1. 术前充分准备

分离肿瘤前，摸清肿瘤根部和基底、与周围的关系，以及翼腭窝是否有肿瘤侵犯。做好一切准备，迅速分离，完整取出肿瘤，及时止血、输血。

2. 术中精细操作

手术分离不可粗暴，以免损伤颅底脑膜或颈内动脉。

（四）术后处理

1. 监测生命体征

密切注意出血量，观察血压、呼吸及脉搏情况。

2. 抗炎及支持治疗

给予足量抗生素静脉滴注，同时补充水、电解质及热量。

3. 饮食及口腔护理

术后次日进流质饮食，加强口腔护理，进食后漱口。

4. 鼻腔清理及拆线

鼻腔填塞物术后 5 ~ 7d 逐渐抽出，后鼻孔纱球应最后抽出，术后 7d 拆除硬腭创口缝线。

（五）并发症

1. 术后出血

术后纱条应分批依次抽出，抽取前应做好再次填塞的准备。出血严重应考虑手术肿瘤残体，必要时需再次手术。

2. 中耳感染

术中小心剥离，术后及时抽取纱条，可预防或控制感染。若出现感染应适当处理。术中及术后后鼻孔填塞损伤咽鼓管圆枕或创面感染延至中耳，可导致中耳感染。

3. 颅内感染

肿瘤已破坏颅底骨质，分离肿瘤基底部时损伤可延及颅内。

4. 其他

创口感染愈合不良，呼吸困难。

第四节　喉部手术常规

一、气管切开术

（一）适应证

手术适应证：①喉梗塞引起的Ⅱ度以上呼吸困难；②各种原因造成下呼吸道分泌物潴留或呼吸功能减退者；③预防性气管切开某些头颅、咽喉部手术，为保持呼吸道通畅，便于插管麻醉，防止血液流入下呼吸道，可先行气管切开术；④下呼吸道异物因病情紧急或条件受限，可经气管切开取出异物。

（二）术前准备

术前准备：①术前充分准备，除危急情况外，术前应尽可能做好手术及抢救的充分准备；②昏迷或病情危重者可先行气管插管；③术前选择合适的气管套管。

（三）注意事项

1. 术中精细操作

体位正确，认清解剖标志。分离气管周组织不要偏离中线，不要分离太深，小儿注意胸膜顶。

2. 切开气管环

要用刀尖从下向上挑开，一般在第 2～4 环，不得低于第 5 环。

3. 彻底止血

切断甲状腺峡部者缝扎断端，彻底可靠止血。

（四）术后处理

1. 术后护理

术后专人护理，床边应备有吸痰器、氧气、气管切开包、光源、急救药品等。术后一般取平卧位，注意室内温度及空气湿度。

2. 保持呼吸道通畅

随时吸除套管内的分泌物，每日清洁内套管 4～6 次。分泌物黏稠不易排出者，可滴入 5% 糜蛋白酶或 1% 碘化钾溶液，必要时蒸气吸入。经常检查气管套管固定带的松紧，予以调整。

3. 预防伤口感染

每日至少更换敷料 1 次，全身应用抗生素，加强支持疗法。

（五）并发症

术后并发症：①伤口出血；②套管脱出；③皮下气肿或气胸、纵隔气肿；④急性肺水肿；⑤呼吸骤停；⑥胸部并发症；⑦气管食管瘘；⑧拔管困难；⑨术后无名动脉大出血，导致生命危险。

二、喉裂开术

（一）适应证

手术适应证：①早期声带癌，尚未扩展至前联合及声带突，且声带活动良好者；②喉内较大良性肿瘤；③喉内异物不能由直接喉镜取出者；④喉外伤、喉狭窄的修复术。

（二）术前准备

1. 详细了解病情

全面体检，喉部 X 射线摄片、X 射线断层、CT 及纤维镜检查，活检以明确肿痛性质及范围。

2. 术前准备

术前皮肤清洁消毒，刺毛剃须。术前 6h 禁食、禁水。

3. 术前用药

术前半小时内服用苯巴比妥和皮下注射阿托品。

（三）注意事项

1. 彻底止血

切除肿瘤后创面要彻底止血。

2. 仔细缝合

尽量缝合喉腔黏膜创面，减少术后粘连、肉芽组织生长。CO_2 激光气化的创面可不予缝合。甲状软骨板对合复位，否则愈合后影响发音质量。

（四）术后处理

1. 术后护理

按气管切开术后常规护理，尽早拔管。

2. 生活指导

术后 2 周内应尽量少发音；术后 6h 可进流质饮食和软食，吞咽困难可用鼻饲法。

3. 抗感染

给予抗生素，禁用吗啡或可待因类药物止痛，以免减低咳嗽反射，妨碍排除分泌物。

4. 换药与拆线

术后每日换药，7d 拆线。

三、半喉切除术

（一）水平半喉切除术

1. 适应证

（1）癌肿局限于会厌喉面，未侵及前联合。

（2）会厌癌已侵犯会厌谷，但未侵及舌根及舌骨。

（3）癌肿已侵及会厌前间隙，但未穿透甲舌膜。

（4）室带癌未侵犯喉室或环杓关节活动正常。

2. 禁忌证

（1）癌肿侵犯喉室、杓状软骨、前联合及梨状隐窝。

（2）会厌前间隙广泛受累，波及甲状软骨板。

（3）年老体弱、严重心肺功能不良者。

（二）垂直半喉切除术

1. 适应证及禁忌证

（1）适应证：①一侧声带癌病变前达前联合，后至杓状软骨，声带运动受限，声门下浸润直径大于 5mm；②一侧声带癌已超越前联合，侵及对侧声带前端，但未超过其 1/3。

（2）禁忌证：①单侧声门癌向声门下浸润直径超过 10mm；②声带已固定；③喉软骨受侵犯；④双侧杓状软骨受累，或杓间区有肿瘤病变；⑤环杓关节受侵犯；⑥喉前已有癌瘤穿出。

2. 术前准备

（1）详细了解病情：全面体检，喉部 X 射线摄片，X 射线断层、CT 及纤维镜检查，活检以明确肿瘤性质及范围。

（2）术前准备：术前皮肤清洁消毒，剃毛剃须。术前 6h 禁食、禁水。

（3）术前用药：术前半小时内服用苯巴比妥和皮下注射阿托品。

3. 术后处理

（1）术后护理：气管切开术后护理。患者取平卧位，少活动，鼻饲流质 7～10d。

（2）抗感染：应用抗生素控制感染。

（3）拆线：术后第 2 天更换敷料，第 7 天拆线。

（4）功能训练：术后 1 周起进行吞咽功能训练。

（5）术后放疗：伤口愈合 2 周后可行放疗。

四、全喉切除术

（一）适应证及禁忌证

1. 适应证

（1）喉内癌已超过前联合累及对侧或向上侵及喉室、室带者。

（2）肿瘤侵及杓状软骨、杓间区致一侧声带固定者。

（3）癌肿已侵犯声门下区，或原发于声门下区。

（4）声门上癌已侵及会厌根部，会厌前间隙受侵。

（5）喉癌部分切除或放疗后复发者。

（6）癌肿已侵及甲状软骨或环状软骨。

2. 禁忌证

（1）已有远处转移者。

（2）肿瘤已穿出喉外，颈部皮下扩散，侵犯椎前筋膜者。

（3）全身状况极差、恶病质、严重心肺功能不良者。

（二）术前准备

1. 术前谈话

向患者及其家属详细交代术后丧失发音功能、长期戴管呼吸等问题，争取主动配合。

2. 术前检查

全面检查，详细了解喉部情况，判断肿瘤范围，颈部触诊观察颈部淋巴结有无转移。

（三）注意事项

1. 术中精细操作

游离气管时，不要损伤食管前壁。游离喉体时，尽可能较多地保留双侧梨状隐窝黏膜，避免造成下咽狭窄。

2. 术后伤口

皮下负压引流加压包扎。

（四）术后处理

1. 术后护理

按气管切开术后常规护理。患者取低头、半卧位，少活动，注意休息。术后丧失发音说话能力者，需专人护理，用图片、笔纸表达。

2. 鼻饲饮食

鼻饲流质饮食 7 ~ 10d，创口愈合良好拔除鼻饲管。如发生咽瘘，应继续鼻饲至创面愈合。

4. 注意引流

术后注意出血，注意引流管引出物。如渗液不多，一般可于 48h 拔除。

5. 抗感染

更换敷料，保持清洁、干燥。注意抗感染，应用足量抗生素。

（五）并发症

1. 创面感染

原因多由于下咽部分泌物感染伤口、术中止血不彻底、出现无效腔未及时引流所致。术中除注意上述因素外，术后负压引流可减少感染的机会。

2. 咽瘘

咽腔缝合不良，术前放疗手术创口组织不易愈合，术后较易形成瘘管。较小者可自行闭合，或碘仿纱条填塞自行愈合；较大者则需再次缝合。

3. 其他

出血、管口狭窄、气管软骨坏死、气管脱垂、肺部感染。

第五节 头颈部手术常规

头颈外科是耳鼻咽喉科的一门延伸学科，是为适应头颈部与耳鼻咽喉科相关恶性肿瘤的临床诊治与科研的需要而逐步发展起来的。头颈外科疾病根据发病时间、部位及性质的不同可以分为很多种，总体概括为：颈的先天性疾病及畸形、颈部炎性疾病、颈部血管性疾病、甲状腺和甲状旁腺疾病、下颌下腺疾病、腮腺疾病、颈部肿瘤、颈部肿块等。

外科手术是治疗头颈部肿瘤最常用的根治手段之一，要求在彻底切除肿瘤的基础上，尽可能保留器官的基本功能，在提高患者生存率的同时提高生存质量。近年来随着整复外科技术的发展及微创外科概念的提出，人们对头颈外科的观念也在不断地更新。（1）喉癌前病变及早期声带癌的治疗：各种类型激光器在临床的应用，使得头颈外科进一步向微创领域发展，借助显微技术应用激光治疗早期喉癌不仅能达到根治的目的，且能最大限度地保留喉的生理功能。（2）颈清扫术的不断改良体现了微创技术的应用：针对各部转移癌，在根治性颈清扫术的基础上，提出各类分区性或局限性颈清扫术，在根治肿瘤的同时减少不必要的手术创伤，有效地保留了外观及功能，提高了生存质量。

以甲状腺腺瘤摘除术为例介绍头颈部手术常规如下。

一、适应证

适应证：①孤立性甲状腺结节，包括甲状腺腺瘤和甲状腺囊肿；②甲状腺腺瘤的癌变率较高，腺瘤切除后应送病理检查。特别是术中见有明显粘连，可疑癌变者应摘除后立即送冰冻切片检查，如为恶性，需改做根治术治疗；③甲状腺腺瘤合并有甲状腺功能亢进时，应行甲状腺次全切除，不宜行单纯腺瘤摘除。

二、术前准备

术前准备：①术前谈话，向患者及其家属详细交代术后注意事项等问题，争取主动配合；②术前全面检查，详细了解喉部情况，判断肿瘤范围，颈部触诊观察颈部淋巴结有无异常；③治疗口腔部感染（如龋齿、扁桃体炎），囊肿破溃成瘘而有痰症者，应抗感染，待炎症消退后手术；④术前 3d 用 3% 硼酸水含漱；⑤下面部、颈部皮肤常规准备。

三、注意事项

注意事项：①术中应仔细止血，如腺瘤较大、较深，在缝扎时应注意勿损伤深部的喉返神经；②如果腺瘤包膜不完整，质硬，呈结节状，周围明显粘连，应行次全切除，立即送冰冻切片，如为恶性，应改做根治手术，扩大切除范围；③注意呼吸道通畅，24 ~ 48h 后拔除引流。有甲状腺功能亢进者，继续服用碘剂 1 ~ 2 周。

四、术后处理

1. 术后护理

按气管切开术后常规护理。全麻患者清醒后即可改为半卧位。患者取低头、半卧位，少活动，注意休息。术后丧失发音说话能力者，需专人护理，用图片、笔纸表达。因气管软化坍陷或喉返神经损伤导致声带麻痹发生窒息者应行紧急气管切开术。术前应用普萘洛尔准备，易产生气管痉挛。

2. 鼻饲饮食

鼻饲流质饮食 7 ~ 10d，创口愈合良好拔除鼻饲管。如发生咽瘘，应继续鼻饲至创面愈合。

4. 注意引流

术后注意出血，注意引流管引出物。如渗液不多，一般可于 48h 拔除。术后 4 ~ 5d 拆除缝线。

5. 抗感染

更换敷料，保持清洁、干燥。注意抗感染，应用足量抗生素。

6. 术后 24h 内严密观察有无创口出血和呼吸困难等症状

床边常规放置气管切开包、吸引器、给氧装置。术后创口内出血，敷料或引流管中的血量较多，呈鲜红色，疑为创口内小动脉出血，应及时去除敷料并拆除部分皮肤缝线，在无菌条件下排出积血并结扎明显的出血点。

7. 甲状腺功能亢进者

术后应继续服用复方碘溶液，每日 3 次，每次 10 滴，可服 5 ~ 7d，以防发生甲状腺危象。在术后 12 ~ 36h 内患者出现高热、心动过速、大汗、谵妄甚至昏迷等甲状腺危象时，可应用镇静剂（如哌替啶、巴比妥及冬眠药物），及时给氧并采取降温措施（如冰帽、冰袋、乙醇擦身），以及增加复方碘溶液口服量，每日 4 ~ 6 次，每次 15 滴，或加入葡萄糖液 500mL，静脉滴注。应用激素，氢化可的松 200 ~ 400mg 或地塞米松 10 ~ 20mg 加入葡萄糖溶液中静脉滴注，1 ~ 2 次 /d。亦可应用利血平、普萘洛尔等抗交感神经药物。

8. 手术后有甲状旁腺功能减退手足搐搦症

可口服葡萄糖酸钙、维生素 D、双氢速甾醇或静脉给予氯化钙，剂量以血清钙水平趋于正常为准。

五、并发症

1. 术后再出血

术后因血管结扎线滑脱或甲状腺血运丰富，组织脆弱，术后剧烈咳嗽、咽下动作诱发腺体切断面渗血，或结扎线与血凝块脱落可致术后出血。一般在术后 24 ~ 48h 内发生，主要表现为局部迅速肿大，紧张，呼吸困难，甚至发生窒息。

甲状腺切除术后如在颈深筋膜深面空间留有很小的残腔，少量（小于 100mL）出血，即可压迫气管造成严重呼吸困难，甚至窒息死亡。因此在抢救时首先应解除气管压迫，恢复呼吸道通畅，其次是止血措施。

甲状腺切除术后出血，起初为单纯出血，尚无明显的气管受压或呼吸困难表现，此时应根据引流的变化采取急救措施。一般甲状腺大部切除术后引流的血液来自毛细血管渗血，术后 2h 的引流血量不应超过 20mL，以后每经过 2h 引流血量依次减半，术后 12 ~ 24h 仅有少量血清渗出时，即可拔除引流条，若术后 4 ~ 6h，引流血量多于 100mL 或术后短期内，突然急剧增多，并有颈部肿胀，则应立即在床边拆除各层缝线，查明出血原因，并酌情敞开包腺，清创止血，更换引流条，重新缝合切口，继续严密观察。

出血量大，颈部肿胀加重，气管逐渐受压，出现典型的"三凹征"，因窒息而危及生命时的急救处理，为解除压迫，给氧，以缓解缺氧状态，呼吸稳定后清创止血。必要时行气管插管或气管切开术。

2. 气管内痰液阻塞

喉头水肿，气管软化或萎陷，喉、气管痉挛，病情危重者，吸痰效果不佳时，应施行紧急床边气管切开术。因甲状腺已大部切除，气管即在视野中，手术操作不困难。切开 1 ~ 2 个气管软骨环，用止血钳撑开切口，痰液自然喷出，可很快解除呼吸困难。彻底清除呼吸道分泌物，气管套管要定时滴入抗生素或雾化吸入，以防感染，若合并脑缺氧，应按常规治疗，留置的气管切开导管在病情稳定后 1 ~ 2 周拔除。

3. 甲状腺危象

甲状腺功能亢进症患者，大多于术后 12 ~ 36h 内发生甲状腺危象。临床症状为高热、脉搏快速而弱、不安、谵妄以至昏迷，常伴有呕吐、水泻。如不积极治疗，可导致迅速死亡。首先给予镇静剂，静脉连续滴注大量 10% 葡萄糖液，氧气吸入。以减轻组织的缺氧情况。可用冰帽、冰袋、乙醇擦浴退热。口服大量复方碘溶液，首次量 60 滴，以后每 4 ~ 6h 用 30 ~ 40 滴。紧急时，可将碘溶液（静脉滴注用）2mL，加入 10% 葡萄糖溶液 500mL 中静脉滴注，在没有静脉滴注用的碘溶液时，亦可用碘化钠 1g 做静脉滴注。给予大剂量肾上腺皮质激素（氢化可的松或地塞米松），疗效良好，肌内注射利血平每日 2 ~ 4mg

（分次）亦有疗效。

4. 术后手足搐搦

多因甲状腺大部切除术时甲状旁腺误被切除或受挫伤，或甲状旁腺的血液供给受累所致术后手足搐搦。严重持久的手足搐搦症的发生率在 1% 以下。临床症状多在术后 2 ~ 3d 出现。轻者有面部或手足的强直感或麻木感，常伴有心前区重压感。重者发生面肌及手足搐搦。严重病例还伴有喉和膈肌痉挛，甚至窒息致死。在搐搦间歇期间，周围神经和肌肉的刺激感应性增高，血中钙含量多降低至 1.996mmol/L 以下，在严重病例至 1.497mmol/L，血中磷含量则升高至 1.937mmol/L 或更多。同时，尿中钙和磷的排出量都减少。搐搦发作时，可静脉注射 10% 葡萄糖酸钙溶液。甲状旁腺组织移植和甲状旁腺素无明确的疗效。双氢速甾醇对手足搐搦有治疗作用。轻度的甲状旁腺损伤，手术后发生轻微的手足搐搦易于恢复，残留的正常甲状旁腺可逐渐肥大，起代偿作用。

手术中为防止甲状旁腺被切除，应注意：①切除甲状腺腺体时，应保留腺体背面部分的完整性；②结扎甲状腺下动脉的主干，使其供给甲状旁腺的血液的分支与喉部、气管、咽部、食管的动脉分支保持良好的侧支循环；③切除的甲状腺体应随即做详细检查，如发现有甲状旁腺在内，应即将腺体取出移植至肌层中。

5. 切口感染

手术后 3 ~ 4d，患者体温升高，切口周围红肿、压痛，是切口感染的征象。广泛、深在的感染蔓延至咽喉可引起呼吸困难，甚至延伸到纵隔。按感染的范围和深浅，早期拆开切口的各层，并置入橡皮片做引流，同时应用大量抗生素，控制感染。切口处有窦道形成，大多由于深处存留的线结，合并有轻度感染所致，或残留腺体的部分组织发生坏死。如窦道较深，需切开以彻底清除线结和不健康的肉芽组织。严格地执行无菌操作，尽量应用较细的不吸收线，是防止切口感染和窦道形成的有效措施。

6. 其他

喉返神经损伤。对于较易发生喉返神经损伤的患者，要高度警惕，解剖面清晰，常规手术显露喉返神经有利于保护。术后治疗中发音锻炼很重要。

第二章

耳鼻喉临床常见症状

第一节 耳部症状

症状是患者机体或精神方面的感觉和表现。耳部症状或其邻近组织器官和全身病变的局部表现，主要有耳痛、耳溢液、耳聋、耳鸣等。分述如下。

一、耳痛

耳痛是临床上常见的症状。耳痛的程度轻重不一，与疾病的性质和患者对疼痛的敏感性有关。按耳痛的病因可分为两类：①属耳部病变，称耳源性耳痛，耳部检查时必有异常发现；②耳部没有病变，称反射性耳痛，是耳部邻近或远处病变所引起的耳痛，耳部检查多无异常发现。据估计有半数的成年人属反射性耳痛，这是因为分布于耳部的感觉神经较多，如三叉神经、舌咽神经、迷走神经和颈神经。

耳痛常被患者描述为烧灼痛、跳痛或阵发性刺痛，持续时间可为短暂性、间歇性或持久性。不同的病因耳痛常有其特点，分述如下。

（一）耳源性耳痛

（1）各种耳外伤：外力使耳郭造成血肿或裂伤；异物进入外耳道引起皮肤损伤或鼓膜穿孔。根据损伤的情况，都会有不同程度的耳痛。中耳损伤，多数仅损伤鼓膜，如直接戳伤、取异物机械伤。外耳道压力突然增高，如打耳光、冲击波、跳水、腐蚀性液体等，都可使鼓膜损伤；如挤伤鼓室可造成颅底骨折可致鼓室积血等。中耳损伤耳痛较重，常伴随耳鸣、头晕。耳痛及耳聋的程度与鼓膜损伤的大小及耳蜗受损有关。

（2）耳带状疱疹：又称为疱疹性膝状神经炎，是病毒感染所致。按病情不同分为 3 型：耳郭疱疹、耳郭疱疹并发面瘫、耳郭疱疹并发面瘫及听神经症状。发病初期耳部不适、灼热或僵硬感、低热、轻度头疼等。继之耳部出现阵发性疼痛，逐渐加重，有的患者耳痛无法忍受。此时耳郭、外耳道甚至鼓膜可出现红肿，数日后局部皮肤出现疱疹，面瘫多在 1 个月内恢复。如累及听神经，则可发生耳鸣、耳聋或伴有眩晕、恶心、呕吐等前庭神经症状。

（3）外耳道疖：又称局限性外耳道炎，疖肿发生于外耳道软骨部，因该处有毛囊、皮脂腺、耵聍腺，皮肤损伤后，常为葡萄球菌侵入而发病。主要的症状是跳动性耳痛，张口、咀嚼、打哈欠时耳痛加重，常放射到头部，因痛影响睡眠。婴儿因不会讲话，常表现为哭闹不安，如触动耳部，疼痛更甚。疖肿位于外耳道后壁者，炎症可向耳后扩散而肿胀，使耳后沟消失，或耳后乳突皮肤红肿，可被误诊为急性乳突炎。一般发病 5 ~ 6d 后，疖肿溃破，外耳道流出少量血脓，耳痛随之减轻。

（4）化脓性耳郭软骨膜炎：是严重的外耳疾病。常在耳郭外伤后，发生细菌感染，以绿脓杆菌及葡萄球菌居多。早期耳郭灼热感，继而局部肿胀、疼痛，并迅速加剧，呈持续性的耳痛，用一般的止痛药物也难制止。且有全身不适，并有发热。耳郭红肿、增厚、触之坚硬，而缺乏弹性，触之疼痛更甚。脓肿形成时，耳郭表面呈暗红色，或有局限性隆起，或有波动感。脓肿破溃后，疼痛减轻，可形成瘘管长期不愈。

（5）疱性鼓膜炎：是病毒感染引起的鼓膜急性炎症，病变限于鼓膜及外耳道近鼓膜处的皮肤。常发于感冒、流感或麻疹之后。多为突然耳深部疼痛，呈持续性刺痛或胀痛，可有同侧头痛，小儿可有哭闹不安。大疱破裂后，外耳道流出血性或浆液性分泌物后，此时疼痛缓解。

（6）耵聍腺瘤：也称外耳道腺瘤、外耳道圆柱瘤等。该瘤包括良性和恶性肿瘤。恶性变早期，有疼痛是其特点，且局部有触痛。肿瘤发生继发感染时，耳痛加重，并放散到患侧头部。因此，外耳道肿瘤，尤其伴有疼痛者，应引起高度重视。

（7）急性化脓性中耳炎：患者多有上呼吸道感染，细菌经咽鼓管进入中耳。因鼓室积脓或黏膜肿胀，刺激神经末梢而产生剧烈耳疼痛。在鼓膜没有发生穿孔前，耳深部锐痛，或跳动性疼痛，在打喷嚏、咳嗽、吞咽时耳痛加重。其疼痛可放散至患耳同侧颈部、头顶部、牙齿或整个半侧头痛。如为婴儿，可出现哭闹不安、拒食。当鼓膜自行穿孔或切开鼓膜，脓液排出后，耳疼痛骤减，全身的症状也随之改善。

（8）急性化脓性乳突炎：是乳突气房化脓性炎症，主要发生于儿童，现很少见。为急性化脓性中耳炎的并发症，鼓室炎症经鼓窦而致乳突气房积脓。耳痛的特点为急性中耳炎后，耳痛持续不减，并呈跳动性疼痛。有明显的耳后（乳突区）红肿、压痛。

（9）中耳癌：一般早期耳胀痛，可能为肿瘤的压迫，或骨质破坏所致。主要是跳动性疼痛，可向面、颞、乳突、枕部放散性疼痛，有时剧烈疼痛使患者难忍受，夜间更甚。耳痛的程度与局部检查所见不相称，是本病的特点。

（二）反射性耳痛

耳部有丰富的感觉神经末梢，如三叉神经第3支的耳颞支分布在耳屏、外耳道前、上壁外部分的耳轮皮肤；迷走神经耳支和舌咽神经、面神经分支相接，并共同分布于耳甲腔、外耳道后壁、耳郭后、内方及附近的乳突皮肤；耳大神经后支分布在耳郭的前后部，并有枕小神经分布在耳郭皮肤；鼓膜外层的神经分布与外耳道相应的区域相同，鼓膜内层和鼓室的感觉均受鼓室神经丛支配。由于耳部有丰富神经的分布，而这些神经同时支配其他部位的感觉，所以远处的病变可引起反射性耳痛。

（1）鼻与口腔疾病：如鼻窦炎、高位鼻中隔偏曲、上颌窦肿瘤、急性鼻咽部炎症、龋牙、阻生牙、牙周病、口腔溃疡、牙根脓肿、口腔肿瘤及下颌关节病等，均可通过三叉神经引起反射性耳痛。

（2）咽部疾病：如急性咽炎、急性扁桃体炎、扁桃体周围脓肿、咽旁及咽后脓肿、扁桃体手术后、茎突过长、咽部溃疡或咽部肿瘤等，因舌咽神经受累，传至鼓室神经丛引起反射性耳痛。

（3）喉部疾病：如急性会厌炎、喉软骨膜炎、喉脓肿、喉结核、喉癌、下咽癌等，通过喉上神经迷走神经耳支引起反射性耳痛。甚至肺、支气管疾病经迷走神经分支的反射，也可引起耳痛。

（4）颈部疾病：如颈关节盘病、颈椎关节炎、胸锁乳突肌纤维组织炎，通过第2和第3颈神经，引起反射性耳痛。

再者耳部的感觉神经的炎症、神经痛等，均可引起耳部疼痛。

临床上，若患者主诉耳痛，而耳部正常，应仔细检查咽、喉、口腔等处，寻找病因。

二、耳溢液

耳溢液又称耳漏，是指外耳道有异常的液体存积或外流，其液体可来自外耳道、耳部周围组织、中耳、迷路或颅内，这是耳病常见的症状。应分清楚耳溢液性质、色泽、气味。

正常的外耳道有少量的皮脂腺、耵聍腺分泌出一些物质及上皮脱屑，而有些人的耵聍生物化学成分有变异，分泌出黄色的油状物，这也属于正常。单纯外耳道病变引起耳溢液是没有黏液成分的，任何黏液或混杂有黏液成分的分泌物必然来自中耳，这是因为外耳道只有复层鳞状上皮，而无分泌上皮。

（一）耳溢液的性质

耳溢液的性质有浆液性、黏液性、脓性、血性、混合性或脑脊液性。实际上，大多数患者耳溢液有2种以上的性质，或在某些病变发展过程中，由一种变为另一种。

（1）浆液性：为淡黄色，微混浊，含有蛋白质、少量的白细胞及脱落细胞，可凝结成块状，常见于外耳道湿疹、急性中耳炎的早期；疱性鼓膜炎，在大疱破溃后，流出的液体呈血性浆液或浆液性；中耳炎有过敏性改变时，中耳的黏膜呈苍白水肿，浆液性分泌物增多，外溢，含有嗜酸性白细胞。

（2）黏液性：由于中耳炎和腺体的化生，黏液腺分泌亢进，耳溢液中含有大量黏液，可拉长呈丝状，随着炎症的好转，黏液成分逐渐减少，多见于无混合感染的慢性单纯性中耳炎；因外伤或感染的腮腺炎症，有瘘管通向外耳道时，亦有黏液性分泌物。

（3）脓性：是化脓性炎症的产物，分泌物含有大量的脓细胞和组织崩解物。纯脓性，常见于外耳道疖、外耳道炎；化脓性中耳炎急性期，从鼓膜穿孔处流出黏液脓，常有搏动性；中耳炎合并硬脑膜脓肿、侧窦脓肿或脑脓肿，有较多的脓或臭脓；耳周淋巴结、囊肿化脓或腮腺化脓，向外耳道破溃时，可流出大量脓液。

（4）血性：多见于耳外伤、外耳道乳头状瘤、中耳癌及颈静脉体瘤糜烂溃破时，出现血性物；外耳道或中耳黏膜损伤可发生纯血性耳溢液。

（5）混合性及水样性：颞骨骨折伴脑膜损伤时，若脑脊液混有血液则耳溢液呈红色水样液体，而无血液混入时呈水样液体。

（二）耳溢液色泽、气味和量

（1）耳溢液色泽：因细菌感染的种类不同而异，如绿脓杆菌感染，其脓呈铜绿色；金黄色葡萄球菌或肺炎球菌感染，其脓呈黄色，较黏稠；溶血性链球菌或嗜血杆菌感染，其分泌物呈淡红色，较稀；真菌感染，常因菌种不同而脓的颜色也不一样，如呈黑色、黑褐色、黄褐色，在耳分泌物中可出现霉膜。

（2）耳溢液气味：浆液性或黏液性耳溢液一般无臭味。慢性单纯性化脓性中耳炎的分泌物，可有轻微的臭味，但经清理治疗后，多减轻或消失；臭味多因为脱落细胞上皮和细菌腐败所致，如胆脂瘤性中耳炎有特殊的臭味；中耳癌因有渗血及组织坏死，脓液有恶臭；如死骨形成或有骨坏死溃疡，也有臭味。

（3）耳溢液的量：常因病因及其性质不同而有区别，如急性化脓性中耳炎，鼓膜自行穿孔或切开鼓膜排脓，其数量较多，在穿孔处可见到搏动性溢脓；也见于中耳炎合并硬脑膜外脓肿、侧窦脓肿的患者有大量的脓液，呈搏动性溢出。在临床上应特别注意，凡耳流脓突然减少或突然增多，并伴有头痛、发热、白细胞增多或有颅内压增高的体征时，应考虑到颅内并发症的发生；外耳道疖，脓头破溃后可有少量的脓栓，脓量不多；腮腺化脓感染，溃破到外耳道时，可流出大量的脓液；胆脂瘤中耳炎如局限于上鼓室者，可见到少量干酪物，如为鼓膜松弛部穿孔，而又被干痂覆盖时，若不仔细清除极易漏诊，须引起注意。

三、耳聋

听觉系统的传音或感音部分发生病变时，都可发生听力障碍，其所致的听力减退，统称耳聋。在耳聋较轻时，声音增强可听到声音者，为听力减退或重听；耳聋严重时，甚至完全丧失听力，称为全聋。小儿自幼全聋，丧失了学习语言的机会，因聋致哑，而成为聋哑人。

耳聋按性质可分为器质性和功能性两大类。器质性耳聋，根据病变的部位，可分为传导性聋、感音神经性聋和混合性聋3种。传导性聋病变在外耳、中耳或少数的耳蜗损害，使声波传入内耳受到障碍，常见的疾病如外耳道闭锁，耵聍栓塞，外耳道异物，急、慢性中耳炎，鼓室硬化症等；感音神经性聋病变部位在耳蜗、听神经或听中枢，常见的疾病如突发性聋、噪音性聋、中毒性聋、老年性聋等；混合性聋，是由于传音系统和感音系统均受损害，根据病变部位及侵犯的程度不同，有传导为主或感音为主的混合性聋。功能性耳聋如癔症性聋、精神性聋和伪聋。

四、耳鸣

耳鸣是指外界无响声，而感觉耳内有声音，它是听觉紊乱的一种现象。患者感耳内或颅内有响声，如铃声、哨声、汽笛声、轰鸣声、嗡嗡声、蟋蟀叫声、蝉鸣声等。耳鸣多属噪声，有间歇性或持续性，一耳或双耳，轻者患者毫不在意，重者扰人不安影响睡眠或使人难以忍受。耳鸣仅是一种表现，可由多数耳的疾病及许多全身疾病所引起。在极安静的环境中注意留心细听，几乎每个人都有耳鸣。但有些生理性的动作，如咀嚼、呼吸及吞咽时都会感到有声音。只是人们习以为常，不应叫作耳鸣。

根据耳鸣的性质，可分为主观性耳鸣和客观性耳鸣两大类。前者常见，约占耳鸣总数的 95% 以上，其耳鸣仅为患者本人能听到响声；后者少见，患者和检查者都能听到响声，因此称为他觉性耳鸣。

第二节 鼻部症状

鼻部疾病可发生多种症状，常见有鼻阻塞、鼻溢液、嗅觉障碍、鼻源性头痛、共鸣障碍等。分述如下。

一、鼻阻塞

鼻腔发生机械性阻塞或因鼻腔、鼻咽部有病变时，阻碍了气体流通，患者自觉有鼻呼吸不通畅时，称为鼻阻塞。

鼻阻塞是鼻部疾病常见的症状之一。由于病因、病变部位和程度的关系，可为一侧性或两侧性，短暂性或持续性，交替性或阵发性，部分性或完全性，突然发生或逐渐加重的鼻阻塞等。

鼻阻塞的原因，多由于病变使鼻腔的通道变窄所致。

（1）鼻黏膜病变：黏膜水肿、黏膜肿胀，有黏稠的分泌物或痂皮以及瘢痕的粘连等引起的鼻阻塞。有的虽无机械性的狭窄，如萎缩性鼻炎，因为鼻腔通道变为直管形，而不是正常的抛物线形，并有鼻黏膜纤毛运动功能的减退或消失，使患者有鼻阻塞的感觉，即使清除鼻腔的痂皮，患者仍感觉有鼻阻塞。

（2）鼻腔结构改变：如鼻中隔偏曲、畸形、血肿、脓肿、鼻甲肥大、鼻息肉及鼻肿瘤等疾病引起的鼻阻塞。

（3）鼻腔静脉压增高：当侧卧时，位于下方一侧鼻阻塞，其原因是下方一侧鼻静脉压增高，鼻甲被动充血、肿胀。当恢复为仰卧时，鼻阻塞症状消失，称为位置性鼻阻塞。也有的当仰卧时，出现双侧鼻阻塞者，这提示鼻黏膜的静脉压增高，如头位抬高或坐起时，鼻阻塞缓解或消失。

新生婴幼儿鼻阻塞虽不多见，其后果严重，除可引起呼吸困难或窒息外，还可以因吮奶困难，发生营养不良，而影响正常发育。儿童鼻阻塞长期用口呼吸，呼吸道阻力明显减少，可影响胸廓的发育，可出现扁平胸或鸡胸，有的可发生硬腭上拱，牙齿不整齐，睡眠打鼾等表现。如果双侧鼻阻塞，成人或儿童其言语声可呈现闭塞性鼻音。

由于鼻阻塞长期张口呼吸，吸入的干燥或过冷的空气，未经鼻腔的调节，常会引起口唇、口腔、咽喉、气管和下呼吸道的急性或慢性炎症，并出现相应的症状。

鼻阻塞常伴有鼻溢液和鼻黏膜纤毛的运动障碍，容易发生继发性感染，或经鼻咽侧壁的咽鼓管累及中耳时，可出现耳鸣、耳闷和传导性听力减退。长期鼻阻塞的患者常有头昏、头痛、记忆力减退、失眠、多梦、注意力不集中等全身症状。由于张口呼吸的阻力明显减小，在胸内不能形成足够的负压，肺活量也减少，不利于肺泡的气体交换，会出现慢性缺氧，使心脏负担加重，对老年或虚弱的患者，可引起低氧血症和诱发心脏病的可能性。

除以上各种病因外，如鼻腔异物、结石、腺样体肥大及鼻咽部肿瘤等，均可发生鼻阻塞。因此，对鼻阻塞的患者要认真对待，针对病因，采用不同的治疗方法，设法恢复正常的经鼻呼吸。

二、鼻溢液

鼻溢液是鼻部疾病常见的症状之一，在正常情况下，鼻黏膜的腺体，如浆液腺、黏液腺、浆黏液腺、杯状细胞和嗅腺，都会产生少量黏液，以维持鼻腔黏膜纤毛运动，调节吸入的空气的温度和湿度以及辅助嗅觉的功能。一般成年人每日从鼻腔分泌物中排出水分 500 ~ 1 000mL，部分水分随呼吸气流而蒸发，另一部分则由鼻黏膜纤毛运动，屏往鼻咽部咽下或咯出。当鼻有病变时，分泌物的量和性质也发生变化，根据溢液的状态可判断出何种鼻病及其程度，按其性状可分为水样、浆液性、黏液性、黏脓性、血性、脑脊液等数种。

（1）水样溢液：呈透明清水样，为血管渗出液及黏液混合分泌物，内含有脱落的上皮细胞、白细胞、少量的红细胞及黏蛋白。多见于急性鼻炎的早期、血管运动性鼻炎及过敏性鼻炎的发作期，均有大量的水样分泌物，但后者分泌物中含多量的嗜酸性粒细胞。

（2）黏液性溢液：在正常鼻腔仅有少量分泌物覆盖黏膜表面，呈半透明状，内含有黏蛋白。当感情冲动，或受到物理性及化学性刺激时，可分泌大量的黏液。鼻腔有慢性炎症如慢性鼻炎或急、慢性鼻窦炎等时，也可使黏液性分泌物增加。

（3）黏脓性溢液：为黏液和脓的混合物，常见于慢性鼻炎、慢性鼻窦炎或急性鼻炎的恢复期。

（4）脓性溢液：有的分泌物呈绿黄色、混浊，有臭味，内含大量的坏死白细胞。多见于炎症侵及骨质，如齿源性上颌窦炎、额骨骨髓炎、上颌骨骨髓炎、鼻腔异物及恶性肿瘤伴部分坏死时常伴有恶臭脓性分泌物。

（5）血性溢液：是指鼻分泌物中带血，表现为鼻涕中有血丝或血涕，常见于鼻腔异物、鼻腔结石、溃疡、急性鼻炎、萎缩性鼻炎、鼻腔鼻窦或鼻咽部肿瘤等。鼻涕有血性物，可为鼻腔后部、鼻窦及鼻咽部恶性肿瘤的早期症状，应提高警惕，以免漏诊。

（6）脑脊液鼻溢液：脑脊液经额窦、筛窦或筛板的瘘孔流入鼻腔，再经鼻前孔流出时称为脑脊液鼻溢，又称脑脊液鼻漏。脑脊液无色透明、呈水样，内含葡萄糖，不含黏蛋白，久置后不会自行凝结，可经化验方法鉴别。脑脊液鼻漏常见于颅底骨折、鼻窦外伤、先天性脑膜脑膨出症等，有时可为鼻部手术的并发症。

（7）鼻痂皮、血痂或脓痂：常由于鼻分泌物干燥形成的。慢性鼻前庭炎常有表皮结痂；慢性干燥性鼻炎鼻腔前部常见有薄干痂；小儿鼻窦炎黏液脓性分泌物常存积在鼻腔前部，或在鼻前庭处结成脓痂；干酪性鼻炎和鼻窦炎可经常排出干酪性物质，并有臭味；萎缩性鼻炎鼻腔宽大，并附有干痂，有臭味，用力擤鼻时可排出大块筒状痂皮，常伴有少量鼻血。特异性感染，如麻风、鼻硬结症等，鼻黏膜呈萎缩性变或有结痂现象。

三、嗅觉障碍和恶臭

人的嗅觉不如其他哺乳动物敏感，而且人的嗅觉阈值因人、因时、因环境不同而有差异，一般人可分辨出 2 000 ~ 4 000 种不同的气味。女性的嗅觉，对某些气味来说，比男性敏感。女性在月经周期不同的阶段，常有嗅觉方面的变化，妊娠早期嗅觉敏感性增强，妊娠末期敏感性降低，这可能与神经内分泌系统有关。在饥饿时，室内温度、湿度增加时，嗅觉敏感度提高；吃饱时嗅觉敏感度降低。

嗅觉障碍，包括完全缺失，即不能嗅出任何气味；部分缺失，有些气味可以嗅出来；嗅觉减退；嗅觉过敏，即对气味敏感性提高；幻嗅，无特殊气味时也可嗅到不快的气味。其原因有以下几种。

（1）鼻黏膜短暂性的肿胀、充血，如急性鼻炎、过敏性鼻炎、血管运动性鼻炎的急性发作期所引起的鼻阻塞，常有暂时性嗅觉减退或缺失。

（2）鼻腔慢性疾病：如鼻息肉、鼻甲肥大、鼻中隔偏曲等，可直接或间接地影响嗅区的通气，可使嗅觉逐渐减退或缺失。

（3）鼻黏膜萎缩变性：其病变累及嗅区时，可致嗅觉减退或缺失，如链霉素或其他药物中毒、头颈部放疗后、老年性鼻黏膜萎缩等。

（4）颅内病变或外伤：如颅底骨折、脑肿瘤、垂体瘤、脑膜瘤等，使嗅球、嗅索、嗅通路和嗅皮质中枢受到损害时，出现嗅觉障碍。

（5）鼻黏膜长期接触有害气体：如溴气、氯气或吸烟，可致嗅觉减退或缺失。流行性感冒病毒感染，可致嗅神经末梢损害，有的出现永久性失嗅。

（6）大脑皮质疾病引起幻嗅：多发生在神经性精神性疾病，如精神分裂症、抑郁症、癔症或慢性乙醇中毒等。

另外一种恶臭嗅觉，是由于体内某种原因产生实际存在的恶臭味。这种恶臭嗅觉的患者和他人都觉得有臭气味，有时可仅为他觉性的臭味，而患者自己不感觉有恶臭味。常见有以下几种病。

（1）萎缩性鼻炎：晚期为臭鼻症，常有他觉性恶臭，尤其是夏季更为严重，与其接近者极易察觉。但患者本人多不自觉有恶臭味。这是因为鼻腔嗅区黏膜的损害，而丧失嗅觉功能所致。

（2）干酪性鼻炎：又称干酪性臭鼻症，其特点是鼻腔或鼻窦内充满有奇臭干酪样或豆腐乳状的腐败物质，并有头痛、牙痛、脓血性鼻液，其嗅觉减退。晚期可破坏骨质，造成面部畸形。

（3）鼻腔异物：多见于儿童，一侧鼻腔流出血脓臭味分泌物，可伴有黏膜感染故有臭味。患儿多不自诉，常被他人察觉，才到医院就诊。

（4）骨髓炎：婴幼儿上颌骨骨髓炎，常在眶下缘或上颌牙槽处发生瘘管，分泌物有臭味；额骨骨髓炎，有时眼眶内上角发生瘘管，排出臭脓。

（5）牙源性上颌窦炎：成年人化脓性上颌窦炎可因牙根感染所致，排出的分泌物多有臭味。

四、鼻源性头痛

因外鼻、鼻腔、鼻窦疾病引起的头痛，称为鼻源性头痛。其疼痛多为鼻根、前额、眼眶或面部的隐痛、钝痛或胀痛，但很少引起全头痛。

（一）鼻源性头痛的特点

头痛与鼻部疾病有关，并伴有鼻部症状，如鼻阻塞、流脓涕、嗅觉障碍等；头痛可有时间性，如急性上颌窦炎引起的头痛，早晨轻，下午重，而急性额窦炎上午头痛严重，下午减轻；头痛有一定部位，如急性上颌窦炎引起的头痛，位于同侧面颊部或上列牙齿疼痛，而急性蝶窦炎引起的头痛，位于头顶部或眼球深部钝痛；在低头、弯腰、咳嗽、过劳、愤怒、饮酒等受到刺激时，引起头部静脉压增高，可使头痛加重；鼻腔应用血管收缩剂或黏膜表面麻醉后，鼻腔通气或引流改善时，头痛减轻或消失。

（二）性质与程度

浅表而有烧灼感的头痛，一般为浅表软组织损害；深部而呈钝性的头痛，多为深部病变；血管舒缩功能失调，引起头颅动脉异常扩张，可发生跳动性头痛；发作性、闪电样、尖锐而剧烈头痛或面痛，多属于神经性疼痛。常见的鼻源性头痛有以下几种疾病。

1. 鼻疖

多发于鼻前庭，常见于局部外伤，糖尿病或抵抗力低下的患者。发病初期感到鼻部灼热及胀痛，继而局部有剧烈跳痛。还常伴有畏寒、发热、头痛，全身不适等症状。病情较重者，感染可向周围扩散，此时可见鼻翼、鼻尖、上唇明显肿胀热痛。严重者可并发海绵窦血栓性静脉炎。

2. 急性鼻窦炎

除牙源性与外伤性鼻窦炎外，所有的鼻窦炎都是鼻炎的并发症。其所致的头痛系因黏膜充血、肿胀和窦口引流受阻而引起阻塞性头痛；鼻窦开口被阻塞，窦内空气逐渐被吸收，窦腔造成负压时，可引起真空性头痛；窦内负压过久，黏膜血管扩张，血浆渗出，窦内充满液体压力增高时，可出现张力性头痛。各急性鼻窦炎的头痛有以下的特点。

（1）急性额窦炎：其疼痛在患侧额窦部、眼眶内上方。头痛有周期性，早晨起床后数小时有严重的头痛，下午减轻，傍晚缓解或消失，如炎症不消退，第2d重复同样发作。头痛的周期性与额窦的特点有关。坐、立位时脓液向下移动，阻塞了额窦开口，窦腔内空气被吸收而出现真空性头痛。待窦口开放脓液排出，空气进入窦腔后头痛缓解或消失。

（2）急性上颌窦炎：由于炎症黏膜的肿胀和分泌物的增多，窦口被阻塞，早期出现上颌窦区疼痛，可累及眼眶、额部、上列牙处疼痛。其头痛并不严重，常为隐痛、钝痛或胀痛，以午后为重，夜间缓解。

（3）急性筛窦炎：有重度急性鼻炎的症状，头痛位于鼻根深部及眉间处，常在患侧内眦角有闷痛，眶内有胀感等，有时疼痛放射到颞部或头顶部。

（4）急性蝶窦炎：常和筛窦炎同时发生，故称为急性筛蝶窦炎。因蝶窦位置较深，如发炎时常表现为眼球后方或枕部钝痛，有时可放射到头顶、额或颞部。

（5）慢性化脓性鼻窦炎：一般无明显头痛，如有头痛，常表现为钝痛或头部沉重感。前组鼻窦炎多表现前额部和鼻根部胀痛或闷痛，而后组鼻窦炎的头痛在头顶部、颞部或后枕部。牙源性上颌窦炎者，常伴有同侧上列牙痛。

（6）航空性鼻窦炎：也称气压创伤性鼻窦炎，主要的症状是在乘飞机下降时，突然感到头痛或面部的鼻窦区疼痛，可伴有鼻出血。额窦的鼻额管细长而弯曲，故容易受损害，上颌窦次之，其他的鼻窦很少受影响。

（7）鼻中隔偏曲：中隔高位偏曲、嵴突或伴有一侧鼻甲肥大，持续压迫鼻黏膜，刺激了三叉神经，可致反射性头痛。

（8）鼻肿瘤：因肿瘤阻碍鼻窦排脓，造成真空性的头痛；肿瘤本身向周围浸润扩大，直接侵犯感觉神经，如上颌窦恶性肿瘤，可引起牙痛。肿瘤一旦侵及破坏颅底，可引起难以忍受的剧烈头痛。

五、共鸣障碍

人的共鸣器官有鼻腔、鼻窦、鼻咽腔、口腔、喉腔、咽腔和胸腔等。其中口腔和咽腔由于肌肉运动，可以改变其形状，称为可调共鸣腔，而鼻腔、鼻窦、鼻咽腔比较固定，称为固定共鸣腔。凡共鸣腔不论肌肉运动障碍、神经肌肉麻痹、肌肉痉挛、结构异常、先天畸形、占位病变、炎症肿胀等，都可影响共鸣。有以下原因可引起共鸣障碍。

（1）闭塞性鼻音：正常发育时，鼻腔、鼻窦因疾病可影响正常的共鸣作用，如果所发出的声音不能通过两侧鼻腔时，仅从口腔发出的声音，称为闭塞性鼻音。常见疾病如伤风感冒、多发性鼻息肉、肥厚性鼻炎、小儿增殖体肥大、先天性鼻后孔闭锁、鼻及鼻咽肿瘤、软腭与咽后粘连等，使鼻腔闭塞，而失去共鸣作用。

（2）开放性鼻音：鼻和咽部的共鸣作用是否正常，取决于腭咽闭合功能，如腭咽在发音时不能闭合，则出现开放性鼻音。常见疾病如腭裂、软硬腭穿孔、软腭缩短、软腭麻痹等。

口腔、咽腔、下咽部有病变时，也会影响发音，如常见的扁桃体周围脓肿，因影响软腭的运动，在发音时出现口中含物的声音。

第三节　咽部症状

咽部疾病的症状，主要由咽部疾病所引起，也可由咽部邻近器官或组织病变所致或为全身疾病的局部表现。咽部疾病的主要症状有咽痛、吞咽困难及咽部异物感等。

一、咽痛

咽痛为咽部常见的症状，多因局部感染或为全身疾病在咽部的表现。咽是极为敏感的器官，其感觉神经纤维来自舌咽神经、三叉神经、副神经及迷走神经。其中，鼻咽部和口咽部的痛觉，系由舌咽神经咽支、三叉神经上颌支及蝶腭神经的分支、副神经和颈交感神经节的分支等所组成的咽丛支配的。喉咽部的痛觉由迷走神经的分支——喉上神经所支配。口腔的痛觉主要由三叉神经分支所支配。食管的感觉有迷走神经和交感神经支配。

任何局部或全身因素刺激痛觉神经末梢时，其冲动传入岩神经节，再经延髓、丘脑和大脑皮质的痛觉中枢而产生咽痛。其疼痛的程度，取决于疾病的部位、性质及范围，并与患者对疼痛的敏感性有关。由于与邻近器官间的神经联系，邻近器官的疾病也可引发反射性的咽部疼痛。其疼痛有刺痛、钝痛、烧灼痛、隐痛、胀痛、撕裂样痛或搏动性跳痛等，可为阵发性或持续性疼痛。一种是自发性咽痛，即在无吞咽动作时感到疼痛，吞咽时加重；另一种称激发性咽痛，即在吞咽时才产生疼痛。自发性咽痛，多能指出疼痛的部位，而咽喉部疾病多属此类。

（一）可引起咽痛的咽部疾病

（1）急性咽炎：轻者咽部微痛，重者可剧痛，尤其在进食吞咽时疼痛明显。

（2）急性扁桃体炎：初感咽喉干燥不适，继而有咽痛，吞咽或咳嗽时加重，常引起反射性耳痛。化脓性扁桃体炎，多为溶血性链球菌感染所致。常伴有发热、头痛等，腭扁桃体陷窝有脓性渗出物，可有颌下淋巴结肿大，并有压痛。

（3）扁桃体周围脓肿：全身症状较重，发冷发热，咽痛多在一侧，吞咽、咳嗽时加重，张口困难，口臭，说话时似口中含物。可见患侧软腭及舌腭弓上部明显红肿、隆起，晚期穿刺有脓。

（4）咽后脓肿：为咽后壁与颈椎之间的化脓性炎症，多见于幼儿，畏寒、高热，颈活动受限。因剧烈咽痛而拒食，吞咽困难，口涎外溢，婴儿吮奶时，易呛入鼻内或吸入呼吸道，引起咳嗽，甚至出现窒息。成人主诉吞咽时疼痛加重，常引起反射性耳痛。咽后壁向前隆起，穿刺有脓，X线颈侧位片可显示脓肿腔。

（5）咽旁脓肿：是咽间隙化脓性炎症，多发生于咽异物、外伤或咽急性炎症之后，有咽痛，患侧颈痛及头痛，伴有明显吞咽困难，若炎症波及翼内肌时，可引起张口困难。在咽侧肿胀处穿刺抽脓，可明确诊断。

（6）病毒性疱疹性咽炎：主要发生于儿童，起病急，发热、咳嗽、流涕、咽痛、头痛。见咽后壁、软腭黏膜和扁桃体表面有小疱疹，溃破后形成小的溃疡。吞咽时咽疼痛更重。

（7）咽白喉：为白喉杆菌感染，多见于儿童，起病慢，发热、疲乏、咽痛。扁桃体及咽黏膜表面有浅灰色或黄色伪膜，黏着较紧，用力除去易出血。

（8）奋森咽峡炎：为螺旋体与梭状杆菌感染引起，常发生于抵抗力低的小儿或口腔卫生差的人。主要咽部和口腔处疼痛，溃疡处覆盖灰色伪膜，有臭味，涂片可找到病原体。

（9）急性传染病：如猩红热、麻疹、水痘等，并发咽炎，可致咽痛。

（10）咽真菌病：如念珠菌、放线菌、隐球菌属，发生咽部感染而致的咽痛。

（11）咽肿瘤：咽或声门上部良性肿瘤，一般不引起咽痛，如发生咽痛者，几乎都是恶性肿瘤。咽癌或喉咽癌以咽痛为主要症状，但早期咽痛不明显，或为一侧性轻度咽痛。如感染溃烂或深部浸润时，咽痛逐渐加重，可放射到同侧面部或颈部。

（12）咽外伤：食物粗糙、过热、过硬所致的咽黏膜损伤，常发生于舌腭弓、软腭、悬雍垂或会厌等处，引起不同程度的咽痛。咽的热灼伤或化学腐蚀伤虽不多见，但可引起剧烈的咽痛。如发生感染化脓或溃疡其疼痛更甚，可出现吞咽困难或呼吸困难或其他全身症状。

（13）咽异物：一般都有明确的异物病史，异物引起的咽痛程度，取决于异物的大小、形状、部位、组织损伤的程度及有无感染等。

（14）咽结核：多继发于肺结核，咽黏膜散在结核性浸润病灶或溃疡，咽痛剧烈，有明显的吞咽困难。

（二）引起咽痛的咽邻近及全身疾病

（1）口腔疾病：智齿冠周炎，常发生于20岁左右的青年人，第三磨牙阻生或冠周炎症，如向舌侧或咽部扩展，可引起咽痛。如翼下颌间隙（其位置在智齿的下方）的感染，咽痛加剧，伴吞咽、张口困难。口底蜂窝织炎，也称卢德维颈炎，因下颌牙齿的感染，其病变在颈前部，下颌骨和舌骨之间，常有吞咽疼痛及吞咽障碍。

（2）鼻部疾病：其疼痛不严重，常因鼻炎、鼻窦炎所致的鼻阻塞，使患者张口呼吸或鼻分泌物后流刺激咽部，常致咽部干痛。

（3）喉部疾病：如晚期喉结核、喉癌，病变侵及喉黏膜或构部，在吞咽时，可发生剧烈咽痛。如环构关节炎，可发生吞咽时疼痛。急性会厌炎或会厌脓肿，也可引起咽痛。

（4）颈部疾病：如颈动脉鞘炎、颈部纤维组织炎、颈淋巴结炎、颈椎病等，也可引起咽痛。

（5）食管疾病：食管异物，外伤性食管炎、食管化学腐蚀伤等，都可引起不同程度咽痛。

（6）血液疾病：如急性白血病、粒性白细胞缺乏症，常因咽峡炎和咽部溃疡，可有明显咽痛。血象检查可确诊。

（7）急性传染病：如麻疹、猩红热、水痘、流行性脑膜炎、伤寒等，早期发生咽峡炎或溃疡，可致咽痛。

（8）舌咽神经痛：以阵发性咽痛为主，常在谈话、饮食、咳嗽时，可诱发剧烈的咽痛，持续时间短暂。

（9）茎突过长综合征：由于茎突过长或角度异常，刺激了邻近的血管或神经，引起咽痛，可伴有耳痛或颈部痛。X线摄片有助于诊断。

二、吞咽困难

吞咽困难是指正常吞咽功能发生障碍，其程度视病变的性质和轻重而不同，轻者仅感吞咽不畅或饭团难咽下去，须用汤水才能咽下，而重者可滴水难进，口涎外流。短期的或轻度的吞咽困难，对身体无明显影响，而长期严重的吞咽困难，将使患者缺乏营养极度消瘦和饥饿等。

吞咽是很复杂的动作，可分为三期，但三期并无任何停顿，只要第一期开始，其余两期自然连续，成为连锁运动。

（1）口腔期：食物经过咀嚼滑润，由颊、腭、咽、舌诸肌协调动作，将食物团送到舌背达到咽部。

（2）咽期：食物到咽部，此时声门关闭、呼吸暂停、舌骨及喉上提，会厌下垂到水平位，食管入口环咽肌松弛开放，咽缩肌收缩，食物进入食管。

（3）食管期：食物团通过食管肌的蠕动，到达贲门，而贲门括约肌松弛，使食物入胃。食管上 1/3 段为横纹肌，中 1/3 段为混合肌，下 1/3 段为平滑肌，横纹肌运动快速有力，故食物在食管上段通过的速度较下段快些。

吞咽反射：除第一期外，其余两期都是通过反射机制来完成的。食物通过口腔、咽部和食管时，刺激各部的感受器，使传入冲动，经三叉神经第 2 支、舌咽神经及迷走神经的咽支，分别进入延髓。传出的冲动主要通过迷走神经、副神经和舌神经，分别支配舌、咽、喉及食管上段的肌肉。此外，吞咽中枢与呼吸中枢在延髓内的位置相互靠近。它们之间的密切联系，可以保证每次吞咽动作时，都能准确地关闭声门和暂停呼吸，因此正常的吞咽过程毫无紊乱现象，不会出现困难。发生吞咽困难有以下的原因。

（1）痛性吞咽困难：吞咽困难可为咽痛所引起，任何有咽痛的疾病，多少都有吞咽困难的现象。咽痛剧烈，其吞咽困难也越严重。咽痛的疾病，都可发生程度不同的吞咽困难。如口腔急性炎症、黏膜溃疡、牙周炎、舌炎、口底蜂窝织炎、口腔癌等。咽和喉的疾病如急性咽炎、急性扁桃体炎、急性会厌炎、疱疹性咽炎、各种咽部溃疡和脓肿等，都有明显吞咽困难，也称为炎症性吞咽困难。其中扁桃体周围脓肿、咽旁脓肿、咽后脓肿、会厌脓肿，吞咽困难更为严重。此外，喉软骨膜炎、急性环杓关节炎、喉结核等，也都会引起吞咽困难。

（2）梗阻性吞咽困难：咽、喉、食管及纵隔障的良性或恶性肿瘤，无论腔内阻塞或从腔外压迫食管到一定的程度时，均可引起吞咽困难。食管内梗阻，见于食管异物、食管癌、食管烧灼伤、食管炎、食管瘢痕狭窄、食管下咽憩室、严重食管静脉曲张、贲门痉挛、先天性食管蹼或狭窄等，均可引起吞咽困难。食管外压迫引起的吞咽困难，如甲状腺瘤、巨大的咽旁肿瘤、颈部大的淋巴结转移癌、纵隔障肿瘤、主动脉瘤、肺门肿瘤、颈椎骨增生等。

（3）吞咽神经、肌肉失调性吞咽困难：其原因可为肌肉与神经的病变所致。软腭在吞咽功能中起到重要作用，在吞咽时软腭上提运动以关闭鼻腔，使食物不致向鼻腔反流。当炎症肿胀影响软腭运动或软腭瘫痪时，鼻咽腔不能关闭，使吞咽压力减弱和食物向鼻腔反流，而引起吞咽困难。当咽部和软腭感觉丧失、软腭前方感觉障碍，应当考虑三叉神经有损害；舌腭弓、咽腭弓和扁桃体的感觉由舌咽神经支配；咽侧壁、咽后壁由舌咽神经或迷走神经支配。当支配这些部位的神经因白喉毒素、脊髓痨、颅底肿瘤等而受伤害时，可影响吞咽反射，出现吞咽困难。中枢性病变，如延髓瘫痪、脑动脉硬化、脑出血、脑栓塞等症，也可致吞咽困难。

三、咽部异物感

咽异物感，是患者诉述咽部有多种多样异常感觉的总称，如诉述梅核样异物阻塞感，咽之不下，咳之不出，或上下移动，或固定不动。咽各种异常感觉可为间歇性，也可呈持续性，或时有时无，常在疲劳后加重。

咽异物感部位，可在咽喉中央或两旁或某一侧，以在甲状软骨和环状软骨的平面上居多，位于胸骨区次之，位于舌骨平面者极少见。

咽位于消化道的上端，神经末梢极为丰富，因此，咽部感觉非常敏感。无形的异常感，如烧灼、干燥、瘙痒、紧缩、闭塞、憋胀、压迫、脖子发紧等。有形的异常感，如片状：枣片、稻壳、树叶、纸片、药片等；条索状：毛线、小草、火柴棒等；颗粒状：大米、豆类、玉米等；球状：棉球、团块、水泡、乒乓球等。患者常用力"吭"、"咯"或频频做吞咽动作，希望能清除之。多在吞咽动作时明显，尤其在空咽唾液时有明显的异物感，吞咽食物时反而不明显或异物感消失。咽异物感，中医称为梅核气，西医称为癔球症、咽球症、咽神经官能症等。一般认为并无咽喉器质性病变存在，属于一种神经官能症。但患有咽异物感者，并非都是神经官能症。尚可有以下疾病引起：

（1）咽部疾病：慢性咽炎、咽部角化症、扁桃体炎、扁桃体瘢痕或结石或脓肿、悬雍垂过长、咽部异物、舌扁桃体肥大、咽部良性或恶性肿瘤等。

（2）鼻部疾病：慢性化脓性鼻窦炎，因脓性分泌物流向鼻后孔，长期刺激咽部，或鼻部炎症引起鼻阻塞而张口呼吸致咽部干燥，都可引起咽异物感。

（3）喉部疾病：早期声门上癌、咽喉癌、风湿性环杓关节炎、喉上神经炎、会厌囊肿、喉软骨膜炎、血管神经性喉水肿等，都会引起咽异物感。

（4）食管疾病：咽食管憩室、外伤性食管炎、反流性食管炎、食管痉挛或食管弛缓症等。早期食管癌的症状常呈进行性逐渐加重，特别进食时咽异物感明显，而空咽时可无症状，这是与功能性疾病所致的咽异物感鉴别的重要依据。

（5）颈椎疾病：颈椎关节炎、颈椎骨质增生症、颈椎间盘脱出症，可压迫颈神经致咽异物感。甲状腺肿、茎突综合征，也可引起咽异物感。

（6）远处器官疾病：如心脏扩大、高血压性心脏病、心包积液、肺肿瘤、肺脓肿、主动脉硬化、胃十二指肠溃疡、慢性肝胆病等，也可引起咽异物感。

（7）其他：如全身因素引起的疾病，甲状腺功能亢进或减退、变态反应性疾病、消化不良、烟酒过度、风湿病、严重缺铁性贫血、自主神经功能失调，更年期综合征等，均可能引起咽异物感。

第四节　喉部症状

喉部以软骨作支架，由软骨、肌肉、韧带和黏膜构成精细的器官，有发声、呼吸等多种功能。当发生病变时，这些功能受到影响而出现障碍，如声嘶、呼吸困难、语言障碍、喉鸣等。

一、声嘶

声嘶症状的出现，无论是全身或局部的病因，都提示声带组织形态或运动功能异常，轻者仅有声调变低、变粗糙，重者发音嘶哑，严重者仅能耳语，甚至完全失声。喉部有病变未累及声带时，则无声嘶症状，但如有声嘶症状则必有喉病。

喉的正常发声必须具备以下条件，如在喉内肌群的协调作用下，声带具有一定的紧张度，并可随意调节；声带具有一定的弹性，随呼吸动作而自由颤动；声带边缘光滑整齐，发声时两侧声带向中线靠拢，也应密切配合；喉的发声功能之所以能精细而协调地完成，还必须有正常的神经支配。如果喉黏膜或神经肌肉有轻微的病变或功能失调，都影响声带的紧张度、弹性、活动性或边缘光洁度，都可发生不同程度的声嘶。

声嘶的程度依声带病变的部位和范围而有所不同，如声音发毛、发沙、嘶哑等，但声嘶的程度并不表示病变损害的性质和严重的程度。声调明显变低的声嘶，常提示声带有组织块增大或声带紧张度变小，见于声带麻痹、炎症性或增生性病变，也见于某些内分泌障碍。声调异常增高的声嘶，可能与精神情绪有关。声量减弱可能为精神性或神经肌病变所引起，当喉阻塞时，由于胸腔负压的影响，呼气压力较小，其声量也明显减弱。

声嘶起病急速者常为神经性喉水肿；在上呼吸道感染后出现的声嘶，并迅速加重，则多为急性喉炎；声嘶进行性加重，常见于喉肿瘤；如出现永久性声嘶，则多为喉瘢痕所引起。

声嘶可能是唯一的症状，也可有伴随症状如咳嗽、咳痰、咽喉异常感、咽喉痛、呼吸困难、吞咽困难、发热等，这些症状都是重要的诊断线索。喉内的任何病变都可影响呼吸、保护和发声功能而出现症状，但呼吸和保护功能在病变相当严重时才受到影响，而发声功能在有轻微病变时就会受到影响。因此声嘶的早期出现可促使患者较早的求医。声嘶有时可能为严重病变的早期表现，必须进行仔细检查与严密的观察。声嘶常见的疾病与病因如下。

（1）喉急性炎症：如急性喉炎、喉水肿、喉软骨膜炎、喉脓肿等，都可引起声嘶。常见的为急性喉炎，小儿急性喉炎较成人的症状为重，除声嘶外，并有发热、咳嗽、呼吸作响，吸气有时喘鸣，可发生喉梗阻的各种症状。白天症状较轻，夜间较重，有时出现呼吸困难。喉白喉，多继发于咽白喉，多见于儿童，发病初期时，发音粗糙，逐渐加重，咳嗽呈哮吼声。如喉黏膜肿胀或有伪膜形成，即可出现喉梗阻的各种症状，发音常软弱无力，甚至失声等。

（2）喉慢性炎症：如慢性单纯性喉炎、声带小结、萎缩性喉炎等。特异性感染，如喉结核、喉梅毒、喉狼疮、喉硬结症、喉麻风等，多无全身症状，但声嘶持续较久。以单纯性喉炎多见，其发音粗糙，音调较正常为低，初为间歇性，渐变为永久性，声嘶常于晨起时较重，患者常感喉部微痛不适及干燥感，有时出现刺激性咳嗽。检查时见喉黏膜慢性充血，两侧对称，轻者声带呈淡红色，重者呈弥漫性暗红色，边缘增厚，有时杓间隙黏膜也出现增厚二声带小结以声嘶为其主要的症状，常见于教师、歌唱者及用嗓子多者。发音在一定范围内走调，常为低音调。早期患者易发破音（发毛），或间歇声嘶，如不及时休息，继续用声，最后只能发出粗糙低音。检查时可见两侧声带前 1/3 与中 1/3 交界处有对称性小结，呈灰白色，表面光滑。

（3）急性传染病：如麻疹、猩红热、伤寒、天花、流感等，属全身性疾病。常伴有急性喉炎，其炎症明显，声嘶较重，常发生在儿童，有发热、恶寒、不适等全身中毒症状，并伴喘鸣及呼吸困难等。

（4）喉外伤：如挫伤、切割伤、爆炸伤、穿通伤、刺伤、挤压伤等，破坏了喉内结构，引起声嘶或其他症状。另外毒气体伤，如氯气、芥子气、高温气等，引起喉、气管黏膜水肿，影响呼吸及发音。

（5）喉良性肿瘤：包括非真性肿瘤的增生组织，如声带息肉、囊肿、黏膜肥厚、淀粉样变等，可直接影响声带的运动，并致声嘶，可能与局部慢性炎症、变态反应或创伤有关。真性肿瘤，如喉乳头状瘤、纤维瘤、血管瘤、脂肪瘤、神经鞘膜瘤、软骨瘤等。声带息肉，是引起声嘶的常见病，多发生于用声过度或发声不当，与职业有关，小学教员、营业员发病较多。声嘶的程度与息肉生长的位置、大小有关。一般呈持续性声嘶，进行缓慢。间接喉镜下可见灰白色和表面光滑，多呈圆形带蒂的肿物，附着在声带游离缘。

（6）喉恶性肿瘤：声嘶是喉内癌最早出现的症状，为进行性，逐渐加重，最后可完全失声，如有浸润水肿，可有呼吸困难。但喉外癌出现声嘶，则病变多属晚期。喉癌前期病变，如黏膜白斑、喉角化症，成人喉乳头状瘤容易发生癌变。喉恶性肿瘤以鳞癌最常见，腺癌及肉瘤少见。

（7）声带麻痹：喉中枢性麻痹引起的声嘶，比周围性麻痹疾病少，其比率约 1∶10。由于左侧喉返神经的行径长，其发病率比右侧约高 3 倍。喉肌运动神经，来自迷走神经的喉返神经与喉上神经，起源于延髓神经疑核。核上性喉麻痹的疾病，有脑外伤、脑血管意外、脑脓肿、脑肿瘤等；核性喉麻痹，因脑干的两疑核相距较近，病变常可致双侧声带麻痹；周围性神经损害致声带麻痹，有迷走神经干、喉上神经、喉返神经的病变或损害，如颅底外伤、颈外伤、甲状腺手术、颈部恶性肿瘤、甲状腺癌等；纵隔疾病损伤喉返神经，如纵隔肿瘤、食管癌、先天性心脏病、高血压性心脏病、心室肥大、心包炎等；肌源性损害，如重症肌无力、皮肌炎等；严重的感染，化学物的中毒等。凡声带麻痹均影响发音。耳鼻咽喉应详细检查，常可找到病因的线索。

（8）喉先天畸形：如喉蹼，声嘶的程度根据其范围及位置而定，范围大者出生后在啼哭时出现声嘶、发声微弱或失声，可伴有呼吸困难或喘鸣。喉含气囊肿，也称喉膨出，其声嘶多发生于咳嗽或喉内增加压力后，当用力呼吸时，囊内充气多时，阻塞了喉部，可出现呼吸困难。

（9）其他原因：如喉异物、喉水肿、喉室脱垂、环杓关节炎、喉损伤性肉芽肿、癔症性声嘶等疾病，都可引起声嘶。

二、呼吸困难

呼吸困难是指患者呼吸时很吃力、空气不足及窒息的感觉，并有呼吸频率、深度和节律的变化，可伴有呼吸辅助肌的加强和循环功能的变化，严重者出现的缺氧、发绀等症状。

呼吸困难根据临床上的表现，可分为吸气性呼吸困难、呼气性呼吸困难及混合性呼吸困难三种类型。

（1）吸气性呼吸困难：主要表现为吸气困难，吸气时费力，呼吸频率变化不大或稍减慢，吸气阶段延长，吸气动作加强，肺换气量并不增加。吸气时由于空气不易进入肺内，使胸腔内负压加大，胸廓周围软组织出现凹陷，胸骨上窝、锁骨上窝及剑突下发生凹陷，称为三凹征。严重者，吸气时出现肋间隙凹陷。主要因为口腔、咽部、喉部及颈段气管发生狭窄或阻塞的疾病所引起。

（2）呼气性呼吸困难：主要表现为气体呼出困难、费力，呼吸动作加强，呼气时间延长，呼气动作由被动性变为主动性的动作，呼吸速率缓慢，呼气时可有哮鸣声，严重时出现缺氧。主要因为细小支气管狭窄，或阻塞或痉挛以及声门下阻塞的疾病，如支气管哮喘、肺气肿及某些支气管炎等。

（3）混合性呼吸困难：主要表现为吸气及呼气均困难、费力，气体进出都困难，呼吸表浅，呼吸频率加快，呼吸时一般不发出声音及三凹征。但如以吸气性呼吸困难为主者，则可出现凹陷。主要因为肺泡面积缩小，呼吸运动受限或上下呼吸道均有狭窄或阻塞的疾病所致。

为了对这三种呼吸困难有个明确认识，并判断其严重程度，将其分为四度。一度，患者在安静时无明显呼吸困难，在活动或哭闹时，出现呼吸困难，有吸气延长、喘鸣现象；二度，无论安静与否都有呼吸困难，活动时加重，尚能入睡，无烦躁不安，缺氧症状不明显；三度，除有二度呼吸困难表现外，出现烦躁不安，不能入睡，常被憋醒，吸气时喉鸣，三凹征明显，缺氧严重；四度，呼吸极度困难，由于缺氧，面色发绀、苍白、出冷汗，甚至昏迷，如不及时抢救，可因窒息及心力衰竭而死亡。

呼吸困难原因很多，本科疾病引起的呼吸困难，大多属吸气性呼吸困难。现将各种疾病所致的临床表现分述如下。

（1）小儿急性喉炎：多发生在学龄前的儿童，常继发于上呼吸道感染之后，首先出现声嘶，咳嗽，呼吸有响声，哭闹喉鸣。重者有吸气性呼吸困难，鼻翼扇动，如不及时治疗，则可出现烦躁不安、脉快，面色苍白，发绀等缺氧症状。

（2）急性喉气管支气管炎：多发生于 1～3 岁抵抗力差的幼儿，或继发于麻疹、流感等急性传染病。常夜间突然发病，病情迅速加重，初为上感症状，有高热，继而出现声嘶、喘鸣、哮吼性咳嗽，呼吸困难，吸气时出现三凹征。晚期中毒症状明显，呼吸极度困难，表现烦躁不安，面色苍白，冷汗，呼吸浅而快，心率快，此时若不积极治疗，可因缺氧，呼吸心力衰竭而危及生命。

（3）急性喉水肿：喉水肿是指声门上区及声门下区的喉黏膜水肿，由多种原因引起的一个体征。以喉变态反应或血管神经性喉水肿引起的，病情发展甚速，有呼吸困难、喘鸣、声嘶，较重者则有喉梗阻的症状。喉水肿主要应尽快查明病因，根据喉梗阻的程度，采取适当处理。

（4）喉外伤：颈部外伤常波及喉部，如挫伤、刺伤、割伤、喉部骨折、烧灼伤、化学腐蚀伤，可引起呼吸困难、喘鸣、声嘶等症状。除血流入呼吸道引起的呼吸困难外，也可因为喉软骨移位、黏膜血肿及水肿等所致的呼吸困难。

（5）喉异物：喉部异物过大，嵌入声门，常可立即窒息而亡。若异物未完全阻塞喉腔，可发生吸气性呼吸困难，并有咳嗽与喘鸣。

（6）喉肿瘤：包括恶性、良性肿瘤，如纤维瘤、软骨瘤、巨大息肉、乳头状瘤、喉癌等，待肿瘤逐渐增大阻塞声门时，则出现进行性呼吸困难等症状。

（7）喉咽脓肿：如咽后脓肿、咽侧脓肿、会厌脓肿等，首先出现吞咽困难，发音含糊不清、咽喉疼痛，待病情加重时，则可出现呼吸困难等症状。

（8）气管阻塞压迫性疾病：如颈部、纵隔、食管的肿瘤，气管异物或肿瘤等。影响呼吸时，都会出现不同程度的呼吸困难。病变越靠近喉部，呼吸时喘鸣和喉的上下移动越明显。

（9）肺受压性疾病：如血胸、气胸、渗出性胸膜炎等，所致的呼吸困难，呼吸表浅、快速，因辅助呼吸肌须充分作用以扩张胸腔，增加呼吸深度，使肺泡易于充气，故吸气性呼吸困难明显。

（10）心源性呼吸困难：左心衰竭引起的呼吸困难，常在平卧时加重，直坐或半卧位减轻或消失；右心衰竭引起的呼吸困难，除了有呼吸困难表现外，常有下肢浮肿等。

（11）中毒性呼吸困难：如糖尿病酮中毒和尿中毒，常出现呼吸深长的呼吸困难，呼吸有特殊的气味，严重者可有昏迷。

（12）其他：官能性、神经性的呼吸困难等。

三、语言障碍

语言，即说话，是人类思维活动的反映。从皮层中枢，耳、鼻、咽、喉、口腔等，组成一个完整的语言系统，缺一不可。多数的语言障碍，是神经系统疾病在其周围器官的反映。

语言的形成必须具备以下解剖、生理条件，要有正常的听觉及视觉，能正确反映信号；大脑半球一侧有良好语言中枢；神经核联络通畅；小脑协调功能正常；语言器官发育正常。

语言障碍见于临床各科，发病年龄和快慢各不相同。如听觉、学语、精神、协调功能、口腔发育、喉功能、呼吸和其他诸因素，对语言障碍均有一定的作用。语言障碍常见于神经系统疾病，因常累及语言中枢。外周神经疾病，常造成呼吸肌、喉肌麻痹，而影响发音。

（一）学语滞后

学语滞后，是指儿童学语能力明显落后于相应年龄正常儿童，严重者有语言困难。儿童语言的发展年龄还没有统一的标准，一般认为，出生后即有啼哭，说明发音器官正常，但只是简单的声音；3～4个月时，对外界声音有语言反应，能发出"咿""呀"声；6个月时，开始模仿单词；1岁，开始说简单的词，叫出最熟悉的物件或人称，如"妈妈"，但含糊不清；2岁时，能说的词汇增多，能说出2个以上各词连接起来的词组或短句，学说话的积极性特别高；3～4岁时，说话相当清楚了，每个幼儿的具体情况也不相同。一般女孩语言的发展比男孩早而快。

儿童学语滞后有以下几种原因：智力发育不全，常伴有学习困难；听力丧失，一般要延迟至3～4岁，才发现听力有问题；环境因素，小儿听力、智力都正常，而与外界接触少，缺少语言刺激；脑器质性病变；语言器官异常，如唇裂、腭裂等。

（二）失语症

失语症常由于大脑皮质语言中枢受损害，以左侧大脑半球为多。如脑血管疾病、脑肿瘤、传染病、脑外伤及退行性病变等。

（1）感觉性失语症：患者不了解、不认识说话和文字的意义，但听觉正常。患者经常答非所问，并说话很多，但听者不了解其内容，也有的患者说话很流利，有语法，但语句中常用词不当，或语无伦次等。

（2）运动性失语症：也称表达性失语症，患者内心明白，但说不出来，即能理解他人语言内容，但不能用语言表达自己的意思，其发音器官正常。

运动性失语症，可伴有失写症，手写不出文字，或失用症，不能穿衣服、刷牙、梳头等，也有呈混合性失语，即感觉和运动性失语同时存在，完全不能诵读或书写。

（三）构语困难

构语困难，也称语声失常或构语障碍。构语活动，主要接受脑神经支配，若神经核以上、神经核或神经末梢受损害，其所支配的肌肉出现运动障碍，而致构语困难，可出现语言声模糊、咬字不准、说话不清楚等。但患者一般听力与理解能力均正常。

（1）核以上病变：多数脑神经核通过锥体束接受两侧大脑皮质的支配，故一侧的锥体束病不会引起语言障碍，因此只有双侧的损害才有明显的构语障碍。病因为皮质退变、缺血，中年后的双侧内囊病变或血管病变引起构音器官肌内麻痹。其临床表现，说话缓慢、吃力，语言含糊生硬，有暴发音，常有吞咽困难、气哽、流涎及步态迟缓等。

（2）核性、核以下肌性病变：主要是Ⅶ、Ⅹ、Ⅻ脑神经损害，这些神经与说话有关，如有损害可出现语声失常。面神经麻痹，尤其是双侧麻痹，严重影响唇音和唇齿音，造成语言不清。迷走神经损害，如发生在高位常引起双侧软腭麻痹，致软腭不能关闭鼻咽，而出现开放性鼻音。舌下神经损害，如单侧损害，引起同侧舌肌麻痹，症状较轻，并可逐渐代偿，而双侧损害，可致永久性语言失常，表现为说话缓慢而不清晰，常伴有吞咽困难。肌源性构语困难，如重症肌无力，说话多易疲劳，可出现发音模糊、低哑、甚至说不出声。

（3）锥体系病变：如帕金森病，若累及语言肌，可产生语言失常症状，说话缓慢、语声单调、咬字不清，尤其唇音及唇齿音更明显。语言分节不良，有时语声发抖或急促暴发音。

（4）小脑病变：小脑及其神经通路对随意运动有协调作用，如小脑受损害，失去小脑的控制，而致发音模糊、韵律不合、语言拖长、音强不均匀、时有暴发音、时高时低快慢不均。其原因是语言肌群的共济失调。见于小脑变性、多发性硬化症、小脑肿瘤和退行性病变等。

（四）发声失常

发声失常，也称发声困难，多以喉部病变所致的声音改变，如气息声、漏气，轻者可为声嘶，重者为声哑，也可表现为失声。

（1）功能性失声：也称癔症性失声，常因急性或长期精神压抑而发生，一般起病突然。其表现患者虽不发声，但咳嗽、哼、呵或无意发笑时却有声音。对身心健康人，碰到突然事件时，也会有瞬间瞠目结舌现象，但能很快恢复正常。

（2）生理性变声：进入青春期除体重身高迅速增长外，第二性征开始出现，男性表现为喉迅速发育，声带逐渐增长，再加上咽腔、口腔、鼻腔等共鸣器官体积增大，声音也随之变化。男性变化比女性明显，其声调变低、变粗，逐渐由童声变为成人声音。也有变成男声女调者声音。

（3）老人语言：由于老年人声带肌纤维的减少，声带松弛，弹性减低，使发出的音声变小，发声无力，语言微弱而有颤抖。

（4）滥用嗓音：是指过度喊叫、说、唱等，可引起发声失常，出现不同程度的嘶哑如大喊、大叫，声带受到较强气流的冲击而损伤。有的人患声带小结或声带上皮增生都与滥用嗓音有关。

（5）喉病变：声带各种病变，是引起发声失常的常见病因，如炎症、畸形、血肿、水肿、息肉、结节、肿瘤、声带麻痹等。

（五）口吃

口吃，俗称结巴子或结巴，属于语言功能障碍，但无任何器质性病变，是由于大脑对发音器官的支配与调节失去相应协调的关系。其原因有模仿、惊吓、教育不当、精神刺激等有关。儿童常因模仿他人的口吃而造成口吃；打骂受惊吓，可促使幼儿的口吃；过分的严厉、叱责可引起口吃；成年人的口吃，多有神经质。也有人认为，习惯用左手的人，若强制改为右手易发生口吃。

其表现为语言节律失调，字词部分重复、字词分裂、发声延长。往往在谈话开始时延迟、阻断、紧张、重复或延长声调。还常伴有面肌或手指抽搐动作，在情绪紧张时发生或加剧。在口吃者恐惧、不安、羞耻等心理活动影响下，有时出现心跳加快、肌肉紧张、出汗，有的人甚至在严寒季节，说起话来也会满头大汗、出现唾沫四溅、手脚发抖、全身肌肉紧张现象。口吃者智力并不低下，在独自一人时不论说话、朗诵、唱歌等均完全正常。本病易诊断，可进行语言治疗。

四、喉鸣

喉鸣也称喉喘鸣，是由于多种病因引起的喉或气管腔发生狭窄，在用力呼吸时，气流通过狭窄的管腔，使管壁震动而发生的喉鸣声。此种症状多见于儿童。特别是婴幼儿，因其喉腔相对窄小，组织松软，易发生水肿；更因为婴幼儿神经系统发育尚不健全等因素，更易引起喉部梗阻而发生喉鸣。

喉鸣的原因，由于病变的部位而不同。一般声门或声门上的狭窄，引起吸气性喉鸣，声门以下的狭窄，则引起呼气性喉鸣或双重性喉鸣。喉鸣的患者，常伴有不同程度的呼吸困难。

（1）先天性喉鸣：亦称喉软化症或喉软骨软化症。可在出生后即出现，或在出生后不久，出现间歇性吸气性喉鸣，仰卧时明显，安静或睡眠后，可缓解或消失。严重者呈持续性喉鸣，哭闹或惊动后症状加重。喘鸣声以吸气时明显，而呼气时声音较小，或无喘鸣声。啼哭声、咳嗽声正常，发声无嘶哑。一般多在 2 岁左右喉鸣消失。如先天性喉蹼、喉软骨畸形、先天性小喉、先天性舌骨囊肿或巨舌症等。这些先天性畸形等咽喉疾病，其特点多在出生后或出生后不久出现喉鸣，症状轻重不一，随着年龄的增长，喉鸣减轻或消失。

（2）小儿急性喉炎：起病较急，多有不同程度的发热、咳嗽，呼吸时有响声，哭闹时喉鸣，多在夜间症状加重，严重者有吸气性呼吸困难。如患急性会厌炎或喉软骨膜炎，都可出现喉鸣。

（3）喉狭窄：多发生于喉外伤。婴儿由于产钳伤，成人多为挫伤、切伤、刺伤、喉软骨感染坏死，以及放疗后，都可引起喉瘢痕收缩，而致喉鸣。

（4）喉特异性炎症：如喉白喉、喉结核、喉麻风、喉硬结症等，其病情严重时，一般都会发生喉鸣。

（5）喉肿瘤：儿童多发生喉乳头状瘤，有时可引起喉鸣。喉癌晚期喉腔被阻塞时，才出现吸气性喉鸣。

（6）声带麻痹：如双侧喉返神经麻痹发病急者，有明显吸气性喉鸣；逐渐发生者，平静时不一定出现吸气性喉鸣。

（7）喉痉挛，喉鸣为其主要症状，系由于喉内肌痉挛性收缩所致，常发生于血钙过低，维生素 D 缺乏，或营养不良的佝偻病儿童。

（8）喉异物：喉内异物、声门下异物，或气管异物，都会出现喉喘鸣。

（9）其他：如咽后脓肿或大的食管异物压迫气管，也可引起喉鸣。

第五节　气管、食管部症状

一、气管、支气管的症状

气管、支气管疾病的症状，除急性感染性症状与一般感染性疾病相同，有畏寒、发热、乏力等全身症状外，主要症状有咳嗽、咳痰、咯血、气促、哮喘、胸痛与呼吸困难等。

（一）咳嗽

咳嗽是气管、支气管疾病最早出现而又最晚消失的特征性症状。咳嗽是呼吸道的重要保护机制，其作用为排出误吸入气道内的食物、微粒或异物；以及排出呼吸道内过多的分泌物或渗出液。气道黏膜上皮的纤毛运动有效保持呼吸道的清洁，气道的黏液毯持续将分泌物或异物扫向声门，排至下咽，经吞咽或咳出。若纤毛因炎症或其他病变而受到损害或破坏，气道内分泌物将被潴积。

咳嗽的性质有时可以说明病变的部位，一般来说，比较响而粗糙的咳嗽，常见于气管与支气管的疾病；带有金属声的咳嗽，常为气管被纵隔肿瘤等压迫所致；比较短而深，并有疼痛的咳嗽，常见于肺实质部与胸膜的疾病；阵发性咳嗽，常见于支气管哮喘、百日咳、支气管堵塞与支气管扩张等；突发剧烈阵咳，常因气管、支气管异物所致；高音调的阻塞性咳嗽，常因气管、支气管狭窄或异物阻塞所致；持久性和晨起或平卧时加重的咳嗽，多因慢性气管、支气管疾病所致。若同时伴有一侧性哮鸣，应怀疑支气管肿瘤、异物以及支气管内其他原因所致管腔狭窄或气管外压迫。

（二）咳痰

咳嗽之后常有痰，咳痰后咳嗽常能减轻。咳痰是支气管及肺部病变的一个典型表现，是支气管黏膜上皮细胞的纤毛运动以及咳嗽反射将呼吸道内分泌物咳至口腔而排出的过程。在支气管黏膜炎性病变的过程可产生大量的黏液或黏脓液。痰量及黏度因病种不同而异，同一种疾病的不同过程也不一样。痰量多少与支气管引流状况相关，也与病变的活动程度、发病季节和患者体位有关。

痰液的量、性质、颜色与臭味对诊断有重要临床意义。

1. 痰量

大量排黏痰以上午为重者，支气管扩张症多见。如大量臭脓痰，要考虑肺脓肿。肺上叶有空洞病变者，每日痰量很少有变化，因上叶引流较畅；下中叶的病变则痰量早晚不一致，而且与体位有关。直立位引流不畅，痰量减少，在躺平或侧卧时，则痰量增加。

2. 性质

痰可以呈黏液性、黏脓性、脓性、浆液性或血浆性。气管支气管的黏膜卡他性炎症有稀黏痰，比较深层的炎症则有稠脓性痰，支气管哮喘、百日咳多见。脓痰产生于气管、支气管及比较深层的炎症或肺部感染如支气管扩张、急性支气管炎或肺脓肿等疾病。泡沫状痰或泡沫状血性痰见于支气管哮喘或肺水肿。

3. 颜色

黄脓痰多见于急性呼吸道感染；铁锈色痰见于肺炎球菌性肺炎；红或棕红色表示痰内含血及血红蛋白，可见于支气管扩张、肺结核等；泡状粉红色血性痰见于肺水肿；铜绿假单胞菌感染的肺炎，痰液可呈蓝绿色；痰中带血，可能是气管、支气管结核或支气管肺癌。长期咳黏脓性痰，尤其是痰中带血，应做 X 线胸片检查与纤维支气管镜检查。

4. 臭味

臭味的痰见于肺化脓性疾病如肺脓肿等。

（三）咯血

咯血是喉及下呼吸道出血经口腔咯出，急性与慢性气管炎、支气管及肺的肿瘤、寄生虫病、外伤、结核、肺脓肿、异物、结石、支气管扩张、肺真菌病、支气管镜手术的损伤、心血管疾病、肝脏病、血液病等皆可引起咯血。咯血先有喉痒痒感，然后咯出血或夹杂有血的痰液。咯血量多少不等，量少则痰中带血，量不多时血中常有泡沫或痰液，血为鲜红色，量大时可致呼吸道急性梗阻，若不及时救治可发生窒息。

咯血为多种疾病的症状之一，故鉴别诊断尤为重要，鼻腔、鼻窦、鼻咽部、口腔以下咽部等的出血可沿咽后壁流下，而呛入气管又咯出。气管、支气管疾病引起咯血的特征常是先有咳嗽而后咯血。食管及胃的出血为呕血。其他一些疾病如心血管疾病、血液病等也可引起咯血。应详细询问病史如咯血的动作及仔细检查，多能发现出血的部位，胸部 X 线片、CT、支气管镜检查等可进行鉴别诊断。

（四）胸痛

胸痛并非是一个重要症状，肺与脏层胸膜无痛觉，但壁层胸膜对疼痛却极为敏感，临床上很多严重的肺部疾病常无疼痛，当病变累及壁层胸膜时，才出现胸痛症状，可以说胸痛是肺支气管疾病的后期症状。而急性气管、支气管炎常有胸骨后烧灼感或刺痛，咳嗽时加重，结核性胸膜炎时也可引起胸痛，气管、支气管晚期病变，如恶性肿瘤侵入软骨或胸膜，可出现严重持续性胸痛。长时间剧烈咳嗽，肋间肌强制性收缩也可致胸痛。

胸痛鉴别要点如下。

1. 胸膜痛

急性胸膜炎症有特殊明显的症状，胸痛有一定部位，弥散性较少，多为一侧，且沿肋间神经分布。最大特点为疼痛与胸部运动关系密切，以致病者不敢呼吸和咳嗽。

2. 肋间神经痛

与胸膜炎疼痛近似。比如在带状疱疹肋间神经炎时，在疱疹出现前，很难与胸膜炎鉴别，通常其疼痛较浅表为刺痛。

3. 肋软骨痛

由肋软骨炎引起，疼痛部累及一或多个肋骨，局部有压痛。可扪及肿大的软骨，常见的肋软骨为第 2、第 3、第 4 肋软骨，左侧多于右侧。

4. 心源性胸痛、肌肉痛等

在鉴别诊断时应对痛的性质、部位和呼吸的关系加以分析，才能鉴别出胸痛的各种原因。

（五）呼吸困难

呼吸困难是气管、支气管疾病的重要症状，也是呼吸衰竭的重要体征。呼吸困难是机体对缺氧的一种努力表现，由血液中氧浓度降低、CO_2 浓度升高，引起神经 - 体液调节功能失常所致。气管、支气管因炎症、肿瘤、异物、分泌物潴留等原因使其管腔变窄或阻塞时，呼吸道的阻力增加，患者常用力呼吸以克服阻力，增加气体交换，而表现为呼吸困难，轻者感呼吸不畅，重者可窒息。

呼吸困难是由各种原因引起呼吸频率、强度和节律的改变，并伴以代偿性有辅助呼吸肌参加的呼吸运动。后者表现为吸气时锁骨上窝、胸骨上下窝及肋间隙软组织凹陷，伴鼻翼扇动、张口呼吸、点头呼吸等，严重时有发绀、烦躁不安、昏迷等。

根据气管、支气管病变部位及程度不同，临床上可分吸气性呼吸困难、呼气性呼吸困难与混合型呼吸困难三种。呼吸困难在小儿较成人为多见，因为小儿喉腔尚在发育中，其面积较小，由炎症引起局部肿胀，极易引起喉阻塞；同时小儿喉软骨支架柔弱易塌陷，且喉黏膜及黏膜下组织疏松，淋巴组织丰富，局部易水肿、肿胀，使喉腔阻塞；小儿会厌卷曲形如"Ω"，气流通过时有阻挡，易产生喉阻塞；小儿神经类型不稳定，易受激惹，动辄哭闹，易出现喉痉挛，引起呼吸困难。

（六）喘鸣与哮喘

气管、支气管炎性水肿、异物或肿瘤均可使管腔变窄，呼吸时空气通过狭窄的气道可发生喘鸣音。支气管痉挛可产生哮鸣音，出现在呼气期，常见于支气管哮喘、哮喘性支气管炎或气管、支气管异物等疾病。弥漫性小支气管痉挛可引起呼气延长与哮喘。

二、食管疾病症状

食管疾病可引起消化系统、呼吸系统及心血管系统症状，而以消化系统症状为主。

（一）吞咽困难

吞咽困难是指吞咽食物时费力，有阻塞感，吞咽过程延长。吞咽困难为食管疾病中最主要表现，轻重程度不一。轻者表现为食物下行缓慢感或哽噎感，常由于食管炎症、水肿或痉挛等病因所致，但也可能是食管癌的早期症状；严重的咽下困难，初为咽干硬食物困难，继而半流质，甚至流质也不易通过，常为较大食管异物、食管狭窄或晚期食管癌所致。吞咽困难可以单独发生，或合并疼痛、呛咳及反呕等症状。

根据症状特点可分为 3 种。

1. 进行性吞咽困难

多为机械性梗阻的狭窄病变，如食管良性狭窄、肿瘤。

2. 完全性吞咽困难（吞咽固体和流体食物时均有障碍）

提示有食管神经肌肉性病变，如食管痉挛、括约肌失弛缓症、食管闭锁等。

3. 固定性吞咽困难

指吞咽障碍仅发生于固定大小的食物或丸剂，多因食管瘢痕所致。

除食管本身疾病与食管周的器质性疾病引起吞咽困难外，延髓病变累及第Ⅸ、第Ⅹ、第Ⅻ脑神经，发生咽缩肌、环咽肌、食管蠕动肌及贲门肌瘫痪，也可引起吞咽困难。

疼痛发生于咽部或食管，常提示有炎症或溃疡存在；摄入酸性食物后立即引起疼痛与咽下困难者，多为食管炎或溃疡；咽下困难伴有呛咳常是食管上端阻塞或环咽肌失弛缓所造成，也可因中段食管癌阻塞或伴有食管气管瘘所致；咽下困难有餐后反胃者，多系食管下端有梗阻；咽下困难伴声嘶者，常是环后癌向喉内发展或食管癌侵入纵隔或压迫喉返神经所致；咽下困难前已有声嘶则提示癌肿位于喉内已发展到喉外梨状窝喉咽部，咽下困难伴呼吸困难及哮鸣时多为纵隔占位性病变压迫支气管所致。

（二）反呕

反呕指食物由食管或胃反流至口腔，但不成为呕吐，也无恶心感，可以是自觉或不自觉的。贲门麻痹、脑部肿瘤、胆结石、肾结石、妊娠、食物过敏、反流性食管炎及某些精神因素等，都可引起反呕。餐后较久才有反流者，多系食管梗阻上段扩张处，或食管憩室内食物潴留所致。食管贲门失弛缓症者，反流最为多见，量也较多，并有臭味，可在夜间平卧时出现，并引起呛咳。晚期食管癌反流也较常见，多为血性黏液或食物，常见于早晨。

（三）呕血

呕血系指上消化道出血，是上消化道出血引起的主要表现。呕血前常有上腹部不适、疼痛、恶心。呕吐的血呈暗红色或咖啡样，多混有食物残渣。常见原因有食管炎、表层脱落性食管炎、食管损伤与穿孔、食管癌、腐蚀性食管炎、食管异物、食管静脉曲张、食管结核、胃炎、手术创伤引起的应激性溃疡、小肠疾病、肝硬化、门静脉梗阻等。每日或一次出血量在 50mL 以上，即可出现黑粪。血中的铁质在肠道内经硫化作用变为硫化铁，呈黑色黏稠发亮似柏油状，俗称"柏油样便"。

呕血的血量多少不等，少量呕吐血性液体，可见于强酸、强碱或其他化学制剂引起急性腐蚀性食管炎，严重消化道烧伤坏死时有大量出血；反流性食管炎常有少量慢性呕血；食管异物如尖锐异物刺入主动脉，穿破时可有致死性呕血；食管癌晚期溃疡型可有小量出血，表现为黑粪，食管静脉曲张破裂多为大量呕血或呈喷涌状呕血。

（四）胸骨后灼热感及疼痛

急慢性食管炎、食管溃疡、食管憩室、食管外伤或化学刺激作用于食管黏膜皆可有胸骨后灼热感及疼痛，灼热感可为持续性，但多为间歇性，饮食后尤以因刺激性或酸性食物而加重。疼痛的性质可为灼痛、钝痛、针刺样或牵扯样痛，尤以吞咽粗糙、灼热或有刺激性食物时疼痛加剧。疼痛可累及颈部、肩胛区或肩臂处。与饮食有关的疼痛一般表示是食管疾病所引起。应注意食管癌也可有上述疼痛症状，初期呈间歇性，晚期侵及邻近组织时疼痛剧烈而持续。原因不明胸骨后与剑突后疼痛，一般治疗无效时，应进行钡餐或食管镜检查。

第六节　头颈症状

一、颈部肿块

颈部肿块应注意其发展的快慢、发生的位置、原因、大小、硬度、移动度、有无压痛、对生理功能的影响以及有无全身症状。详细做颈部、口腔、鼻、鼻咽、咽和喉咽部检查。根据颈部解剖，除中央部分的颈椎、食管、喉和气管外，尚有皮肤、颈深筋膜、颈前诸肌、甲状腺、涎腺、颈动脉鞘及其临近的淋巴结群与穿过的神经。疾病的种类除先天性畸形外，尚有急性炎症、慢性炎症和肿瘤。关于病程 Skandalakis 总结了 3 个 7 规律，即 7d 者多为炎症，7 个月者多为肿瘤，7 年者多为先天性疾病。

常见病因如下。

1. 先天性肿物

（1）先天性血管瘤：较常见的血管瘤有毛细血管瘤、海绵状血管瘤和混合性血管瘤等。

（2）淋巴管瘤：淋巴管瘤有单纯性、海绵状或淋巴管扩张呈水囊状又称囊性水瘤。淋巴管瘤 80% 发生在头颈部，可累及唇、舌和口底，肿瘤增大可影响吞咽和呼吸。

（3）鳃裂囊肿：鳃裂囊肿系胚胎鳃裂和鳃囊之间的残余组织形成，好发于颈部耳与锁骨之间。

（4）甲状舌囊肿或瘘：胚胎时甲状腺发生自舌根盲孔，腺体逐渐下降，形成甲状舌导管，正常导管消失，若导管残留上皮，即可形成囊肿称为甲状舌囊肿。常发在颈前正中环甲膜前，呈囊性，随吞咽动作上下移动，瘘管向上经舌骨前或后，达舌根，受感染化脓后破溃，形成瘘管。

（5）畸胎瘤：起源于胚胎三层胚叶，囊内可含有神经、毛发、皮脂腺、牙齿、柱状上皮、腺体和中胚叶的脂肪、软骨或肌肉等。若囊肿发源于外胚叶表皮上皮，则称为皮样囊肿。

（6）喉气囊肿：胚胎时，喉室顶有囊向外膨出，后渐消失。若残存并扩大，则形成含气囊肿，可限于喉内或穿过甲状舌骨膜至喉外、颈部皮下。啼哭或吹奏乐器时喉内加压，使膨胀，颈部形成柔软肿块。

（7）舌骨下黏液囊肿：位于舌骨与甲状舌骨膜之间，扩大形成囊肿，在甲状舌骨膜之中央。

2. 炎性肿物

（1）咽旁脓肿：属颈深部感染，累及咽旁间隙颈动脉鞘，有咽部感染史，颈侧深部疼痛、肿胀、发热。

（2）口底蜂窝组织炎：感染多来自口底、牙齿，侵及口底下颌间隙，有全身中毒症状，局部肿胀如板状硬，有张口困难和吞咽困难。

（3）耳源性颈部脓肿：有中耳炎乳突炎史，感染在乳突尖端于二腹肌下扩散，形成颈深部脓肿。

（4）急性淋巴结炎：感染原发灶多来自扁桃体、咽、牙齿等，引起颈淋巴结发炎、化脓，常发生在下颌角颈深淋巴结，局部红肿、疼痛，有压痛，白细胞增多。

（5）传染性单核细胞增多症：多发生在小儿，有咽痛、一侧扁桃体有灰白色渗出、发热、肝脾大、颈淋巴结肿大，血白细胞单核增多高达 40% ~ 80%。

（6）慢性淋巴结炎：结核性淋巴结炎多发生在青年，淋巴结肿大，有淋巴结周围炎，多个淋巴结粘连，有波动感，破溃后成脓瘘及瘢痕形成。

（7）梅毒：患者有梅毒史，全身淋巴结肿大，可累及颈部，血清反应阳性。

（8）甲状腺炎：急性化脓性甲状腺炎，亚急性甲状腺炎等。

3. 良性肿物

（1）皮脂腺囊肿：多发生在耳垂后下方。

（2）神经源肿瘤：颈部神经源肿瘤以神经鞘瘤常见，可能来自交感神经、舌下神经、迷走神经或颈丛膈神经的鞘膜细胞，发生在咽旁颈侧，呈单发、无痛肿块，较硬。

（3）颈动脉体瘤：发生自颈总动脉分叉处后面的颈动脉体，肿瘤可压迫神经，如迷走神经、交感神经等。肿瘤质较软，血管丰富，可听到杂音。

（4）涎腺肿瘤：涎腺肿瘤以混合瘤最多见，来自腮腺或颌下腺，质地较硬，呈结节状无痛肿块。亦可为乳头状囊性腺瘤、嗜酸性细胞瘤或淋巴乳头状囊性腺瘤。

（5）甲状腺肥大或肿瘤：地方性甲状腺肿、妇女青春期和妊娠期甲状腺肿等。

（6）甲状旁腺肿瘤：甲状旁腺肿瘤多属腺瘤，甲状旁腺内分泌素增多，人体钙磷代谢紊乱，引起高血钙、骨病和尿系结石症。

（7）其他：如脂肪瘤、纤维瘤、喉软骨瘤等。

4. 恶性肿瘤

（1）鳃裂癌：原发自胚胎鳃裂囊肿上皮。

（2）涎腺恶性瘤：如囊性腺癌、恶性混合瘤、黏液表皮样腺癌、乳头状囊性腺癌和腺泡细胞癌等。

（3）甲状腺癌：患者女性多于男性，分乳头状、滤泡型和髓样癌。肿瘤较硬、不规则、境界不清、活动性差，可累及喉返神经引起喉麻痹。

（4）口底恶性肿瘤：口底恶性肿瘤可原发自口底、舌、舌下腺、颌下腺及其导管，肿瘤以鳞癌为主。

（5）下咽癌及喉癌颈淋巴结转移。

（6）恶性淋巴瘤：主要累及淋巴结、扁桃体、肝及消化道黏膜下淋巴组织。常见有 3 种类型：淋巴肉瘤、网状细胞肉瘤、霍奇金病。

（7）其他：如纤维肉瘤、横纹肌肉瘤、脂肪肉瘤等，均可累及颈部，患者多为儿童或青年，肿瘤生长迅速，易发生远隔转移。

5. 转移肿瘤

颈部淋巴结丰富，接受来自头颈诸器官的淋巴引流，应详查原发病灶，可以是炎症，但更重要的是肿瘤。转移瘤可来源于鼻咽癌，口及咽肿瘤，下咽、舌根和会厌肿瘤，喉癌，胸腹肿瘤等。

二、颈僵硬

常伴局部疼痛和在某方向的运动受限，因病因不明可以是暂时性或永久性的。常由下列原因引起。

1. 肌肉痉挛

其原因包括急、慢性肌肉劳损，肌肉过度牵拉，对脊柱其他某部位过度屈曲的一种代偿，视力差或职业关系使头部处于一种异常位置，脑膜炎、脊髓灰质炎、蛛网膜下隙出血、颅后窝肿瘤等所致脑膜刺激，帕金森综合征、破伤风、先天性斜颈、软组织炎症、脓肿（如 Bezold 脓肿）等。

2. 颈椎疾病或颈部外伤

如颈椎椎体或椎间盘的半脱位或骨折，肿瘤、结核或其他传染性或破坏性疾病，关节炎。使颈向各方向运动，看局部疼痛有无改变，如有改变，提示病变部位在颈椎的关节部分，须用 X 线检查以做鉴别。

3. 颅脑疾病

如脑膜炎、脑外伤等。

三、颈痛

引起颈痛的常见原因如下。

1. 发生于颈部的炎症、脓肿

包括软组织、筋膜间隙的感染，尤其是急性炎症、颈动脉炎等。

2. 颈部恶性肿瘤

压迫颈部或侵犯颅内、外神经引起，如鼻咽癌或鼻咽部脊索瘤，肿瘤在黏膜下向颅底及上部颈椎广泛浸润。颈神经丛的原发性或继发性恶性肿瘤。

3. 颈椎疾病

颈椎关节炎或外伤，将颈旋至左侧或右侧，并前倾或后仰，如出现某些运动受限或疼痛加剧，提示为颈椎关节炎或外伤，可通过 X 线检查以证实。臂丛神经受颈椎关节钙化灶或脱位的颈椎椎间盘压迫，头颈急伸屈伤（挥鞭伤）使其过度牵拉而发生水肿，或因颈神经根炎而出现疼痛。

4. 甲状腺疾病

甲状腺炎等。

5. 其他

如颈肋、前斜角肌综合征、肋锁综合征等。

四、颈部瘘管

颈部瘘管可分为先天性瘘管和后天性瘘管。

（一）先天性瘘管

1. 甲状舌管瘘

位于颈正中瘘道，随吞咽上下运动，应检查舌根部有无未闭的舌盲孔、有无舌根甲状腺。

2. 鳃裂瘘

位于从耳上至锁骨的颈部前外侧，可分为 3 组：上组从耳上至下颌角；中组位于下颌角及甲状软骨之间；下组从甲状软骨至锁骨。大多开口于胸锁乳突肌前缘，偶开口于其后缘。

（二）后天性瘘

1. 腮腺瘘管

有外伤或手术史。

2. 胸导管瘘

位于锁骨上胸锁交界处，有外伤，手术史（特别是颈廓清术），分泌物呈淘米水样或牛奶状，用显微镜检查可看出脂肪细胞。

3. 颈淋巴结结核所致瘘

在相应部位伴肿大的淋巴结。

4. 气管颈瘘

有外伤或手术史。擤鼻闭嘴鼓气时，瘘口可见气泡或可闻空气的溢出声。

5. 颌下区瘘管

（1）牙源性囊肿、肿瘤或牙根脓肿所致窦道，可通过颌骨 X 线检查进行诊断。

（2）口内唾液瘘，病史有穿透性外伤或伸入口腔手术的瘢痕。

6. 下咽或食管颈瘘

有异物梗死、外伤或手术史。也可能是憩室穿破合并感染所致。

7. 放线菌病

有多发性窦道，脓内有硫黄颗粒。局部呈腌肉样硬结，应检查口腔，并进行颌骨的 X 线检查。

五、斜颈

正常人头颈部处于中立位，当头颈部处于不正常位置时，如头颈部向一侧倾斜，面部及下颌旋向健侧时即称为斜颈。

斜颈按其发病原因可分为先天性斜颈与后天性斜颈两类。先天性斜颈系因胎儿颈部病变而引起的，如一侧胸锁乳突肌发生肌挛缩或颈椎先天性畸形等。后天性斜颈系生后因各种不同的原因而引起的斜颈。一般说来，小儿及儿童期出现的斜颈多为先天性疾病，如在少年或成人出现斜颈则系后天性斜颈。

（一）先天性斜颈

包括先天性肌性斜颈和先天性骨性斜颈。

1. 先天性肌性斜颈

较多见于胸锁乳突肌挛缩性疾病。婴儿出生时并无畸形，10～14d胸锁乳突肌内出现肿块，肿块消退后局部纤维化，使胸锁乳突肌挛缩出现斜颈。X线检查，颈椎正、侧位片未见器质性病变。

2. 先天性骨性斜颈

先天性骨性斜颈为颈椎先天性畸形所致。包括颈椎半椎体、颈椎不对称融合、棘突间融合和颈椎关节不对称等。其中最常见者为颈椎半椎体。半椎体可为单个或多个，多为一侧性，以致颈椎两侧不对称，造成颈椎侧弯，逐渐形成倾斜。

本病患者多数生后即有，外观颈部粗而短，活动度减少，无疼痛，无肿块，胸锁乳突肌无挛缩。颈部X线片可以明确诊断。

（二）后天性斜颈

1. 麻痹性斜颈

常发生在小儿麻痹症或神经损伤后。由于一侧颈肌麻痹而头被拉向健侧，头颈偏于前位。本病两侧颈肌张力不相等，患侧颈肌松弛乏力，患者无疼痛。小儿麻痹性斜颈患者，还可同时有躯干或四肢肌肉的瘫痪。

2. 反射性斜颈

当颈部淋巴结发生结核性炎症或化脓性炎症时，可因疼痛或胸锁乳突肌受炎症刺激而发生反射性痉挛，因而头颈向患侧倾斜。本病多见于较大的儿童，患儿常有发热，颈部活动受限，可触到肿大的淋巴结并有压痛，经抗感染治疗后斜颈逐渐消失。

3. 眼病性斜颈

最常见的原因为后天性眼外肌麻痹所致的麻痹性斜视。患者可出现复视及定向、定位错误。为了克服复视，患者常出现代偿性头位，即将头倾向改变复视的位置而发生斜颈，称为眼性斜颈。

4. 痉挛性斜颈

为颈肌的阵发性不自主痉挛所致的斜颈，常为神经源性。

5. 外伤性斜颈

颈部软组织急性损伤所致斜颈（俗称落枕）。

6. 炎性斜颈

由胸锁乳突肌外伤、感染和胸锁乳突肌痉挛所引起的斜颈。

7. 代偿性斜颈

由于胸椎或腰椎侧凸所引起的斜颈。患者颈部活动正常。

8. 颈椎自发性半脱位

本病多发生在10岁以下的小儿，病因尚不十分清楚，但患儿多有上呼吸道感染或颈部感染的病史。外伤往往不明显，多发生在第1、第2节颈椎。发病急骤，胸锁乳突肌可有痉挛现象。颈椎正侧位X线片及张口正位片可明确诊断。

六、颈肌乏力

当颈部运动受到限制，其原因是颈部肌肉运动乏力所致称颈肌乏力。可由下列原因引起。

（1）严重消耗性疾病。

（2）舞蹈病。

（3）重症肌无力。

（4）脊髓灰质炎、进行性肌萎缩及其他神经科疾病。

第三章

耳的检查方法

耳及耳周检查对于耳部疾患的诊断与治疗，起着至关重要的作用。

一、耳郭、外耳道口及耳周检查法

1. 视诊

视诊首先应观察耳郭的形状、大小及位置，注意两侧是否对称，有无畸形、缺损、局限性隆起、增厚及皮肤红肿、触痛、瘘管等。如耳郭向前外方推移，应注意耳后有无肿块。耳后血肿（Battle 征）的患者，如果有头部外伤史，需要排除颞骨损伤的存在。其次应注意耳周有无红、肿、瘘口、瘢痕、赘生物，有无副耳及邻近腮腺肿大。最后观察外耳道口，有无闭锁、狭窄、新生物、瘘口，外耳道皮肤有无红、肿、水疱、糜烂及异常分泌物。如有异常分泌物则要观察其性状及颜色，无色水样黏液性、脓性、脓血性、咖啡色或酱油色，有无黑色或白色孢子菌丝。

2. 触诊

触诊检查者用两手拇指以相等压力触诊两侧乳突尖及鼓窦区，注意有无压痛及耳周淋巴结肿大。指压耳屏或牵拉耳郭时出现疼痛或疼痛加重者，示外耳道炎或疖肿。如耳后肿胀，应注意有无波动感、压痛及瘘口。如有瘘口，应以探针探查其深度及瘘管走向。

3. 嗅诊

某些疾病的分泌物有特殊臭味，有助于鉴别诊断。如慢性化脓性中耳炎的脓液有特殊的腐臭，中耳癌等恶性肿瘤及中耳结核伴死骨形成者的分泌物常有恶臭。

4. 听诊

根据患者言语的清晰度及语声的高低有助于判断耳聋的程度及性质。感音神经性聋患者常高声谈话，而传导性聋患者常轻声细语。

二、外耳道及鼓膜检查法

受检者侧坐，受检耳朝向检查者。检查者坐定后调整光源及额镜，使额镜的反光焦点投照于受检耳之外耳道口。对于小儿，嘱其家长正坐于检查椅上，将小儿抱坐于家长之一侧大腿上，使其受检耳朝向检查者，家长以两侧大腿固定住小儿之两腿，一手固定其头，另一手固定小儿肩部及手臂，如此即可进行检查。

（一）检查方法

1. 徒手检查法（manoeuvre method）

（1）双手检查法：检查者一手将耳郭向后、上、外方轻轻牵拉，使外耳道变直；另一手食指将耳屏向前推压，使外耳道口扩大，以便观察外耳道及鼓膜，检查右耳时，以左手牵拉耳郭，检查左耳时则反之（图3-1）。婴幼儿外耳道呈裂隙状，检查时应向下牵拉耳郭，并将耳屏向前推移，方可使外耳道变直，外耳道口扩大。

（2）单手检查法：如检查者右手需进行拭洗、钳取等操作（如拭洗脓液，钳取耵聍、异物等），则可用单手（左手）检查法。检查左耳时，左手从耳郭下方以拇指和中指夹持并牵拉耳郭，食指向前推压耳屏；检查右耳时，左手则从耳郭上方以同法牵拉耳郭、推压耳屏（图3-2）。

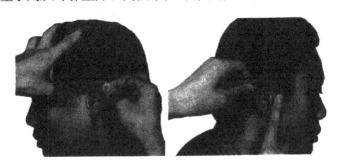

图3-1 双手检查法

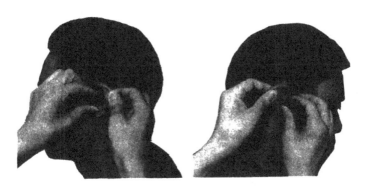

图3-2 单手检查法

2. 耳镜检查法

耳镜（ear speculum）形如漏斗，口径大小不一。检查时，应根据外耳道的宽窄选用口径适当的耳镜。

（1）双手检查法：检查右耳时，检查者左手按徒手检查法牵拉耳郭使外耳道变直，右手将耳镜轻轻沿外耳道长轴置入外耳道内，使耳镜前端抵达软骨部即可，并可使耳镜在耳道内稍稍向各个方向移动，以便观察鼓膜及外耳道全貌。检查左耳时则反之。注意耳镜的放置勿超过软骨部和骨部交界处，以免引起疼痛（图3-3）。

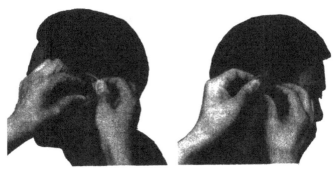

图3-3 双手耳镜检查法

（2）单手检查法：检查左耳时，左手拇指及食指持耳镜，先以中指从耳甲艇处将耳郭向后、上方推移，随后即将耳镜置于外耳道内。检查右耳时，仍以左手拇指及食指持耳镜，中指及无名指牵拉耳郭，外耳道变直后随即将耳镜置入（图3-4）。此法可空出右手，便于操作，但要求检查者有娴熟的技巧。

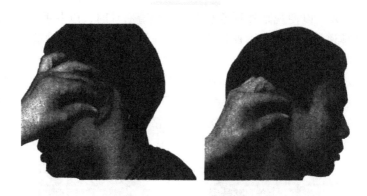

图 3-4　单手耳镜检查法

3. 电耳镜检查法

电耳镜（electro-otoscope）是自带光源和放大镜的耳镜，借此可仔细地观察鼓膜，发现肉眼不能察觉的较细微的病变，有些电耳镜所带放大镜的焦距可在一定程度内调节，放大倍数较高。由于电耳镜便于携带，无须其他光源，尤其适用于卧床患者、婴幼儿的检查。

4. 鼓气耳镜检查法

鼓气耳镜（Siegle speculum）是在耳镜的一侧开一小孔，通过一细橡皮管使小孔与一橡皮球连接；耳镜底部安装一放大镜，借此将底部密封（图 3-5）。检查时，将适当大小的鼓气耳镜口置于外耳道内，注意使耳镜与外耳道皮肤贴紧，然后通过反复挤压一放松橡皮球，在外耳道内交替产生正、负压，同时观察鼓膜的活动度。鼓室积液或鼓膜穿孔时鼓膜活动度降低或消失，咽鼓管异常开放时鼓膜活动度可增强。鼓气耳镜检查有助于发现细小的、一般耳镜下不能发现的穿孔，通过负压吸引作用还可使潜藏的脓液经极小的穿孔向外流出。此外，鼓气耳镜还能进行瘘管试验、Hennebert 试验和鼓膜按摩等。

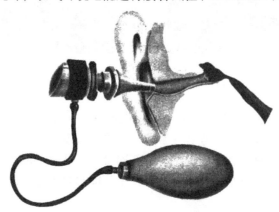

图 3-5　鼓气耳镜检查法

5. 耳内镜检查法

耳内镜（oto-endoscope）为冷光源硬管内镜，直径有 2.7mm、3mm、4mm 等不同规格。角度分 0°、30° 和 70°，镜身长 6cm 或 11cm。可配备电视监视系统和照相设备，在观察细微病变的同时，可进行治疗操作。

6. 手术显微镜

手术显微镜（operative microscope）焦距 225 ~ 300mm，有助于精细地观察鼓膜的各种细微变化，并可双手进行治疗操作。

（二）检查操作注意事项

检查外耳道和鼓膜时，首先应注意外耳道内有无耵聍栓塞、异物，外耳道皮肤是否红肿，有无疖肿、新生物、瘘口、狭窄、骨段后上壁塌陷等。如耵聍遮挡视线，应清除之。外耳道有脓液时，须观察其性状和气味，做脓液细菌培养及药敏试验，并将脓液彻底洗净、拭干，以便窥清鼓膜。

若检查时不易窥及鼓膜的全貌，可稍稍变换受检者的头位，或将耳镜的方向向上、下、前、后轻轻移动，以便看到鼓膜的各个部分。在鼓膜各标志中，以光锥最易辨识，初学者可先找到光锥，然后相继观察锤骨柄、短突及前、后皱襞，区分鼓膜的松弛部和紧张部。除鼓膜的各标志外，还应注意鼓膜的色泽、活动度，以及有无穿孔等。鼓膜或中耳病变时，鼓膜皆可出现不同程度的变化，急性炎症时鼓膜充血、肿胀；鼓室内有积液时，鼓膜色泽呈黄、琥珀、灰蓝色，透过鼓膜可见液面或气泡。鼓室硬化症时鼓膜增厚，萎缩变薄，出现钙斑。若鼓膜有穿孔，应注意穿孔的位置和大小，鼓室黏膜是否充血、水肿，鼓室内有无肉芽、息肉或胆脂瘤等。

第四章

耳创伤

第一节　耳郭创伤

一、病因

耳郭创伤（injury of auricle）是外耳创伤中的常见病，因为耳郭暴露于头颅两侧，易遭各种外力撞击。原因有机械性挫伤（contusion）、锐器或钝器所致撕裂伤（laceration）、冻伤等，前两种多见。耳郭创伤可单独发生，也可伴发邻近组织的创伤，如累及外耳道可引起外耳道狭窄或闭锁。

因耳郭独特的组织结构和解剖形态，受伤后产生的症状和后果也有一定的特点。耳郭是由较薄的皮肤覆盖在凹凸不平的软骨上组成，耳郭前面皮肤较薄与软骨紧密相贴；耳郭后面皮肤较厚，与软骨粘贴较松。耳郭软骨薄而富有弹性，是整个耳郭的支架，耳郭软骨如因外伤、感染发生缺损或变形则可造成耳郭的畸形，影响外耳的功能和外观，且此种畸形的修复较困难，故对耳郭的外伤处理要给予重视。

二、临床表现

不同原因所致耳郭创伤在不同时期的症状亦不同。常见症状：早期有血肿、出血、耳郭撕裂，破损处感染；后期多为缺损或畸形。

出血多见于耳郭撕裂伤，大出血常见于耳郭前面的颞浅动脉和耳郭后面的耳后动脉受损。血肿常见于挫伤时出血积于皮下或软骨膜下呈紫红色半圆形隆起，面积视外力大小不同。因耳郭皮下组织少加之血液循环差，血肿不易吸收，处理不及时可形成机化致耳郭增厚。大面积血肿可导致感染、软骨坏死、耳郭畸形。

三、治疗

治疗原则：及时清创止血，控制感染，预防畸形。耳郭局部裂伤可最小限度切除挫灭创缘，皮肤和软骨膜对位缝合；耳郭完全离断如试行缝合存活希望不大时，可仅将耳郭软骨剥离并埋于皮下以备日后成形之用。当耳郭形成血肿时，应早期行抽吸治疗，大面积血肿应尽早手术切开清除积血，以免继发感染。血肿或开放性创口均易引发感染，多见绿脓假单胞菌和金黄色葡萄球菌感染，故应选用相应的敏感的抗生素，感染可造成软骨坏死液化，愈合后瘢痕挛缩出现耳郭畸形，再行手术矫正很难达到理想的成形。外耳道皮肤伴有裂伤时应同时清创，将皮肤和软骨对位并用抗生素软膏纱条压迫，以防继发瘢痕性狭窄或闭锁。

第二节　鼓膜创伤

一、病因

鼓膜位于外耳道深处，在传音过程中有超重要作用，鼓膜创伤（injury of tympanic membrane）常因直接外力或间接外力作用所致，如用各种棒状物挖耳、火星溅入、小虫飞入、烧伤、掌击、颞骨骨折、气压伤等。

二、临床表现

1. 耳痛、耳道出血、耳闷、听力减退、耳鸣
气压伤时，还常因气压作用使听骨强烈震动而致内耳受损，出现眩晕、恶心、混合性听力损伤。
2. 耳镜检查
常见鼓膜呈裂隙状穿孔，穿孔边缘及耳道内有血迹或血痂，颞骨骨折伴脑脊液漏时，可见有清水样液渗出。听力检查为传导性或混合性听力损失。
3. 鼓膜创伤
有时可伴有听骨链中断，听力检查可表现为明显的传导性听力损失（如气骨听力损失达 40dB）。

三、治疗

应用抗生素预防感染，外耳道酒精擦拭消毒，耳道口放置消毒棉球，保持耳道内清洁干燥。预防上呼吸道感染，嘱患者勿用力擤鼻涕。如无继发感染，局部禁止滴入任何滴耳液。小的穿孔如无感染一般可自行愈合；较大穿孔可在显微镜下无菌操作将翻入鼓室内的鼓膜残缘复位，表面贴无菌纸片可促进鼓膜愈合。穿孔不愈合者可择期行鼓膜修补术。

四、预防

加强卫生宣传和自我保护。在强气压环境中工作者要戴防护耳塞。

第三节　颞骨骨折

颞骨骨折（fracture of temporal bone）是头部外伤的一部分，在颅底骨折中岩部骨折多见。

一、病因

主要因头部外伤所致，常见于交通肇事、坠落及各种头部撞击力作用于颈枕部时引起的颅底骨折。颞骨骨折可累及中耳、内耳及面神经（图 4-1）。

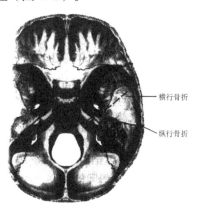

横行骨折

纵行骨折

图 4-1　颞骨岩部骨折

二、分类

最早 Ueriich 提出颞骨骨折分为纵行骨折和横行骨折。1959 年 Mchangh 提出分为三种类型：纵行、横行和混合型骨折。纵行骨折骨折线起自颞骨鳞部，通过外耳道后上壁、中耳顶部，沿颈动脉管，至颅中窝底的棘孔或破裂孔附近。横行骨折其骨折线常起自颅后窝的枕骨大孔，横过岩锥到颅中窝。有的经过舌下神经孔及岩部的管孔（如颈静脉孔），个别可经过内耳道和迷路到破裂孔或棘孔附近。不同类型的骨折临床症状和预后也不相同，所以这种分型有重要的临床意义。

三、临床表现

1. 全身症状

颞骨骨折常是颅底骨折的一部分，常首诊于神经内科或外科。此时全身症状明显，如外伤后头痛、昏迷、休克等。如因听力下降、耳闷就诊，应注意患者有无全身症状，应以抢救生命为主，因为有些患者的昏迷等症状在外伤数小时后才出现。

2. 出血

颞骨纵行骨折波及中耳、外耳道可出现鼓膜破裂，血自外耳道溢出或自咽鼓管经鼻、咽溢出，据报道纵行骨折占颞骨骨折的 70% ～ 80%。有 20% 的纵行骨折可两侧同时发生。

3. 脑脊液漏

三种类型骨折均可引起脑脊液漏，因纵行骨折同时可伴硬脑膜撕裂伤，脑脊液可经鼓室、鼓膜损伤处流出，形成耳漏、鼻漏。横行骨折时，脑桥侧和颅后窝蛛网膜下腔的脑脊液经骨折缝流入鼓室亦可形成耳漏、鼻漏。

4. 听力下降及耳鸣

纵行骨折主要伤及中耳，故出现传导性听力损伤和低频耳鸣。横行骨折易伤及内耳故多为感音性听力损伤，耳鸣多为高频性。如同时伤及中耳和内耳可出现混合性聋。

5. 眩晕

横行骨折伤及迷路前庭，故常发生眩晕，自发性眼震症状持续时间视病情轻重而定。

6. 面瘫

纵行骨折时面瘫的发生率为 20%，多为面神经受压、水肿、血肿压迫面神经所致，预后较好；横行骨折中发生率为 50%，多损伤面神经颅内段至内听道段，预后差，较难恢复。

7. 影像学检查

横行或纵行骨折要通过影像学检查获取信息，高分辨率的 CT 扫描可反映出骨折线的走行轴向及颅内积血、积气等症状。

四、治疗

治疗原则：预防控制感染，一般禁止外耳道内填塞。首先治疗全身症状，然后再处理耳科情况，严重出血者请脑外科会诊共同抢救患者。有脑脊液漏者，严格按颅脑外伤处理。待病情稳定后可行手术探查。感音神经性聋及眩晕患者行相应治疗。若出现面瘫，经 2 ～ 6 周保守治疗无效，全身情况允许可行面神经减压术。

第四节　脑脊液耳漏

脑脊液由外耳流出或积于中耳内为脑脊液耳漏。

一、分类

1. 外伤性脑脊液耳漏

外伤性脑脊液耳漏为头部外伤颅底骨折所致。

2. 先天性脑脊液耳漏

先天性内耳畸形伴有先天性迷路瘘孔。瘘孔多发生在前庭窗，表现为镫骨缺如或镫骨足板有瘘孔。伴有先天性感音神经性聋，多因反复发作性化脓性脑膜炎方引起注意。

此外，医源性脑脊液耳漏及化脓性中耳炎所致脑脊液耳漏亦偶有发生。

二、临床症状

外伤性脑脊液耳漏多发生于颞骨骨折，鼓膜同时破裂时可出现液体由耳内流出。如果鼓膜完整则可引起鼓室积液，经由咽鼓管流出形成水样"鼻漏"。

先天性脑脊液耳漏鼓膜常完整。临床表现为反复性化脓性脑膜炎，伴一侧听力下降。化脓性脑膜炎多由上呼吸道感染致急性化脓性中耳炎逆行感染所致。

化脓性中耳炎所致脑脊液耳漏，在耳内长期流脓的情况下，忽感耳内有大量的清水样液体流出，其中混有少量血液和脓液。耳内溢液的量多少不等，如漏口被血块或膨出的脑组织所阻塞，耳溢液可减少或停止。而当咳嗽、低头、打喷嚏时耳内流水增多。

三、诊断

1. 病史体征

头外伤病史，伴有鼓室积液或清水样耳漏、颅底骨折可以伴有重度感音神经性聋或轻度传导性聋。先天性脑脊液耳漏多表现为反复发作的化脓性脑膜炎伴一侧重度感音神经性聋。

2. 检查

（1）鼓膜像：外伤性脑脊液耳漏可见鼓膜穿孔及血性或水性分泌物。先天性脑脊液耳漏常鼓膜完整，根据不同发病时期可表现为正常鼓膜或鼓膜积液征象，如毛发线，气泡等。

（2）听力学检查：外伤性脑脊液耳漏可伴有重度感音神经性聋或传导性听力下降。先天性脑脊液耳漏为一侧重度感音神经性聋。鼓膜完整的脑脊液耳漏声导抗为 B 型曲线。

（3）影像学检查：可见颞骨骨折、内耳发育畸形、鼓室积液等改变。

（4）脑脊液定性检查：耳漏液或经咽鼓管流出的"鼻漏液"的糖含量大于 0.3g/L。

四、治疗

1. 外伤性脑脊液耳漏

因多为头外伤所致，发病初期多被严重的头部症状所掩盖，因此如伴有内耳损伤多在急性期失去手术探查治疗的机会。如无感音性听力下降，可先行保守治疗、观察。予抬高头位，必要时降颅压，预防感染等治疗。一般颅底骨折均可自愈。严重脑脊液耳漏保守治疗无效则需手术探查并修补裂孔。

2. 先天性脑脊液耳漏

确诊后应及时择期手术探查，并用筋膜等组织封闭瘘孔。

第五章

外耳道炎性疾病

第一节　外耳湿疹

湿疹（eczema）是指由多种内外因素引起的变态反应性多形性皮炎，发生在外耳道内称外耳道湿疹（eczema of external acoustic meatus）。若不仅发生在外耳道，而且还包括耳郭和耳周皮肤则为外耳湿疹（eczema of external ear）。

一、病因

湿疹的病因和发病机制尚不清楚，多认为与变态反应有关，还可能和精神因素、神经功能障碍、内分泌功能失调、代谢障碍、消化不良等因素有关。引起变态反应的因素可为食物（如牛奶、鱼虾、海鲜等）、吸入物（如花粉、动物的皮毛、油漆、化学气体等）、接触物（如漆树、药物、化妆品、织物、肥皂、助听器外壳的化学物质等）及其他内在因素等。潮湿和高温常是诱因，

外耳道内湿疹常由接触过敏引起，Hillen 等人报告 145 例外耳道炎中三分之一是过敏性接触性皮炎。最重要的过敏原是局部用药，如硫酸新霉素、多粘菌素 B 和赋形剂。化脓性中耳炎脓性分泌物对外耳道皮肤的刺激，外伤后细菌或病毒感染等也可引起外耳道湿疹。

二、分类

对外耳道湿疹有不同的分类，有根据病程进行分类，分急性湿疹、亚急性湿疹和慢性湿疹。也有按有无外因分类，有外因者为湿疹样皮炎，无外因者为湿疹；前者又分为传染性和非传染性湿疹。后者则分为异位性皮炎（异位性湿疹）和脂溢性皮炎。

外耳的传染性湿疹多由中耳炎的脓液持续刺激引起，也可以是头颈和面部皮炎的蔓延。非传染性湿疹一般是物体（如助听器的塑料外壳、眼镜架、化学物质、药物、化妆品等）直接刺激皮肤引起的反应性皮炎，又称接触性皮炎。异位性皮炎是一种遗传性疾病，常见于婴儿，又称遗传性过敏性皮炎或婴儿湿疹。

三、症状

不同阶段湿疹的表现不同。

急性湿疹：患处奇痒，多伴烧灼感，挖耳后流出黄色水样分泌物，凝固后形成黄痂。有时分泌物流到何处就引起何处的病变。

亚急性湿疹：多由急性湿疹未经治疗、治疗不当或久治不愈迁延所致。局部仍瘙痒，渗液比急性湿

疹少，但有结痂和脱屑。

慢性湿疹：急性和亚急性湿疹反复发作或久治不愈，就成为慢性湿疹，外耳道内剧痒，皮肤增厚，有脱屑。

外耳道湿疹可以反复发作。

四、检查

急性湿疹：患处红肿，散在红斑、粟粒状丘疹、小水泡；这些丘疹水泡破裂后，有淡黄色分泌物流出，皮肤为红色糜烂面，或有黄色结痂。

亚急性湿疹：患处皮肤红肿较轻，渗液少而较稠，有鳞屑和结痂。

慢性湿疹：患处皮肤增厚，粗糙，皲裂，苔藓样变，有脱屑和色素沉着。

五、诊断

传染性湿疹：有化脓性中耳炎并有脓液流出，或有头颈和面部皮炎。非传染性湿疹有某种物质接触史，发病的部位一般在该物质接触的部位；病变的轻重和机体变态反应的强度以及刺激物质的性质、浓度、接触的时间有关。

六、治疗

（1）病因治疗：尽可能找出病因，去除过敏原。病因不明者，停食辛辣、刺激性或有较强变应原性食物。

（2）告诉患者不要抓挠外耳道，不要随便用水清洗；如怀疑局部用药引起应停用这些药物：如由中耳脓液刺激引起者应用有效药物治疗中耳炎，同时要兼顾外耳道炎的治疗。

（3）全身治疗：口服抗组胺药物，如氯雷他定、西替利嗪等。如继发感染，全身和局部加用抗生素。

（4）局部治疗：有人提出"湿以湿治，干以干治"的原则。

（5）急性湿疹渗液较多者，用炉甘石洗剂清洗渗液和痂皮后，用硼酸溶液或醋酸铝溶液湿敷。干燥后用氧化锌糊剂或硼酸氧化锌糊剂涂搽。局部紫外线照射等物理治疗也有帮助。

（6）亚急性湿疹渗液不多时，局部涂搽 2% 甲紫溶液，但应注意外耳道内用甲紫可能影响局部检查；干燥后用氧化锌糊剂或硼酸氧化锌糊剂涂搽。

（7）慢性湿疹，局部干燥者，局部涂搽氧化锌糊剂或硼酸氧化锌糊剂、10% 氧化锌软膏、氯化氨基汞软膏、抗生素激素软膏等。干痂较多者先用过氧化氢溶液清洗局部后再用上述膏剂。皮肤增厚者可用3% 水杨酸软膏。

七、预防

避免食用或接触变应原物质，及时治疗中耳炎及头部的湿疹，改掉挖耳等不良习惯。

第二节　外耳道疖

外耳道疖（furuncle of external acoustic meatus）是外耳道皮肤的局限性化脓性炎症。多发生在热带 / 亚热带地区或炎热潮湿的夏季，发病率与地区和季节有关，有报道占耳鼻咽喉病初诊患者的 1.8% ~ 2.3%。

一、病因

外耳道疖都发生在外耳道软骨部，因此处皮肤含毛囊、皮脂腺和耵聍腺，细菌侵入这些皮肤附件，感染而形成脓肿。外耳道疖的致病菌绝大多数是金黄色葡萄球菌，有时为白色葡萄球菌感染。

（1）挖耳引起外耳道皮肤损伤，细菌感染。

（2）游泳、洗头、洗澡时不洁的水进入外耳道，长时浸泡、细菌感染

（3）化脓性中耳炎的脓液刺激外耳道软骨部的皮肤引起局部的感染。

（4）全身性疾病使全身或局部抵抗力下降，是引起本病的诱因，如糖尿病，慢性肾炎，营养不良等。

二、症状

（1）疼痛剧烈，因外耳道皮下软组织少，皮肤和软骨膜紧贴，炎性肿胀刺激神经末梢。如疖在外耳道前壁，咀嚼或说话时，疼痛加重。

（2）疖破溃，有稠脓流出，可混有血液，但由于外耳道无黏液腺，脓中不含黏液。

（3）脓液污染刺激附近皮肤，可发生多发脓肿。

（4）疖部位不同可引起耳前或耳后淋巴结肿胀疼痛。

（5）疖如在外耳道后壁，皮肤肿胀水肿可蔓延到耳后，使耳后沟消失，耳郭耸立。

（6）严重者体温升高，全身不适。

三、检查

因外耳道疖，疼痛剧烈，检查者动作要轻柔；先不要置入耳镜，因疖肿在外耳道外段，置入耳镜很容易触碰到疖，引起患者剧烈疼痛。

（1）有明显的耳屏压痛和耳郭牵引痛。

（2）外耳道软骨部有局限性红肿隆起，或在肿胀的中央有白色脓头。

（3）疖形成后探针触之有波动感。

（4）如已流脓，脓液很稠。

（5）做白细胞检查可有白细胞升高。

四、诊断和鉴别诊断

根据症状和检查所见，外耳道疖多不难诊断，但当肿胀波及耳后，使耳后沟消失，耳郭耸立，需与急性乳突炎和慢性化脓性中耳炎耳后骨膜下脓肿相鉴别。

（1）急性乳突炎和慢性化脓性中耳炎耳后骨膜下脓肿一般没有耳屏压痛和耳郭牵引痛。

（2）由于外耳道没有黏液腺，因此外耳道疖的脓液中不含黏液，脓液稠，有时含脓栓；而中耳乳突炎的脓液较稀，含有黏液。

（3）外耳道疖可有耳前淋巴结的肿大和压痛，而急性乳突炎和慢性化脓性中耳炎耳后骨膜下脓肿不会引起耳前淋巴结肿大。

（4）如疖不大，或已破溃，可擦干外耳道脓液，用耳镜观察鼓膜，如鼓膜完整，多提示中耳无感染。

（5）听力检查外耳道疖听力损失不如中耳乳突炎重。

（6）急性乳突炎和慢性化脓性中耳乳突炎耳后骨膜下脓肿的影像学检查可显示乳突内软组织影。

五、治疗

局部治疗：外耳道疖的局部治疗很重要，根据疖的不同阶段，采取不同的治疗方法。疖的早期，局部局限性红肿疼痛，可用鱼石脂甘油纱条或紫色消肿膏纱条敷于红肿处，每日更换一次；也可局部物理治疗、微波治疗，促进炎症消散。

未成熟的疖禁忌切开，防止炎症扩散；如疖的尖端有白色脓头时，可轻轻刺破脓头，用棉棍轻轻将脓头压出；如疖较大，有明显的波动，应局麻下切开引流，注意切口应与外耳道纵轴平行，防止痊愈后外耳道形成瘢痕狭窄；为防止损伤外耳道软骨，刀尖不可切入太深。切开后用镊子将稠厚的脓栓取出，脓液应作细菌培养和药物敏感试验，脓腔置引流条。如疖已经破溃，用3%的过氧化氢溶液将脓液清洗干净，必要时也需在脓腔放置引流条，保持引流通畅。无论是切开引流，还是自行破溃，都要根据病情逐日或隔日换药，直到痊愈。

全身治疗：严重的疖除局部治疗外，另需口服抗生素，因外耳道疖大多数是金黄色葡萄球菌感染，首选青霉素或大环内酯类抗生素。如已做细菌培养和药物敏感试验，则根据试验结果首选敏感的抗生素。

第三节　外耳道炎

外耳道炎（otitis externa）是外耳道皮肤或皮下组织的广泛的急、慢性炎症。这是耳鼻咽喉科门诊的常见病、多发病。由于在潮湿的热带地区发病率很高，因而又被称为"热带耳"。

一、分类

根据病程可将外耳道炎分为急性弥漫性外耳道炎和慢性外耳道炎。这里主要介绍急性弥漫性外耳道炎。

二、病因

正常的外耳道皮肤及其附属腺体的分泌对外耳道具有保护作用，当外耳道皮肤本身的抵抗力下降或遭损伤，微生物进入引起感染，发生急性弥漫性外耳道炎症。如患者有全身性慢性疾病，抵抗力差，或局部病因长期未予去除，炎症会迁延为慢性。这里主要列出引起急性外耳道炎的病因。

（1）温度升高，空气湿度过大，腺体分泌受到影响，甚至阻塞，降低了局部的防御能力。

（2）外耳道局部环境的改变：游泳、洗澡或洗头，水进入外耳道，浸泡皮肤，角质层被破坏，微生物得以侵入。另外，外耳道略偏酸性，各种因素改变了这种酸性环境，都会使外耳道的抵抗力下降。

（3）外伤挖耳时不慎损伤外耳道皮肤，或异物擦伤皮肤，引起感染。

（4）中耳炎脓液流入外耳道，刺激、浸泡，使皮肤损伤感染。

（5）全身性疾病使身体抵抗力下降，外耳道也易感染，且不易治愈，如糖尿病、慢性肾炎、内分泌紊乱、贫血等。

外耳道的致病菌因地区不同而有差异，在温带地区以溶血性链球菌和金黄色葡萄球菌多见，而在热带地区，则以铜绿假单胞菌最多，还有变形杆菌和大肠埃希菌等感染。同一地区的致病菌种可因季节而不同。

三、病理

急性弥漫性外耳道炎病理表现为局部皮肤水肿和多核白细胞浸润，上皮细胞呈海绵样变或角化不全。早期皮脂腺分泌抑制。耵聍腺扩张，其内可充满脓液，周围有多核白细胞浸润。皮肤表面渗液、脱屑。

四、症状

1. 急性弥漫性外耳道炎

疼痛：发病初期耳内有灼热感，随着病情的发展，耳内胀痛，疼痛逐渐加剧，甚至坐卧不宁，咀嚼或说话时加重。

分泌物：随着病情的发展，外耳道有分泌物流出，并逐渐增多，初期是稀薄的分泌物，逐渐变稠成脓性。

2. 慢性外耳道炎

慢性外耳道炎常使患者感耳痒不适，不时有少量分泌物流出。如由于游泳、洗澡水进入外耳道，或挖耳损伤外耳道可转为急性感染，具有急性弥漫性外耳道炎的症状。

五、检查

（1）急性外耳道炎有耳屏压痛和耳郭牵引痛，因患者疼痛剧烈，检查者动作要轻柔。

（2）外耳道弥漫性充血，肿胀，潮湿，有时可见小脓疱。

（3）外耳道内有分泌物，早期是稀薄的浆液性分泌物，晚期变成稠或脓性。

（4）如外耳道肿胀不重，可用小耳镜看到鼓膜，鼓膜可呈粉红色，也可大致正常。如肿胀严重，看不到鼓膜，或不能窥其全貌。

（5）如病情严重，耳郭周围可水肿，耳周淋巴结肿胀或压痛。

（6）将分泌物作细菌培养和药物敏感试验有助于了解感染的微生物种类和对其敏感的药物。

慢性外耳道炎外耳道皮肤多增厚，有痂皮附着，撕脱后外耳道皮肤呈渗血状。外耳道内可有少量稠厚的分泌物，或外耳道潮湿，有白色豆渣状分泌物堆积在外耳道深部。

六、诊断和鉴别诊断

一般来说，急、慢性外耳道炎的诊断并不难，但有时需与下列疾病相鉴别：

1. 化脓性中耳炎

急性化脓性中耳炎听力减退明显，可有全身症状；早期有剧烈耳痛，流脓后耳痛缓解；检查可见鼓膜红肿或穿孔；脓液呈黏脓性。慢性化脓性中耳炎鼓膜穿孔，听力明显下降，流黏脓性脓液。当急、慢性化脓性中耳炎的脓液刺激引起急、慢性外耳道炎，慢性化脓性中耳炎松弛部穿孔被干痂覆盖时，或各自症状不典型，需将脓液或干痂清除干净。根据上述特点仔细检查，必要时暂时给予局部用药，告诉患者要随诊。

2. 急、慢性外耳道湿疹或急性药物性皮炎

大量水样分泌物和外耳道奇痒是急性湿疹和急性药物过敏的主要特征，一般无耳痛，检查时可见外耳道肿胀，可有丘疹或水疱。慢性外耳道湿疹局部奇痒并有脱屑，可有外耳道潮湿，清理后见鼓膜完整。

3. 外耳道疖肿

外耳道红肿或脓肿多较局限。

七、治疗

（1）清洁外耳道，保证局部清洁、干燥和引流通畅，保持外耳道处于酸化环境。

（2）取分泌物作细菌培养和药物敏感试验，选择敏感的抗生素。

（3）在尚未获得细菌培养结果时局部选择酸化的广谱抗生素滴耳液治疗，注意不要用有耳毒性的和接触过敏的药物。

（4）外耳道红肿时，局部敷用鱼石脂甘油或紫色消肿膏纱条，可起到消炎消肿的作用。如外耳道严重红肿影响引流，可向外耳道内放一纱条引流条，滴药后使药液沿引流条流入外耳道深处。

（5）近年的文献报道，用环丙沙星溶液滴耳治疗铜绿假单胞菌引起的外耳道炎效果较好。

（6）严重的外耳道炎需全身应用抗生素，耳痛剧烈者给止痛药和镇静剂。

（7）慢性外耳道炎保持局部清洁，局部用保持干燥的药物，可联合应用抗生素和可的松类药物。

八、预防

（1）改掉不良的挖耳习惯。

（2）避免在脏水中游泳。

（3）游泳、洗头、洗澡时避免水进入外耳道内，如有水进入外耳道内，或用棉棍放在外耳道口将水吸出，或患耳向下蹦跳，让水流出后擦干。

第四节　坏死性外耳道炎

坏死性外耳道炎（necrotizing external otitis）又称恶性外耳道炎（malignant external otitis），是一种危及生命的外耳道、颅底及周围软组织的感染。以耳痛、流脓、外耳道蜂窝织炎和肉芽肿为特征，可累及面神经等多组脑神经。

1959 年 leltzer 和 klemen 首先报道了这种疾病，认为是铜绿假单胞菌引起的颞骨骨髓炎，其后陆续有文献报道，1968 年 Chandler 称其为恶性外耳道炎，以反映其危及生命的特性。由于其有骨质坏死的特性也被称为坏死性外耳道炎。多发生在老年糖尿病患者中。

一、病因

恶性外耳道炎 50% 以上发生在老年、中年糖尿病患者中，近年陆续有文献报道发生在艾滋病、肾移植、骨髓移植和急性白血病患者中。

致病菌多是铜绿假单胞菌，约占 90%，其他有葡萄球菌、链球菌和真菌感染等。

二、病理

感染始于外耳道皮肤，破坏外耳道骨部和软骨部，向颅底扩散，引起颅底骨质的骨髓炎，破坏岩骨，进而向邻近的腮腺、血管和神经等软组织侵犯。有文献报道侵犯眶尖，可引起视神经炎，还可引起脑膜炎、脑脓肿、乙状窦栓塞等颅内并发症。

三、症状

起病急，耳痛，多是持续的，逐渐加剧；耳流脓，如外耳道有肉芽，分泌物可呈脓血性；如引起脑神经损害则有相应的脑神经症状，如面瘫，颈静脉孔综合征等。

四、检查

（1）外耳道有脓性或脓血性分泌物。

（2）外耳道肿胀、蜂窝织炎、有水肿的肉芽和坏死物，非铜绿假单胞菌感染的坏死性外耳道炎可无肉芽。

（3）可有耳周软组织肿胀。

（4）CT 检查可见外耳道骨部和颅底有骨质破坏。

（5）病变侵犯脑神经可见相应的脑神经受损的改变。

五、诊断和鉴别诊断

具有上述症状，有糖尿病或上述疾病，对常规治疗无疗效要考虑坏死性外耳道炎。应和严重的外耳道炎或良性坏死性外耳道炎相鉴别。除上述典型症状和体征外，CT 检查可见骨皮质受侵，MRI 很好地看到颞骨下软组织异常，T_1、T_2 均为低密度影，还可以看到脑膜的增强和骨髓腔的改变。闪烁显像技术也有助于鉴别坏死性外耳道炎和严重的外耳道炎，后者未侵入邻近的骨质。良性坏死性外耳道炎以骨板无血管坏死，且可再钙化是其特征。

六、治疗

坏死性外耳道炎是一种可致死性疾病，早期诊断和治疗非常重要。

（1）全身治疗，有糖尿病者应控制血糖，有免疫缺陷者应增强抵抗力并做相应的治疗。

（2）做细菌培养和药物敏感试验选择敏感的抗生素。

（3）抗生素的选择：文献报道有多种方案，氨基糖苷类抗生素和半合成青霉素联合静脉给药；头孢他啶静脉给药；环丙沙星口服。用药时间需数周。

（4）手术治疗，有人做根治性手术，有人仅清除病灶。也有人认为手术会引起炎症的扩散，只有保守治疗无效，迁延不愈才考虑手术治疗。

（5）有文献报道做辅助的高压氧治疗，解决组织缺氧，增强对病原菌的杀伤力，刺激新生微血管形成，增强抗生素的作用。

七、预后

由于致病菌毒力强，患者有全身疾病，抵抗力低，治疗难度大，可是致死性的。报道疗效不一，但一旦合并有脑神经损坏，预后多不佳，文献报道，伴面瘫者死亡率 50%，多发脑神经损害则死亡率高达 80% 以上。

第五节　外耳道真菌病

外耳道真菌病（otomycosis）又叫真菌性外耳道炎（otitis external mycotica），是真菌侵入外耳道或外耳道内的条件致病性真菌，在适宜的条件下繁殖，引起的外耳道的炎性病变。

一、病因

在自然界中存在种类繁多的真菌，尤其在温度高、湿度大的热带和亚热带地区，滋生繁殖更快。一些真菌侵犯人的外耳道，在下列情况下可以致病。

（1）正常人的外耳道处于略偏酸性的环境，如由于耳内进水或不适当地用药，改变了外耳道 pH 值，有利于真菌的滋生。

（2）游泳、挖耳等引起外耳道的炎症，中耳炎流出的脓液的浸泡，外耳道分泌物的堆积和刺激，真菌得以滋生繁殖。

（3）全身性慢性疾病，机体抵抗力下降，或全身长期大剂量应用抗生素，都为真菌的滋生提供了条件。

（4）近年来抗生素的不正确使用和滥用，也增加了真菌感染的机会。

外耳道真菌病常见的致病菌有酵母菌、念珠菌、芽生菌、曲霉菌、毛霉菌、放线菌、卵生菌、青霉菌等。来自 CADIS 一组资料报道，40 例真菌性外耳道炎中，近平滑念珠菌占 42.9%，黑曲菌为 35.7%，40% 的人发病前用过抗生素。

二、病理

感染的真菌种类不同，引起的局部组织病理学改变不同。如曲菌感染一般不侵犯骨质，无组织破坏。白色念珠菌感染早期以渗出为主，晚期为肉芽肿性炎症。芽生菌、放线菌是化脓和肉芽肿性改变。毛霉菌侵入血管，引起血栓，组织梗死，引起坏死和白细胞浸润。

三、症状

外耳道真菌感染可无症状，常见的症状有：

（1）外耳道不适，胀痛或奇痒。

（2）由于真菌大量繁殖，堆积形成团块可阻塞外耳道引起阻塞感。

（3）真菌团块刺激，外耳道可有少量分泌物，患者感外耳道潮湿。

（4）外耳道阻塞，鼓膜受侵，患者可有听觉障碍，耳鸣甚至眩晕。

（5）如病变损害范围较大或较深，可有局部疼痛。

（6）有些真菌引起的改变以化脓和肉芽肿为主，严重的可致面瘫。

（7）真菌可致坏死性外耳道炎。

（8）有些真菌感染可引起全身低到中等发热。

四、检查

感染的真菌种类不同，检查所见外耳道表现不同。念珠菌感染外耳道皮肤潮红糜烂，界限清楚，表面覆白色或奶油样沉积物。曲菌或酵母菌感染外耳道内有菌丝，菌丝的颜色可为白色、灰黄色、灰色或褐色等。芽生菌感染初期可见外耳道皮肤散在丘疹或小脓疱，其后发展成暗红色边缘不整的浅溃疡，有肉芽生长，表面有脓性分泌物。毛霉菌感染耳流脓，如引起面瘫可见面瘫的各种表现。

分泌物涂片、真菌培养，可以帮助判断致病菌的种类，必要时需做活组织检查，有助于鉴别诊断和治疗。

听力检查可以得知其对听力的影响程度。

五、诊断和鉴别诊断

一些外耳道的真菌感染根据外耳道检查所见就可做出判断。要了解感染的真菌的种类应作真菌培养或涂片检查。有些要经过活组织检查才能做出诊断。需和普通的外耳道细菌感染、坏死性外耳道炎、外耳道新生物相鉴别。有时还要和中耳的感染相鉴别。

六、治疗

局部治疗：清除外耳道内的污物，保持外耳道干燥。局部应用广谱抗真菌药物，待获得真菌培养结果后应尽快选用敏感的抗真菌药物。

病情严重者要静脉给予抗真菌药物治疗。

七、预防

除预防急性外耳道炎的各项措施外，要正确使用抗生素和激素。

第六章

鼻外伤

第一节　外鼻软组织损伤

一、概述

鼻软组织损伤包括外鼻挫伤和裂伤两种。外鼻挫伤是指由打击或撞击所引起的皮下软组织损伤，多见于重物的碰撞、外力钝器的打击。裂伤又分为切割伤、撕裂伤、刺伤等。由锐利的刀刃、玻璃片等所引起损伤往往伤缘整齐，多呈直线，常称切割伤。由重物或钝器撞击或打击所致的软组织裂开一般伤缘不整齐，伤口很不规则，邻近组织损伤也较重，常称撕裂伤。刺伤多由尖细的木竹器、刀尖等刺入软组织所致，伤口细小，但可能较深。鼻部刺伤较少，伤口多与鼻腔、鼻窦等相通形成贯通伤。还有一种由高速度异物如弹片、金属碎屑进入组织所致的伤口，有进口而无出口，异物常存留于组织中，称为非贯通伤，但由于外鼻软组织体积较小，因而极少见。

二、临床表现及诊断

外鼻挫伤表现为鼻部软组织肿胀、皮下瘀血等，可伴有鼻骨及面骨骨折，诊断容易，通过病史询问及常规查体即可明确。

对于鼻部裂伤的诊断，则需对受伤过程和伤口情况作较为详尽的收集，包括视诊、触诊、窥镜检查、X射线拍片及CT检查等，查明鼻外伤属于哪一种，伤口污染情况如何，有无组织内异物存留，有无周围骨质骨折等，尤其需要了解邻近器官及全身损伤情况，以便分清轻重缓急，适当处理。

三、治疗

1. 单纯挫伤

早期可用冷敷或湿敷，以控制血肿与水肿的形成与发展；受伤24小时以后者可改用热敷，或局部理疗以促使肿胀和瘀血消退。这种损伤如不伴有其他部位的开放性伤口，可进行止痛等对症处理，一般不需要使用抗生素。

2. 切割伤

应早期予以缝合处理，预后往往良好。

3. 撕裂伤、贯通伤等开放性伤口

因鼻部血管丰富，常以局部出血为主要症状，严重者可致休克，故应早期通过局部压迫、钳夹，缝扎、鼻腔填塞等方法进行止血，如条件允许，伤口止血可与清创、缝合过程一并进行。同时，破伤风抗毒素应列为常规使用。

第二节　鼻骨骨折

一、概述

外鼻突出于面部中央，容易遭受撞击而发生鼻骨骨折。鼻骨上部厚而窄，较坚固。下端宽而薄，又缺乏支撑，故骨折多累及鼻骨下部。严重者常伴有鼻中隔骨折、软骨脱位、面部明显畸形、眶壁骨折等，如鼻根内眦部受伤使鼻骨、筛骨、眶壁骨折，则出现所谓"鼻额筛眶复合体骨折"。

二、临床表现及诊断

1. 病史及症状体征

①鼻骨骨折多为闭合性骨折，伤者有明显的面部遭受打击或撞击病史。②局部疼痛及触痛，伴有鼻阻、鼻腔出血，出血可多可少，但量往往不多。③可见鼻根部软组织肿胀和皮下瘀血，以及鼻梁偏斜，骨折侧鼻背塌陷，有时可感知骨擦音。如肿胀明显可掩盖外鼻畸形。擤鼻后可出现伤侧下眼睑、颜面部皮下气肿。鼻腔可见黏膜肿胀，如有鼻中隔受累见中隔偏离中线，前缘突向一侧鼻腔。若有中隔血肿，中隔黏膜向一侧或两侧膨隆。若鼻中隔血肿继发感染，则引起鼻中隔脓肿，导致软骨坏死，鞍鼻畸形。

2. 检查

鼻骨侧位 X 射线检查，大部分可发现鼻骨下端骨折线。如高度怀疑骨折而 X 射线未能发现鼻骨骨折线者，应行鼻骨 CT 扫描并三维重建，加以甄别。

三、治疗

1. 一般治疗

鼻外有伤口者与一般外科处理相同。视情况考虑注射破伤风抗毒素和抗生素，伴有鼻出血者，宜先行止血处理。

2. 专科治疗

（1）外观无畸形的无错位性鼻骨骨折无须复位，需复位者应尽量在伤后 3h 内行骨折复位，赶在组织肿胀发生之前不仅可使复位准确，且有利于早期愈合。若肿胀明显，可暂缓进行复位，待 5 ~ 7d 肿胀消退后再复位，但不宜超过 10d，以免发生错位愈合，增加处理困难。方法：先以鼻腔收敛剂如 1% 麻黄碱收缩鼻腔黏膜，1% 丁卡因鼻黏膜表面麻醉 2 ~ 3 次。用复位器伸入鼻骨下塌处，置于鼻骨之下将其抬起，此时常可听到鼻骨复位时的"咔嚓"声。复位器伸入鼻腔勿超过两侧内眦连线，以免损伤筛板。有鼻中隔软骨脱位也应同步复位：将复位器的两叶伸入两侧鼻腔，置于中隔偏曲处的下方，挟住鼻中隔垂直向上移动，即可使脱位的中隔复位。复位后鼻腔须行填塞，以便起到支撑和止血的作用。填塞物如为一般凡士林纱条，在鼻腔滞留时间一般不超过 48h。

（2）疑有鼻中隔血肿可穿刺抽吸确诊，鼻中隔血肿内的血块很难自行吸收，须早期手术切开清除，以免发生脓肿及软骨坏死。沿鼻中隔前缘做"L"形切口，切口要足够大，并放置橡皮引流片，以利彻底引流，必要时反复术腔冲洗或负压吸引。术后鼻腔填塞，以防复发，并用足量抗生素。

（3）对开放性鼻骨骨折，应争取一期完成清创缝合与鼻骨骨折的复位等。鼻中隔损伤出现偏曲、脱位等情况时，如鼻腔内复位不成功亦应做开放复位。对鼻骨粉碎性骨折，应视具体情况做切开固定（如局部缝合固定、金属板固定等），同时行鼻腔内填塞，时间应适当延长。鼻额筛眶复合体骨折多合并严重的颅脑损伤，以开放复位为宜。使用多个金属板分别对鼻骨及其周围断离的骨进行固定并同上鼻腔填压固定。

（4）鼻骨骨折复位后，尤其是开放复位或行鼻中隔切口后，应足量使用抗生素。

第三节　鼻窦骨折

鼻窦围绕在鼻腔周围，上临颅脑，旁及眼眶，当颜面软组织发生挫伤或裂伤时，须考虑鼻窦发生骨折的可能，严重的鼻窦骨折可伴有脑部、眼部症状及严重的鼻出血。

鼻窦骨折以发生在上颌窦或额窦者多见，筛窦次之，蝶窦最少。前组鼻窦外伤多与颌面部创伤同时发生，后组鼻窦骨折多与颅底外伤同时存在，严重外伤所致的鼻窦骨折，常伴有颅面骨骨折。对这类骨折如能早期进行复位，效果较好。因鼻窦骨折所引起的移位皆由外力所致，并无肌拉力的作用，只需在复位后加以保护，即可在正常位置上愈合。

一、上颌窦骨折

（一）概述

上颌窦骨折多由外界暴力直接撞击引起，可发生在额突、眶下孔、内壁及上牙槽突等处，以前壁塌陷性骨折最常见。

（二）临床表现及诊断

此型骨折外伤早期由于软组织瘀血肿胀，面部畸形可不甚明显，肿胀消退可见明显面部塌陷。如上颌窦骨折和鼻骨、颧骨、上颌骨以及眶骨骨折联合出现可出现复视、呼吸道阻塞、咬合错位、颜面畸形等症状。

（三）治疗

（1）线性骨折或骨折间骨质：无明显错位，仅上颌窦有积血，预计不会出现面部畸形者，无须外科治疗，予以抗感染、止血、鼻收敛剂滴鼻等。

（2）上颌窦骨折：①导致面部畸形者：应尽可能早期整复，一般要求在伤后 24h 内进行，因超过此时限常有软组织肿胀，增加了操作难度。如错过早期整复时机，可待软组织肿胀基本消退后再予复位。②上颌窦前壁骨折内陷：可在下鼻道开窗或采用上颌窦根治术进路，用剥离子等金属器伸入窦内将骨折部分抬起复位，窦内填塞碘仿纱条以做固定。③上壁（眶底）骨折采用上颌窦根治术进路，用器械抬起骨折部分，窦内亦填塞碘仿纱条以做固定与支撑，约一周后经下鼻道窗口取出纱条。④下壁骨折即上牙槽突骨折：建议请口腔颌面科医生，进行复位固定处理，尽可能达到解剖复位。

二、额窦骨折

（一）概述

额窦骨折按骨折部位分为前壁骨折、后壁骨折、底部骨折和复合骨折，骨折以额窦前壁常见，骨折又可分为线型骨折、凹陷型骨折、粉碎型骨折 3 种。

（二）临床表现及诊断

其临床表现较为复杂，单纯额窦骨折主要引起鼻出血、额部肿胀或凹陷、眶上缘后移、眼球下移等，因额窦前壁有骨髓，前壁骨折时有继发骨髓炎的可能；鼻额筛眶复合体骨折，常合并鼻额管骨折、泪器损伤和视力障碍；额骨前后壁复合骨折时，常有脑膜损伤，可出现颅前窝积气、血肿或脑脊液鼻漏，有引起颅内严重感染的可能。

（三）治疗

根据伤情、临床表现并借助 X 射线、CT 等影像资料，尽早明确骨折类型，个性化处理，防止并发症的发生。

（1）单纯性线型骨折：无须外科治疗，仅以鼻收敛剂滴鼻保持鼻额管通畅，给予抗生素即可。前壁骨折额部塌陷，可沿眉弓切开，以剥离子进入额窦，挑起塌陷的骨片，使其复位。此法不成，可将窦底凿开，用鼻中隔分离器伸入窦内复位。缝合伤口，应用抗生素以预防骨髓炎。术后消毒鼻前孔，禁止擤鼻。

（2）复杂性骨折：应行常规外科清创，清除窦腔内异物、血块或游离的碎骨片，尽可能保留窦腔黏膜，为预防因鼻额管阻塞引起额窦黏液囊肿，应重建鼻额管通道，恢复额窦引流。临床上可根据实际情况，从额窦底放置一个硅胶扩张管至鼻腔，至完全愈合后取出。后壁凹陷性或粉碎型骨折者，应检查有无脑膜撕裂、脑脊液鼻漏，以便及时用筋膜或肌肉修补。须注意给以足量抗生素控制感染。

如同时伴有眶内或颅内损伤，应请相关科室会诊，根据病情轻重缓急，及时协同处理。

三、筛窦骨折

（一）概述

单独筛窦骨折少见，因筛骨水平板及筛顶均为颅前窝底的一部分，且骨质菲薄，与硬脑膜连接紧密，故筛窦骨折易伴发脑脊液漏；后组筛窦与视神经管毗邻，故外伤有可能损伤视神经；如果筛窦损伤累及筛前动脉，则会导致剧烈鼻出血。筛窦、额窦和眼眶在解剖上关系密切，外伤时常常同时受累，因此 Stran（1970 年）称此处骨折为额筛眶复合体骨折。

（二）临床表现及诊断

其伤情复杂，常包括：①颅脑损伤，如颅底骨折、脑震荡、脑脊液鼻漏等；②鼻部损伤，可发生鼻额管损伤、鼻根部塌陷且扁平宽大（内眦间距在 40mm 以上，国人正常值为 34 ~ 37mm），额窦和筛窦骨折；③眼部损伤、泪器损伤、视神经管骨折，出现视力障碍，MarcusGunn 瞳孔（即伤侧无直接对光反射，但间接对光反射存在）。

（三）治疗

单独发生筛窦骨折不影响功能者，一般不需手术处理。额筛眶复合体骨折无视力障碍者可早期行骨折复位。如有眼球外伤视力减退者应先行眼科急诊手术，然后择期骨折复位。因视神经管骨折所致的视力下降，应做视神经管减压术。出现严重鼻出血，鼻腔填塞无效者，应考虑筛前动脉破裂出血，需结扎筛前动脉。眶内血肿形成张力较高时，应及时开放筛窦或眶内减压，手术可经由鼻内窥镜下鼻腔进路或鼻外进路。如有脑脊液鼻漏发生，经保守治疗无效时，应行脑脊液鼻漏修补术。

四、蝶窦骨折

蝶窦骨折因其位于颅底中央的蝶骨体内，单独发生者罕见，多合并颅底骨折、后组筛窦骨折。蝶窦外侧壁因有颈内动脉管和视神经管，蝶窦骨折时可并发视神经管骨折导致的视神经损伤和颈内动脉破裂，导致视力下降和极其剧烈大出血。若蝶窦顶壁骨折可累及蝶鞍内的脑垂体，发生创伤性尿崩症，并可出现脑脊液鼻漏或耳漏。因此，蝶窦骨折严重时常病情危重，应根据伤情轻重，依"先救命，后功能"的原则和神经外科、眼科等共同处理。

第四节　眶尖及视神经管骨折

一、概述

眶尖及视神经管骨折系在严重的闭合性颅脑外伤，尤在额部、眉弓部钝挫伤时，导致颅底、后组鼻窦骨折合并眶尖、视神经骨管骨折，造成的视神经损伤。1890 年 Battle 首先提出此种视力丧失为视神经管骨折所致的视神经损伤。在颅脑外伤发病中 6% ~ 8% 的病例伴有视神经管骨折。本病若处理不及时，可使许多患者失去难得的治疗机会，甚至终身失明。

二、临床表现及诊断

患者有头面部外伤史，并出现相应的外伤症状，视力减退多在受伤时立即发生，少数可在伤后几小时减退或丧失。检查伤侧瞳孔无直接对光反射，但间接对光反射存在。眼底正常，但视神经乳头在伤后不久即因萎缩而苍白，视野可有改变。常有伤侧鼻出血或脑脊液鼻漏。高分辨率 CT 薄层扫描可能观察到眶尖及视神经管骨折征，但未发现视神经管骨折征并不能排除视神经管骨折。

三、治疗

按急症及早行视神经管减压术。其适应证是：头面部外伤后视力下降，CT检查发现视神经管骨折，应即时进行减压手术。如果未发现明显视神经管骨折，经大量糖皮质激素治疗12h以上，视力无改善者亦应将视神经管减压。

1. 视神经管减压术

（1）鼻内窥镜经筛窦、蝶窦探查视神经管减压术：一般在全麻下进行，打开筛泡、中鼻甲基板、后组筛窦和蝶窦前壁，暴露纸板后部及蝶窦外侧壁，使其尽量在一个平面，此时多可见到后筛骨折、瘀血、纸板及蝶窦外侧壁骨折，上述过程一般出血甚少，解剖标志清楚，较易完成。寻找视神经管隆突和颈内动脉隆起，电钻磨薄视神经管内侧壁，并间断用生理盐水冲洗术腔，以防止电灼热损伤视神经，用骨翘小心祛除纸板后部和视神经管内侧壁全长1/3～1/2周径，祛除骨质时不应将视神经作为骨翘的支撑物，注意清理术腔及视神经周围的骨折碎片和血肿，切开视神经鞘膜时，应避开视神经下方的眼动脉，同时切开总腱环。在开放的管段视神经内侧松松放置庆大霉素和地塞米松吸收性明胶海绵，术腔填塞凡士林纱条。

（2）鼻外筛蝶窦进路（眶内进路）视神经管减压术：先完成鼻外筛窦开放术，剥离眶内侧壁，暴露筛前动脉和筛后动脉，沿其连线向后分离，距内眦4.5～5.0cm处即可见视神经孔内侧缘的隆起部，在手术显微镜下祛除骨折碎片，尽量祛除视神经管内侧壁全长1/3～1/2周径。切开视神经鞘膜，并切开总腱环，放置庆大霉素和地塞米松吸收性明胶海绵填塞术腔，充分止血后分层缝合。

（3）两种手术进路优缺点：经鼻外筛蝶窦进路视神经管减压术是临床上常用的手术进路，视野较大，进路直接，解剖标志清楚，筛前筛后神经血管管束和视神经眶口几乎位于一直线上，分离眶骨膜后很容易找到视神经眶口，定位视神经眶口较准确，但是，该进路相对需切除的组织多，如纸样板、泪骨、上颌骨额突、鼻骨等，术中出血多，术后面部遗留瘢痕，手术时间长。鼻内窥镜下的视神经管减压术，术中很少损伤筛前筛后动脉，术中出血明显减少，术中较小范围切除纸样板和筛蝶窦，手术时间短，进路直接，面部不留瘢痕，但要求术者熟练掌握鼻内窥镜操作，要求患者术前CT显示蝶窦、后组筛窦发育要好，无骨质增生。客观来说，上述两种手术进路为不同的患者和术者提供了更为适合个性化的选择，但最终的治疗效果，还是取决于视神经损伤的类型、患者视力丧失程度、手术时间及视神经管减压术的正确应用。

目前认为，两种手术进路的手术效果还未表现出明显的差别，但经鼻内窥镜鼻内筛蝶窦进路视神经管减压术因其损伤小，出血少，手术时间短，可在具有熟练内窥镜技术的基础上更多选择性地应用。

（4）与手术效果有关的因素：视力损害出现的早晚对于判定视神经损伤的程度、手术适应证的选择及预后相当重要。一般说来，外伤后立即失明，通常表示视神经严重撕裂伤、挫伤，甚至部分或全部断裂，手术减压多无效，而对于外伤后有视力（即使有短暂的视力）或外伤后视力逐渐下降，一般表示视神经未完全损伤，可能为视神经的震荡伤、视神经周围及鞘内血肿、视神经管变形或骨折碎片对视神经的压迫、视神经水肿、视神经血液循环障碍等病理改变，这时有必要立即进行视神经管减压术，以解除视神经管或鞘膜对水肿视神经的压迫，同时可解除骨折碎片、视神经周围血肿对视神经的压迫，这种病例通常可获得较好的治疗效果。但在临床实际工作中，因患者受伤后常常出现昏迷、面部肿胀瘀血等症状，此时全力抢救患者生命，往往需待患者清醒、面部眼睑消肿后才发现视力丧失，给判定视力损害出现的早晚带来了困难。

现有研究认为：外伤后立即失明，损伤时间较长和闪光视觉诱发电位（FVEP）检查无波形出现的患者无手术指征。

2. 其他治疗

手术前后均应使用糖皮质激素、抗生素、神经营养剂，并可在手术后酌情使用促进微循环药物，以及辅以高压氧治疗。

第五节　脑脊液鼻漏

一、概述

脑脊液鼻漏可分为外伤性脑脊液鼻漏和非外伤性脑脊液鼻漏，外伤性脑脊液鼻漏可分为急性和迟发性两类，迟发性脑脊液鼻漏可发生在伤后或手术后 6d 至数年，非外伤性脑脊液鼻漏较为少见，常因肿瘤或脑积水等因素所致。脑脊液鼻漏若长期不能治愈：必将并发化脓性脑膜炎而危及生命，因此，脑脊液鼻漏应早期诊断并给予积极治疗。

二、临床表现及诊断

1. 临床特征

脑脊液鼻漏以外伤性最常见，占 2/3 以上。据统计，颅脑外伤病例中 2% 伴有脑脊液鼻漏，颅底骨折的病例中 5% 伴有脑脊液鼻漏。发生频率最高的是颅前窝骨折所致的脑脊液鼻漏。鼻窦或颅底手术也为其常见原因。

2. 诊断要点

①有明确的外伤或鼻 – 颅底手术史；②清水样或者淡红色鼻漏液，鼻漏液滴在纸上即化开，无黏性；③有时可见颅前窝骨折的相关体征如"熊猫眼"；④鼻漏液葡萄糖定量检查，其含量超过 1.7mmol/L 即可确诊。

但瘘孔定位诊断较为困难。一般可采用以下方法：鼻内镜检查法，粉剂冲刷法，棉片法，椎管内注药法，CT 鼻 – 颅底薄层扫描和 MRI 水成像。

三、治疗

1. 脑脊液鼻漏的治疗原则

①外伤后早期出现的脑脊液鼻漏以非手术治疗为主，若保守治疗 3 ~ 4 周无效可手术治疗；②病情重或者有明显颅内感染及脑水肿时，需待病情缓解、急性炎症控制或消失后再行手术；③在治疗原发病如脑瘤、脑膜 – 脑膨出或因开放性颅脑损伤或颅内血肿合并脑脊液鼻漏者，可在治疗原发病之后或同时修补鼻漏；④迟发性或者复发性脑脊液鼻漏应尽早手术。

2. 保守治疗

外伤性脑脊液鼻漏大部分可经保守治疗而愈，其常用的方法有：①静卧，保持半坐位，避免用力咳嗽、擤鼻，防止便秘；②使用降低颅内压的药物，常用 20% 甘露醇 125 ~ 250mL 快速静脉滴注，每 8h 一次；③漏孔在筛骨筛板流量较少的脑脊液鼻漏，可在表面麻醉下，用鼻内镜确定漏孔部位后，用卷棉子蘸少许 20% 硝酸银在鼻内镜下涂于漏孔边缘的黏膜上，刺激形成新的创面，促进愈合；④全身使用能透过血 – 脑脊液屏障的抗生素，如青霉素、氯霉素、磺胺等，如哌拉西林他唑巴坦钠 4.5g，每日 2 次；⑤必要时做腰椎穿刺留置脑脊液引流管降颅内压。

3. 手术治疗

脑脊液鼻漏的手术治疗主要是手术修补，分为颅内法和颅外法。颅内法由神经外科医师开颅进行修补，创伤较大，现多用于颅脑外伤清创止血当时修复，或用于颅底肿瘤手术后修复重建。颅外法又分为鼻内法和鼻外法，传统的颅外法难以修补部位深在的复杂型脑脊液鼻漏，且创伤较大，脸上留有瘢痕，现多用于额窦脑脊液鼻漏的修补。目前多使用鼻内镜手术修补脑脊液鼻漏，国内文献报道经鼻内镜手术修补脑脊液鼻漏的病例已有逾千例，1 次手术修补成功率在 90% 以上。应用鼻内镜手术修补脑脊液鼻漏，具有创伤小、成功率高、并发症少等优点，已得到国内外医学界同行的广泛认同。

（1）经鼻内镜修补脑脊液鼻漏的手术适应证：①筛顶、筛板、蝶窦及部分额窦底后壁的脑脊液鼻漏；②外伤性脑脊液鼻漏经非手术治疗无效；③自发性脑脊液鼻漏及部分外伤后迟发性脑脊液鼻漏；④医源性脑脊液鼻漏在术中发现或术后发现经非手术治疗无效；⑤排除严重颅内创伤、出血、感染，全身情况稳定能接受全身麻醉手术。

（2）手术径路选择：术前仔细阅读 CT（鼻－颅底薄层扫描）或者 MRI 水成像，同时结合鼻内镜检查确定颅底大致缺损位置，根据缺损部位的特点选择不同的手术径路。Messerkinger 手术径路适用于来源于嗅裂和中鼻道的脑脊液鼻漏或者术前明确筛顶筛板有骨质破坏的患者。Wigand 手术径路适用于蝶窦鞍区的脑脊液鼻漏，即直接经鼻开放蝶窦的方法。

（3）鼻内镜下漏口定位和漏口处理：首先根据影像学资料开放筛窦或者蝶窦，在开放筛窦、蝶窦的同时寻找漏口，最后明确漏口位置。判断漏口的方法是：①漏口位置的鼻窦黏膜多呈高度水肿，呈灰白色，可帮助我们探查；②如果术中发现微量可疑漏出液，可用细管吸引器边吸边仔细观察，若见线状液体流动，可确定脑脊液鼻漏存在，再根据流出部位寻找漏口。处理漏口时要充分开放漏口周围气房，探查漏口情况，刮出漏口中的肉芽及碎骨片，创造新的创面。在必要时用电凝止血。对位于蝶窦侧壁的脑脊液鼻漏，处理漏口时要特别注意避免损伤重要解剖结构。

（4）修补材料的选择：对于较小的漏口（直径小于 5mm）可选择高分子材料或自体脂肪、肌筋膜及鼻黏膜修补，再用生物胶和吸收性吸收性明胶海绵，然后用膨胀海绵填塞鼻窦鼻腔；对于较大的漏口（直径大于 10mm）宜用大块的阔筋膜并同时用生物蛋白胶。

（5）术后处理：①全身大剂量使用能透过血－脑脊液屏障的抗生素（如哌拉西林他唑巴坦钠 4.5g，每日 2 次）至少 10 ~ 14d，至鼻腔内纱条抽完为宜，以控制或预防颅内感染。必要时腰椎穿刺置管引流降低颅内压。②术后最初数天患者取半坐卧位，防止咳嗽、便秘。③应用脱水剂，如静脉输入 20% 甘露醇 250mL，每日 2 次，慎用糖皮质激素。④鼻腔填塞物可 10 ~ 14d 后取出。

第七章

鼻腔炎性疾病

第一节　急性鼻炎

急性鼻炎是鼻腔黏膜急性病毒感染性炎症，多称为"伤风"或"感冒"，但与流行性感冒有别，故又称为普通感冒。常延及鼻窦或咽部，传染性强，多发于秋冬流行季气候变换之际。

一、概述

1. 致病原因

此病先系病毒所致，后继发细菌感染，亦有认为少数病例由支原体引起。在流行季节中，鼻病毒在秋季和春季最为流行，而冠状病毒常见于冬季。至于继发感染的细菌，常见者为溶血性或非溶血性链球菌、肺炎双球菌、葡萄球菌、流行性感冒杆菌及卡他球菌。这些细菌常无害寄生于人体的鼻腔或鼻咽部，当受到病毒感染后，局部防御力减弱，同时全身抵抗力亦减退，使这些病菌易侵入黏膜而引起病变。

2. 常见诱因

（1）身体过劳，烟酒过度以及营养不良或患有全身疾病，常致身体抵抗力减弱而患此病。

（2）受凉受湿后，皮肤及呼吸道黏膜局部缺血，如时间过久，局部抵抗力减弱，于是病毒、细菌乘机侵入而发病。

（3）鼻部疾病如鼻中隔偏曲、慢性鼻咽炎、慢性鼻窦炎、鼻息肉等，均为急性鼻炎诱因。

（4）患腺样体或扁桃体炎者。

另外，鼻部因职业关系常受刺激，如磨粉、制皮、烟厂工人易患此病；受化学药品如碘、溴、氯、氨等刺激。或在战争时遭受过毒气袭击，亦可发生类似急性鼻炎的症状，一次伤风之后，有短暂免疫期，一般仅1个月左右，故易得病者，常在1年之中有数次感冒。

二、临床表现

为一种单纯炎症变化，当病变开始时，因黏膜血管痉挛，局部缺血，腺体分泌减少继而发生反射性神经兴奋作用，很快使黏膜中血管和淋巴管扩张，腺体及杯状细胞扩大，黏膜水肿，分泌物增多而稀薄似水，黏膜中有单核细胞及多形核白细胞浸润。此后，白细胞浸润加重，大量渗出黏膜表面，上皮细胞和纤毛坏死脱落，鼻分泌物渐成黏液脓性或脓性，若无并发症，炎症逐渐恢复，水肿消除，血管已不扩张，表皮细胞增殖，在2周内即恢复至正常状态。

三、症状

1. 潜伏期

一般于感染后 1～3d 有鼻腔内不适感、全身不适及食欲减退等。

2. 初期

开始有鼻内和鼻咽部瘙痒及干燥感，频发喷嚏，并有畏寒、头胀、食欲减退和全身乏力等。鼻腔检查可见黏膜潮红，但较干燥。

3. 中期

初期持续 2 周后，出现鼻塞，流出多量水样鼻涕，常伴有咽部疼痛、发热；热因人而异，一般 37～38℃，小儿多有高热达 39℃ 以上者。同时头重头痛，头皮部有痛觉过敏及四肢酸软等。此期持续 1～2d。鼻腔检查可见黏膜高度红肿，鼻道分泌物较多，为黏脓性。

4. 晚期

鼻塞更重，甚至完全用口呼吸，鼻涕变为黏液脓性或纯脓性。如鼻窦受累，则头痛剧烈，鼻涕量亦多。若侵及咽鼓管，则有耳鸣及听力减退等症。炎症常易向下蔓延，致有咽喉疼痛及咳嗽。此时检查可见下鼻甲红肿如前，但鼻道内有多量脓涕。此期持续 3～5d，若无并发症，鼻塞减退，鼻涕减少，逐渐恢复正常。但一般易并发鼻窦炎及咽、喉及气管等部位化脓性炎症，使流脓涕、咳嗽及咳痰等拖延日久。

5. 免疫期

一般在炎症消退后可有 1 个月左右的免疫期，之后免疫力迅速消失。

四、诊断

根据患者病史及鼻部检查，不难确定诊断，但应注意是否为其他传染病的前驱症状。此病应与急性鼻窦炎、鼻部白喉及变态反应性鼻炎相鉴别。

1. 急性鼻窦炎

多位于一侧，白细胞增多，局部疼痛和压痛，前鼻孔镜检有典型发现。

2. 变态反应性鼻炎

有变态反应发作史，无发热，鼻黏膜肿胀苍白，分泌物清水样，其中嗜酸性粒细胞增多。

3. 鼻白喉

具有类似症状，但鼻腔内常流血液，且有假膜形成，不难鉴别。

五、治疗

以支持和对症治疗为主，同时注意预防并发症。

（一）全身治疗

（1）休息、保暖，发热患者需卧床休息，进高热量的饮食，多饮水，使大小便通畅，以排出毒素。

（2）发汗疗法：①生姜、红糖、葱白煎汤热服。②解热镇痛药复方阿司匹林 1～2 片，每日 3 次，阿司匹林 0.3～0.5g，每日 3 次或克感敏 1～2 片，每日 3 次等。

（3）中西合成药：板蓝根冲剂、吗啉呱等。

（4）合并细菌感染或有并发症可疑时，应用磺胺类及抗生素药物。

（二）局部治疗

（1）对鼻塞者可用 1% 麻黄碱液滴鼻或喷雾，使黏膜消肿，以利引流。对儿童用药须使用低浓度（0.5%）。

（2）针刺迎香、上星、神庭、合谷穴。

（3）急性鼻炎中期，应提倡正确的擤鼻法，切忌用力擤鼻，否则可引起中耳炎或鼻窦炎。

六、预防

患急性鼻炎后，可以产生短期免疫力，1个月左右后可以再发病，应特别注意预防。预防原则为增强抵抗力、避免传染和加强治疗等几方面。

1. 增强机体抵抗力

经常锻炼身体，提倡冷水洗脸、冷水浴、日光浴，注意劳逸结合与调节饮食，节制烟酒。由于致病病毒种类繁多，而且相互间无交叉免疫，故目前尚无理想的疫苗用于接种。在小儿要供以足够的维生素A、维生素C等，在流行期间，可采用丙种球蛋白或胎盘球蛋白或流感疫苗，有增强抵抗力以及一定的预防感冒之效。

2. 避免传染

患者要卧床休息，可以减少互相传染。应养成打喷嚏及咳嗽时用手帕盖住口鼻的习惯。患者外出时要戴口罩，尽量不去公共场所。流行期间公共场所要适当消毒等。

3. 加强治疗

积极治疗上呼吸道病灶性疾病，如鼻中隔偏曲、慢性鼻窦炎等。

第二节　慢性鼻炎

慢性鼻炎是鼻黏膜和黏膜下层的慢性炎症。临床表现以黏膜肿胀、分泌物增多、无明确致病微生物感染、病程持续4周以上或反复发作为特征，是耳鼻咽喉科的常见病、多发病，也可为全身疾病的局部表现。按照现代观点，慢性炎症反应是体液和细胞介导的免疫机制的表达，依其病理和功能紊乱程度，可分为慢性单纯性鼻炎和慢性肥厚性鼻炎，二者病因相同，且后者多由前者发展而来，病理组织学上没有绝对的界限，常有过渡型存在。

一、概述

（一）病因

慢性鼻炎病因不明，常与下列因素有关。

1. 全身因素

（1）慢性鼻炎常为些全身疾病的局部表现。如贫血、结核、糖尿病、风湿病以及慢性心、肝、肾疾病等，均可引起鼻黏膜长期瘀血或反射性充血。

（2）营养不良：维生素A、维生素C缺乏，烟酒过度等，可使鼻黏膜血管舒缩功能发生障碍或黏膜肥厚，腺体萎缩。

（3）内分泌失调：如甲状腺功能低下可引起鼻黏膜黏液性水肿；月经前期和妊娠期鼻黏膜可发生充血、肿胀，少数可引起鼻黏膜肥厚。同等的条件下，青年女性慢性鼻炎的发病率高于男性，考虑可能与机体内性激素水平尤其是雌激素水平增高有关。

2. 局部因素

（1）急性鼻炎的反复发作或治疗不彻底，演变为慢性鼻炎。

（2）鼻腔或鼻窦慢性炎症可使鼻黏膜长期受到脓性分泌物的刺激，促使慢性鼻炎发生。

（3）慢性扁桃体炎及增殖体肥大，邻近感染病灶的影响。

（4）鼻中隔偏曲或棘突时，鼻腔狭窄妨碍鼻腔通气引流，以致易反复发生炎症。

（5）局部应用药物：长期滴用血管收缩剂，引起黏膜舒缩功能障碍，血管扩张，黏膜肿胀。丁卡因、利多卡因等局部麻药，可损害鼻黏膜纤毛的传输功能。

3. 职业及环境因素

由于职业或生活环境中长期接触各种粉尘，如煤、岩石、水泥、面粉、石灰等，各种化学物质及刺激性气体，如二氧化硫、甲醛及酒精等，均可引起慢性鼻炎。环境温度和湿度的急剧变化也可导致本病。

4. 其他

（1）免疫功能异常：慢性鼻炎患者存在着局部免疫功能异常，鼻塞可妨碍局部抗体的产生，从而减弱上呼吸道抗感染的能力。此外，全身免疫功能低下，鼻炎容易反复发作。

（2）不良习惯：烟酒嗜好容易损伤黏膜的纤毛功能。

（3）过敏因素：与儿童慢性鼻炎关系密切，随年龄增长，过敏因素对慢性鼻炎的影响逐渐降低。

（二）病理

慢性单纯性鼻炎鼻黏膜深层动脉和静脉，特别是下鼻甲的海绵状血窦呈慢性扩张，通透性增加，血管和腺体周围有以淋巴细胞和浆细胞为主的炎细胞浸润，黏液腺功能活跃，分泌增加。而慢性肥厚性鼻炎，早期表现为黏膜固有层动、静脉扩张，静脉和淋巴管周围淋巴细胞和浆细胞浸润。静脉和淋巴管回流障碍，静脉通透性增加，黏膜固有层水肿；晚期发展为黏膜、黏膜下层，甚至骨膜和骨的局限性或弥漫性纤维组织增生、肥厚，下鼻甲最明显，其前、后端和下缘可呈结节状、桑椹状或分叶状肥厚，或发生息肉样变，中鼻甲前端和鼻中隔黏膜也可发生。二者病因基本相似，病理学上并无明确的界限，且常有过渡型存在，后者常由前者发展、转化而来，但二者临床表现不同，治疗上也有区别。

鼻黏膜的肿胀程度和黏液分泌受自主神经的影响，交感神经系统通过调节容量血管的阻力而调节鼻黏膜的血流，副交感神经系统通过调节毛细血管而调节鼻黏膜的血容量。交感神经兴奋时，鼻黏膜血管阻力增加，进入鼻黏膜的血流减少，导致鼻黏膜收缩，鼻腔脉管系统的交感神经兴奋性部分受颈动脉、主动脉化学感受器感受 CO_2 的压力影响。副交感神经兴奋导致毛细血管扩张，鼻黏膜充血、肿胀，翼管神经由源自岩浅大神经的副交感神经和源自岩深神经的交感神经构成，分布于鼻腔鼻窦的黏膜，支配鼻腔鼻窦黏膜的血液供应，影响鼻黏膜的收缩和舒张。

鼻腔感受鼻腔气流的敏感受体主要位于双侧下鼻甲，这些受体对温度敏感，故临床上有时用薄荷醇治疗鼻塞，这也是下鼻甲切除术后鼻阻力与患者的自觉症状不相符合的原因所在。此外，下鼻甲前部也是组成鼻瓣区的重要结构，鼻瓣区是鼻腔最狭窄的区域，占鼻阻力的50%，下鼻甲前端的处理对鼻塞的改善具有重要作用。

二、临床表现

1. 鼻塞

鼻塞是慢性鼻炎的主要症状。单纯性鼻炎引起的鼻塞呈间歇性和交替性，平卧时较重，侧卧时下侧较重。平卧时鼻黏膜肿胀似与颈内静脉压力有关，斜坡位与水平位呈20°时，静脉压几乎等于0，小于20°时静脉压相应增加，静脉压增加对健康的鼻黏膜无太大影响，但患有鼻炎者则可引起明显的鼻塞症状。侧卧时下侧的鼻腔与同侧邻近的肩臂的自主神经系统有反射性联系。安静时鼻塞加重，劳动时减轻，是因为劳动时交感神经兴奋，鼻黏膜收缩所致。此外，慢性鼻炎患者鼻黏膜较正常鼻黏膜敏感，轻微的刺激使可引起明显的反应而出现鼻塞症状。肥厚性鼻炎的主要症状也为鼻塞，但程度较重，呈持续性，轻重不一，单侧阻塞或两侧阻塞均可发生。鼻黏膜肥厚、增生，呈暗红色，表面不平。呈结节状或桑椹样，有时鼻甲骨也肥大、增生，舒缩度较小，故两侧交替性鼻塞并不常见，严重时，患者张口呼吸，严重影响患者的睡眠。

2. 嗅觉障碍

慢性鼻炎对嗅觉的影响较小，鼻黏膜肿胀严重阻塞嗅裂时或中下鼻甲肿大使鼻腔呼吸气流减少可以引起呼吸性嗅觉减退或缺失；若长期阻塞嗅区，嗅区黏膜挤压致嗅区黏膜上皮退化或合并嗅神经炎时，则成为感觉性嗅觉减退或缺失。

3. 鼻涕

单纯性鼻炎鼻涕相对较多，多为黏液性，继发感染时可为黏脓性或脓性。肥厚性鼻炎鼻涕相对较少，为黏液性或黏脓性。

4. 头痛

鼻黏膜肿胀堵塞窦口可以引起负压性头痛；鼻黏膜发炎时鼻黏膜的痛阈降低，如挤压鼻黏膜常可引起反射性头痛。此外，若中鼻甲肥大挤压鼻中隔，由于接触处的后方吸气时负压较高，使其黏膜水肿及形成瘀斑，这些局部改变对于敏感的人则可引起血管扩张性头痛。

5. 闭塞性鼻音

慢性鼻炎由于鼻黏膜弥漫性肿胀，鼻腔的有效横截面积明显减少，患者发音时呈现闭塞性鼻音。

6. 其他

（1）影响鼻窦的引流功能，继发鼻窦炎。慢性鼻炎时鼻黏膜弥漫性肿胀，特别是中下鼻甲肥大对鼻窦的通气引流功能具有重要影响。中鼻甲是窦口鼻道复合体中重要的组成部分，首先中鼻甲位于鼻腔的正中位、窦口鼻道复合体的前部，像一个天然屏障保护着中鼻道及各个窦口，鼻腔呼吸的气流首先冲击中鼻甲；中鼻甲存在丰富的腺体，是鼻腔分泌型抗体的主要来源，因此中鼻甲病变影响窦口的通气引流，继发鼻窦炎。此外，下鼻甲肥大不仅影响鼻腔的通气，而且可以造成中鼻道的狭窄，影响鼻窦的通气引流，继发鼻窦炎。

（2）继发周围炎症：鼻涕流向鼻咽部可继发咽喉炎；若鼻涕从前鼻孔流出，可造成鼻前庭炎。若下鼻甲前端肥大明显可阻塞鼻额管，造成溢泪及泪囊炎；若后端肥大明显；突向鼻咽部影响咽鼓管咽口，可造成中耳炎。

7. 检查

慢性单纯性鼻炎双侧下鼻甲肿胀，呈暗红色，表面光滑、湿润，探针触诊下鼻甲黏膜柔软而富有弹性，轻压时有凹陷，探针移去后立即恢复；鼻黏膜对血管收缩剂敏感，滴用后下鼻甲肿胀即消退；鼻底、下鼻道或总鼻道内有黏稠的黏液性鼻涕聚集，总鼻道内常有黏液丝牵挂。而慢性肥厚性鼻炎鼻黏膜增生、肥厚，呈暗红色和淡紫红色，下鼻甲肿大，阻塞鼻腔，黏膜肥厚，表面不平，呈结节状或桑椹状，触诊有硬实感，不易出现凹陷. 或虽有凹陷，但不立即恢复，黏膜对 1% 麻黄碱棉片收缩反应差。

三、诊断与鉴别诊断

依据症状、鼻镜检查及鼻黏膜对麻黄碱等药物的反应，诊断并不困难，但应注意与结构性鼻炎伴慢性鼻炎者相鉴别。鼻内镜检查及鼻窦 CT 能全面了解鼻腔鼻窦的结构及有无解剖变异和鼻窦炎。全面衡量结构、功能与症状的关系，正确判断病因及病变的部位，治疗才能取得较好的效果。

慢性单纯性鼻炎和慢性肥厚性鼻炎鉴别要点见表 7-1。

表 7-1 慢性单纯性鼻炎和慢性肥厚性鼻炎鉴别要点

	慢性单纯性鼻炎	慢性肥厚性鼻炎
鼻塞	间歇性（冬季、夜间、静坐时明显，夏季、白天、运动时减轻或消失），两侧交替性	持续性
鼻涕	略多，黏液性	多，黏液性或黏脓性，不易擤出
味觉减退	不明显	可有
闭塞性鼻音	无	有
头痛、头昏	可有	常有
咽干、耳塞闭感	无	可有
前鼻孔镜所见	下鼻甲黏膜肿胀，表面光滑，暗红色	下鼻甲黏膜肥厚，暗红色，表面光滑或不平，或呈结节状、桑葚状或分叶状，鼻甲骨可肥大
下鼻甲探针触诊	柔软，有弹性，轻压时有凹陷，探针移去后立即恢复	有硬实感，轻压时无凹陷，或虽有凹陷，但不立即恢复
对 1%～2% 麻黄碱的反应	黏膜收缩明显，下鼻甲缩小	黏膜不收缩或轻微收缩，下鼻甲大小无明显改变
治疗	非手术治疗	一般宜手术治疗

四、治疗

慢性鼻炎的治疗应以根除病因、改善鼻腔通气功能为原则。首先应该积极消除全身与局部可能致病的因素，改善工作生活环境条件，矫正鼻腔畸形，避免长期应用血管收缩剂。其次是加强局部治疗，抗感染，消除鼻黏膜肿胀，使鼻腔和鼻窦恢复通气及引流，尽量恢复纤毛和浆液黏液腺的功能。慢性鼻炎并发感染的，可用适合的抗生素溶液滴鼻。为了消除鼻黏膜肿胀，使鼻腔及鼻窦恢复通气和引流，可用血管收缩剂如麻黄碱滴鼻液滴鼻，但儿童尽量不用，即使应用不宜大于 1 周，防止多用、滥用血管收缩剂。采取正确的擤鼻涕方法清除鼻腔过多的分泌物，有助于鼻黏膜生理功能的恢复，避免继发中耳炎。慢性单纯性鼻炎的组织病理改变属可逆性，局部治疗应避免损害鼻黏膜的生理功能。肥厚性鼻炎同单纯性鼻炎的治疗一样首先消除或控制其致病因素，然后才考虑局部治疗，但局部治疗的目的随各阶段的病理改变而异，在鼻黏膜肥厚、但无明显增生的阶段，宜力求恢复鼻黏膜的正常生理功能，如已有明显增生，则应以减轻鼻部症状和恢复肺功能为主。局部治疗的方法如下。

（一）局部保守治疗

适合于慢性单纯性鼻炎及慢性肥厚性鼻炎局部应用血管收缩剂尚能缩小者。

1. 单纯性鼻炎

以促进局部黏膜恢复为主，可利用 0.25% ~ 0.5% 普鲁卡因在迎香穴和鼻通穴做封闭，或做鼻匠或双侧下鼻甲前端黏膜下注射，给以温和的刺激，改善局部血液循环，每次 1 ~ 1.5mL，隔日 1 次，5 次为 1 疗程。此外，可以配合三磷腺苷、复方丹参、654-2、转移因子、干扰素、皮质类固醇激素等进一步加强局部的防御能力，以利于黏膜的恢复，但应防止视网膜中央动脉栓塞。预防措施：不提倡以乳剂或油剂做下鼻甲注射。下鼻甲注射前应常规做鼻甲黏膜收缩，乳剂或油剂中可加入 1 : 1 的 50% 葡萄糖液稀释，注射过程中应边注边退。避开下鼻甲近内侧面与上面交界处进针。高新生在表面麻醉下用冻干脾转移因子粉剂 1mL 加生理盐水 2mL 溶解后于每侧下鼻甲内注射 1mL，每周 1 次，4 次为 1 疗程，总有效率 97.8%，其机制为转移因子是一种新的免疫调节与促进剂，可增强人体的细胞免疫功能，提高人体的防御能力，从而使鼻黏膜逐渐恢复其正常的生理功能。王立平利用三磷腺苷下鼻甲注射治疗慢性单纯性鼻炎 280 例也取得了 93.2% 的良好效果。陈仁物等对下鼻甲注射针头进行了研制和临床应用，具有患者痛苦小、药液分布均匀、见效快、明显缩短疗程、提高疗效等优点。其具体方法：将 5 号球后针头的尖端四面制成筛孔状的一种专用针头，分为Ⅰ、Ⅱ、Ⅲ 3 种型号。①Ⅰ号：2 个孔，孔距 4mm，适合下鼻甲肥大局限和青年患者。②Ⅱ号：3 个孔，孔距 5mm，适合下鼻甲前端肥大者。③Ⅲ号：4 个孔，孔距 5mm，适合弥漫性下鼻甲肥大及下鼻甲手术的麻醉。

2. 慢性肥厚性鼻炎

以促进黏膜瘢痕化，从而改善鼻塞症状为主，可行下鼻甲硬化剂注射。常用的硬化剂有 80% 甘油、5% 苯酚甘油、5% 鱼肝油酸钠、50% 葡萄糖、消痔灵、磺胺嘧啶钠等。周全明等报告消痔灵治疗慢性鼻炎 300 例，治愈 291 例，有效 9 例。其方法：消痔灵注射液 1mL 加 1% 利多卡因 1mL 混合后行下鼻甲注射，每侧 0.5 ~ 1mL，7 ~ 10d 1 次，3 次为 1 疗程，间隔两周后可行下一疗程。刘来生等利用磺胺嘧啶钠下鼻甲注射治疗慢性肥厚性鼻炎也取得了良好的效果，其机制为局部产生化学性反应，引起下鼻甲肥厚的黏膜组织萎缩从而改善鼻塞症状。

近年来，随着激光、微波、电离子治疗仪的普及，这方面治疗慢性肥厚性鼻炎的报道愈来愈多，已形成相当成熟的经验。Nd-YAC 激光是利用瞬间高热效应使肥厚的黏膜凝固或气化，造成下鼻甲回缩而改善鼻腔通气，不仅可以直接凝固、气化肥厚的黏膜，而且可以插入黏膜下进行照射，效果可靠但是由于 Nd-YAG 激光水吸收性较低，破坏深度不易控制，而且该激光辐射能 30% ~ 40% 被反向散射，术中可造成周围正常黏膜较大面积的损伤，此外导光纤维前端易被污染，容易折断在黏膜下，术后反应重。微波不仅可以表面凝固黏膜，而且可以将探头直接插入黏膜下，利用微波的生物热效应而凝固黏膜下组织，具有可保持黏膜的完整性、不影响鼻黏膜的生理功能、恢复快、无痂皮形成等优点，另外无探头折断在黏膜下之忧，是治疗慢性肥厚性鼻炎较为理想的方法。电离子治疗仪利用其良好的切割性可以对重度慢性肥厚性鼻炎的肥厚黏膜进行切割而达到改善鼻腔通气的效果，而且术中不易出血，术后反应也轻；术中利用短火火焰凝固、汽化、切割组织，长火火焰凝固止血，但术中应充分收敛鼻黏膜，以防止伤及正常的鼻中隔黏膜。射频利用发射频率 100 ~ 300kHz、波长 0.3km 的低频电磁波作用于病变的组织细胞，致组织细胞内外离子和细胞中的极性分子强烈运动而产生特殊的内生热效应，温度可达 65 ~ 80℃，使组织蛋白变形、凝固，病变区出现无菌性炎症反应，血管内皮细胞肿胀，血栓形成而阻塞血管，组织血供减少，黏膜逐渐纤维化而萎缩从而达到治疗增生性病变的目的，并且具有无散射热效应、无火花、不损伤正常组织、深浅容易控制的优点。辛朝风利用射频治疗慢性肥厚性鼻炎 56 例取得了良好的治疗效果，认为慢性鼻炎的病理基础是鼻甲黏膜下组织增生伴血管扩张，是射频治疗的最好适应证。国外学者认为射频是在黏膜下形成热损伤而不破坏表面黏膜，可以避免术后出血、结痂、出现恶臭味、疼痛、嗅觉减退和鼻腔粘连的缺点，是治疗鼻甲肥大的一种安全而有效的方法。

（二）手术治疗

鼻腔结构复杂。鼻腔每一结构对鼻腔正常生理功能的维持都具有一定作用。正常人中鼻腔的每一结构都完全正常也是很少的。鼻部症状的产生原因是多方面的，或某一结构的形态或结构异常，或几种结构均明显异常，或几种结构轻度异常的协同作用。其中对于多结构的轻度异常和某一结构的形态异常（如下鼻甲过度内展，其本身并不肥大）等情况难以诊断，这种情况常笼统地被称为"结构性鼻炎"。临床上，我们也时常遇到有些人鼻腔某些结构明显异常，但却没有自觉症状；相反，无明显结构异常者，有时也会有明显的自觉症状。因此，在慢性鼻炎的手术治疗中，应仔细检查，全面衡量，解除引起症状的病因，方可获得满意的治疗效果。

1. 中鼻甲手术

中鼻甲手术包括传统的常规手术（中鼻甲部分切除术及中鼻甲全切除术）和中鼻甲成形术。传统的中鼻甲切除术虽然能解除鼻塞症状，但中鼻甲功能受损，并失去了再次手术的解剖标志，同时常规中鼻甲手术后中鼻甲周围的正常黏膜可以出现代偿性增生，导致症状的复发，同时也说明中鼻甲在保持鼻腔的生理功能方面具有重要的作用。目前常用的中鼻甲成形术则在解除症状的同时又避免了传统常规中鼻甲手术所造成的缺陷。

2. 下鼻甲手术

下鼻甲手术包括传统的下鼻甲部分切除术、下鼻甲黏骨膜下切除术、下鼻甲骨折外移术和下鼻甲成形术。最近许多学者对传统的下鼻甲手术进行了改进，并且利用先进的手术器械，对慢性鼻炎的治疗取得了良好的临床效果。下鼻甲黏膜血供丰富。术中极易出血。采用翼腭管注射法可以减少出血，又提高麻醉效果。下鼻甲的大小与鼻腔的阻力关系密切，尤其是下鼻甲的前端，故行下鼻甲手术时应正确估计切除的范围，以便获得满意的临床效果。

国外有学者报道仅做下鼻甲黏骨膜下分离，破坏黏膜下的血管网，肥厚的下鼻甲黏膜呈瘢痕化收缩，而达到改善鼻塞的效果。此方法仅适用于病变程度较轻者。由于引起鼻塞的因素很多，单一手段治疗效果较差，采用阶梯疗法综合治疗方可取得满意的效果，但也不能作为固定模式，可根据具体情况灵活掌握，可考虑优先采用操作简便、患者痛苦小、费用低、疗效好的方法。只有这样才能正确地选择合适的术式，从而达到满意的效果，避免多次手术。总之，慢性鼻炎的手术趋向应以解除患者的症状、创伤小、能保持鼻甲的生理功能为目的。此外，由于慢性鼻炎的病因解除后，肥大的下鼻甲可以转归，故尽量减少下鼻甲手术，特别是防止下鼻甲切除过多造成空鼻综合征。

第三节　鼻息肉

一、概述

鼻息肉是鼻 - 鼻窦黏膜慢性炎症性疾病，以极度水肿的鼻黏膜在中鼻道形成息肉为临床特征。发病率占总人数的 1% ~ 4%，但在支气管哮喘、阿司匹林耐受不良、变应性真菌性鼻窦炎及囊性纤维化患者中，发病率在 15% 以上。发病多在中年以上，男性多于女性。息肉多源自窦口鼻道复合体和嗅裂。

二、临床表现及诊断

1. 症状

持续性鼻塞，嗅觉减退；鼻腔分泌物增多；影响鼻窦引流，可引起鼻窦炎；阻塞咽鼓管咽口可出现耳鸣、耳闷和听力下降；后鼻孔息肉常表现为单侧进行性鼻塞，呼气时经鼻呼气困难。

2. 鼻腔检查

鼻腔内可见一个或多个表面光滑，灰白色、淡黄色或淡红色的半透明如荔枝肉状肿物，触及柔软，一般不易出血，但出血坏死性息肉则触及易出血；多次手术复发者基地宽，不易移动；息肉小者需收缩鼻腔后可见，息肉大者可突至前鼻孔，向后突至后鼻孔及鼻咽部；后鼻孔息肉可见蒂茎自中鼻道向后伸展，位于后鼻孔或鼻咽部。巨大鼻息肉可致外鼻变形，鼻背变宽，形成"蛙鼻"。

3. 影像学检查

鼻窦 CT 扫描，了解病变程度和范围，包括鼻腔的结构。

4. 本病应与下列疾病相鉴别

鼻腔内翻性乳头状瘤、鼻咽纤维血管瘤、鼻腔恶性肿瘤、鼻内脑膜—脑膨出。

三、治疗

鼻息肉的治疗主张综合治疗，包括药物治疗和手术治疗。值得注意的是，鼻息肉的复发多数是因缺乏有效的、规范的和系统的药物治疗。

1. 药物治疗

（1）糖皮质激素：目前除手术之外，糖皮质激素是治疗鼻息肉最有效的药物之一，术前应用可使鼻息肉体积缩小，鼻塞改善，术后应用可防止或延缓鼻息肉复发。

①鼻用糖皮质激素：鼻用糖皮质激素具有较强的局部抗炎作用，可减少鼻息肉组织中淋巴细胞数目，抑制细胞因子的合成，亦可减少鼻息肉组织中嗜酸粒细胞的数目和活化状态。鼻息肉术后鼻内局部使用激素时间通常为 3 ~ 6 个月。

②全身用糖皮质激素：短期全身使用糖皮质激素可减小和控制鼻息肉的生长。术前在鼻用激素的基础上，配合口服激素 3 ~ 5d，可以明显减小鼻息肉。对伴有哮喘患者或有明显变应性因素者，给予激素口服可减少支气管高反应性，缓解症状。

（2）黏液稀化剂：慢性鼻窦炎鼻息肉患者，尤其是由前期手术史者，鼻腔鼻窦黏液纤毛清除功能遭破坏，导致炎症的恶性循环。黏液稀化剂的作用包括：①碱化黏液，降低黏液的黏滞度；②β 拟较感效应，增强纤毛活性，调节分泌；③恢复黏液毯的构成比例。对维护和促进恢复黏液纤毛清除系统功能有重要意义。如桃金娘科树叶提取物（如标准桃金娘油 0.3g 口服，每日 2 次，疗程 3 ~ 6 个月），鼻息肉术后使用一般应持续 3 ~ 6 个月，最好根据鼻腔分泌物的多少和黏膜状况，确定使用时间。

（3）鼻用减充血剂：建议使用盐酸羟甲唑啉喷鼻，如果连续使用应限制在 7d 以内。

（4）其他药物：如白细胞三烯受体拮抗剂、抗组胺药（如氯雷他定片 10mg，空腹，每日 1 次，口服 5 ~ 7d）等，可以起到抗变态反应和抗炎的作用。

2. 手术治疗

（1）手术时机：规范化药物治疗 6 ~ 8 周以上仍无效时。治疗无效的判断标准包括：①症状无明显缓解，或者患者自觉症状缓解不满意要求手术；②鼻内镜检查鼻黏膜炎症未得到有效控制，或与此有关的分泌物无明显减少；③鼻窦影像学检查提示病灶仍较广泛或窦口引流不畅等。

（2）术前处理：①术前检查鼻窦 CT，变应性因素评估及与手术有关的检查，如心电图、胸片、血常规、凝血功能、术前标志物、肝功肾功等；②术前用药，如同前述规范药物治疗方案，最好于术前 2 周开始；③术前对患者症状评估，知情同意及沟通；④手术前修剪鼻毛，术前 30min 使用止血药、镇静药物；⑤麻醉方式选择应依据病情的严重程度及结合患者要求，选择局麻或全麻；⑥手术器械应选择合适正确的手术器械对手术效果起一定作用。

（3）手术方法：主要有圈套法和电动切吸法。

①圈套法：鼻腔在丁卡因＋肾上腺素表面麻醉下，用鼻镜或鼻内窥镜，明视下，了解息肉大小，范围以及根蒂位置，和周围组织有无粘连，用鼻圈套器伸入鼻腔，沿鼻中隔平面插至息肉下部，转动钢丝圈套住息肉，并将圈套器顶端向息肉的蒂部推进，逐渐收紧钢丝圈，但又不能紧到切除息肉程度，然后用力向下急速拉出，使息肉连同根蒂一并摘除。可用丁卡因＋肾上腺素棉片压迫止血，稍待片刻后取出，再将深部息肉同法切除。若有残留根蒂可用鼻息肉钳挟住后，旋转拉下，拉出息肉时，有时筛房被开放，鼻窦内有息肉应将息肉、息肉样变的黏膜切除，鼻窦内无息肉，有脓，应扩大窦口，吸净脓液，清除病变黏膜。术后鼻腔填塞。

②电动切吸法：鼻内窥镜直视下，手术中借助电动切割器将息肉或息肉样变的黏膜组织切吸干净。术后鼻腔填塞。

（4）术后处理：①术后注意避免用力擤鼻，避免剧烈活动，清淡温凉饮食；②应用抗生素1周，预防感染（如青霉素钠粉针800万U，静脉滴注，每日1次）；③术后全身使用糖皮质激素，抽出鼻腔填塞物后局部使用糖皮质激素3个月以上；④酌情使用抗组胺药物（如氯雷他定片10mg空腹口服，每日1次）；⑤术后黏液稀化剂口服（如标准桃金娘油0.3g口服，每日2次，疗程3～6个月）；⑥鼻腔局部使用油剂，软化结痂，有利于结痂排出；⑦局部鼻用减充血剂；⑧鼻腔冲洗对术腔清洁和保持湿润起重要作用，通常持续3个月左右；⑨鼻窦内窥镜复查半年。

（5）手术并发症及其处理。

①出血：术中损伤筛前动脉、筛后动脉、蝶腭动脉或其分支如鼻腔后外侧动脉等，处理：①因鼻部血管损伤引起的出血可经鼻腔填塞或双极电凝止血；②保守治疗出血不止者，可考虑行经上颌窦做蝶腭动脉结扎术。

②鼻腔粘连：鼻腔粘连常因术后换药不及时或清理不当，特别是中鼻甲与鼻腔外侧壁粘连，可以阻塞上颌窦和额窦开口，导致炎症经久不愈或复发。多数的鼻腔粘连不会引起临床症状，如随访中发现粘连可在局麻下分离。

鼻息肉的基本病理改变是鼻腔鼻窦黏膜的慢性炎症反应，外科手术并不能改变黏膜的这种状态，只能除去息肉解除鼻塞，易再复发。临床观察大约1/5鼻窦炎鼻息肉术后复发病例与变应性鼻炎有关。单纯鼻息肉的术后复发率通常为15%～20%，而有变态反应素质的鼻息肉患者术后复发率可上升至40%，甚至高达70%。

第四节　变应性鼻炎

变应性鼻炎是发生在鼻黏膜的变态反应性疾病，以鼻痒、喷嚏、鼻分泌亢进、鼻黏膜肿胀等为其主要特点。分为常年性和季节性，后者又称"花粉症"。变应性鼻炎的发病与遗传及环境密切相关。

一、概述

（一）病因

常年性变应性鼻炎的变应原和季节性变应性鼻炎的变应原不同，引起常年性变应性鼻炎的变应原主要为吸入物，临床上常见的主要的变应原有屋尘、螨、昆虫、羽毛、上皮、花粉、真菌等，其次是食物和药物。临床上引起花粉症者大多属于风媒花粉（靠风力传播的花粉）。

（二）发病机制

本病发病机制属IgE介导的I型变态反应。当特应性个体吸入变应原后，变应原刺激机体产生特异性IgE抗体结合在鼻黏膜浅层和表面的肥大细胞、嗜碱性粒细胞的细胞膜上，此时鼻黏膜便处于致敏状态。当相同变应原再次吸入鼻腔时，即与介质细胞表面的IgE"桥连"，导致以组胺为主的多种介质释放，这些介质引起毛细血管扩张，血管通透性增加，平滑肌收缩和腺体分泌增多等病理变化，机体处于发敏状态，临床上则表现为喷嚏、清涕、鼻塞、鼻痒等症状。上述病理改变在缓解期可恢复正常，如多次反复发作，导致黏膜肥厚及息肉样变。

二、临床表现

1. 喷嚏

每日数次阵发性发作，每次大于 3 个，甚至连续十几个或数十个。多在晨起或夜晚或接触过敏源后立即发作。

2. 鼻涕

大量清水样鼻涕，有时可不自觉地从鼻孔滴下。

3. 鼻塞

轻重程度不一，季节性变应性鼻炎由于鼻黏膜水肿明显，鼻塞常很重。

4. 鼻痒

季节性鼻炎尚有眼痒和结膜充血。

5. 嗅觉减退

由于鼻黏膜水肿引起，但多为暂时性。

三、检查

鼻镜所见，常年性者，鼻黏膜可为苍白、充血或浅蓝色。季节性者，鼻黏膜常呈明显水肿。如合并感染，则黏膜暗红，分泌物呈黏脓性或脓性。

四、诊断

1. 常年性变应性鼻炎

根据其常年发病的特点以及临床检查所见，但需与其他类型的非变应原性的常年性鼻炎相鉴别。

2. 季节性变应件鼻炎

发病具有典型的地区性和季节性，就某一地区的某一患者而言，其每年发病的时间相对固定。

五、鉴别诊断

常年性变应性鼻炎需与其他类型的非变应原性的常年性鼻炎相鉴别，见表 7-2。

表 7-2 不同类型常年性鼻炎的鉴别要点

鉴别要点	常年性变应性鼻炎	嗜酸性粒细胞增多性非变应性鼻炎	血管运动性鼻炎
病因	Ⅰ型变态反应	不清楚	血管反应性增多
鼻痒和喷嚏	+++	++++	+
鼻分泌物量	+++	++++	+
鼻涕倒流	+-	+-	++
鼻黏膜充血	-	-	++
鼻黏膜苍白	++	++	-
鼻黏膜水肿	+++	+++	+-
鼻分泌物嗜酸性粒细胞	+	+	-
特异性皮肤试验	阳性	阴性	阴性
特异性 IgE	升高	正常	正常
个人及家庭病史	+	-	-
治疗	糖皮质激素、抗组胺药	糖皮质激素	减充血剂

六、并发症

主要有变应性鼻窦炎、支气管哮喘和分泌性中耳炎。

七、治疗

（一）非特异性治疗

1. 糖皮质激素

具有抗炎抗过敏作用。临床上分全身和局部用药 2 种，局部为鼻喷雾剂，是糖皮质激素的主要给药途径。局部不良反应主要是鼻出血和鼻黏膜萎缩。因此不论全身或局部用药都要掌握好剂量和适应证。

2. 抗组胺药

实为 H_1 受体拮抗剂，可以迅速缓解鼻痒、喷嚏和鼻分泌亢进。传统的抗组胺药如氯苯那敏等，其中不良反应主要是嗜睡与困倦。新型的抗组胺药如阿司咪唑、氯雷他定等，抗 H_1 受体的作用明显增强，但临床使用要掌握适应证，权衡利弊，防止心脏并发症的发生。

（二）特异性治疗

（1）避免与变应原接触。

（2）免疫疗法：主要用于治疗吸入变应原所致的 I 型变态反应。

（三）手术治疗

（1）合并鼻中隔偏曲，变应性鼻窦炎鼻息肉者可考虑手术治疗。

（2）选择性神经切断术包括翼管神经切断、筛前神经切断等，是用于部分患者，不应做为首选治疗。

（3）可行下鼻甲冷冻、激光、射频、微波等可降低鼻黏膜敏感性。

第五节　萎缩性鼻炎

萎缩性鼻炎是一种发展缓慢的鼻腔慢性炎性疾病，又称臭鼻症、慢性臭性鼻炎、硬化性鼻炎。其主要表现是鼻腔黏膜、骨膜、鼻甲骨（以下鼻甲骨为主）萎缩。鼻腔异常宽大，鼻腔内有大量的黄绿色脓性分泌物积存，形成脓性痂皮，常有臭味，发生恶臭者，称为臭鼻症，患者有明显的嗅觉障碍。鼻腔的萎缩性病变可以发展到鼻咽、口咽、喉腔等处，提示本病可能是全身性疾病的局部表现。

一、概述

（一）病因

萎缩性鼻炎分为原发性萎缩性鼻炎和继发性萎缩性鼻炎两大类。

1. 原发性萎缩性鼻炎

可以发生于幼年，多因全身因素如营养不良、维生素缺乏、内分泌功能紊乱、遗传因素、免疫功能紊乱、细菌感染、神经功能障碍等因素所致。

2. 继发性萎缩性鼻炎

多由于外界高浓度工业粉尘、有害气体的长期刺激，鼻腔鼻窦慢性脓性分泌物的刺激，或慢性过度增生性炎症的继发病变，鼻部特殊性的感染，鼻中隔的过度偏曲，鼻腔手术时过多损坏鼻腔组织等所致。

本病最早由 Frankel 所描述，是一种常见的耳鼻咽喉科疾病，占专科门诊的 0.7% ~ 3.99%。我国贵州、云南地区多见，其原因不详，有报道可能与一氧化硫的刺激有关；还有报道可能与从事某些工种的职业有关。杨树梦曾报道灰尘较多的机械厂的调查发现，鼻炎 118 人中萎缩性鼻炎 35 人，约占病人数的 30%。国外报道本病女性多于男性，多发于青年期，健康状况和生活条件差者易患此病。据报道我国两性的发病率无明显差别，以 20 ~ 30 岁为多。在西方，本病发病率已明显降低，但是在许多经济不够发达的国家和地区，发病率仍较高。

（二）病理

疾病发生的早期，鼻腔黏膜仅呈慢性炎症改变，逐渐发展为萎缩性改变，假复层柱状纤毛上皮转化为无纤毛的复层鳞状上皮，腺体萎缩，分泌减少。由于上皮细胞的纤毛丧失。分泌物停滞于鼻腔，结成脓痂。病变继续发展，黏膜以及骨部的血管因为发生闭塞性动脉内膜炎与海绵状静脉丛炎，血管的平滑肌萎缩，血管壁纤维组织增生肥厚，管腔缩窄或闭塞。血液循环不良，导致腺体和神经发生纤维性改变，黏膜下组织变为结缔组织，最后发生萎缩以及退化现象。骨和骨膜也发生纤维组织增生和骨质吸收，鼻甲缩小，鼻腔极度扩大，但是鼻窦常常因为骨壁增殖硬化性改变，反而使窦腔缩小。

二、临床表现

1. 鼻及鼻咽干燥感

在吸入冷空气时，症状更加明显，而且还有寒冷感。

2. 鼻塞

与鼻内脓痂堆滞堵塞有关；没有脓痂，则与神经感觉迟钝有关，有空气通过而不能感觉到。

3. 头痛

部位常常在前额、颞侧或枕部，或头昏，多因为大量冷空气的刺激反射造成，或者伴发鼻窦炎之故。

4. 鼻内痛或鼻出血

多因鼻黏膜干燥破裂所致。

5. 嗅觉减退或者丧失

因为含气味的气味分子不能到达嗅区或者嗅区黏膜萎缩所致。

6. 呼气恶臭

因为臭鼻杆菌在鼻腔脓痂下繁殖生长，脓痂内的蛋白质腐败分解，而产生恶臭气味。也有人认为是因为炎性细胞以及腺细胞脂肪发生变性，脂肪转变为脂酸，易于干燥，乃产生臭味。妇女月经期臭味加重，绝经期则开始好转，但鼻腔黏膜没有好转。

7. 其他

鼻腔黏膜萎缩涉及鼻咽部，可能影响咽鼓管咽口，发生耳鸣和耳聋。涉及咽喉部则发生咽喉部干燥、刺激性咳嗽、声音嘶哑等症状。

三、诊断与鉴别诊断

根据患者的症状、体征，结合临床检查所见。主要根据鼻黏膜萎缩、脓痂形成情况以及可能具有的特殊气味等特点，诊断不难。但是应该与鼻部特殊的传染病，例如结核、狼疮、硬结病，或者鼻石、晚期梅毒、麻风等病症相鉴别。

少部分萎缩性鼻炎患者具有特殊的鼻部外形，如鼻梁宽而平，鼻尖上方轻度凹陷，鼻前孔扁圆，鼻翼掀起，如果儿童时期发病，可以影响鼻部的发育而成鞍鼻畸形。鼻腔内的检查，可以见到鼻腔宽敞，从鼻前孔可以直接看到鼻咽部。鼻甲缩小，有时下鼻甲几乎看不到或者不能辨认，如果因为慢性化脓性鼻窦炎而引起，则虽然下鼻甲看不到或不能辨认，但是中鼻甲却常常肿胀或肥大，甚至息肉样变。鼻腔黏膜常常覆盖一层灰绿色脓痂，可以闻及特殊恶臭。除去脓痂后下边常常有少许脓液，黏膜色红或苍白，干燥，或者糜烂，可有渗血。鼻咽部、咽部黏膜或有以上黏膜的改变，或有脓痂附着，严重者喉部也可以有此改变。轻症的萎缩性鼻炎，多只是在下鼻甲和中鼻甲的前端或嗅裂处可以见到少许痂皮，黏膜少许萎缩。

鼻腔的分泌物或者脓痂取出做细菌培养，可以检测到臭鼻杆菌、臭鼻球杆菌、类白喉杆菌或者白喉杆菌，但是后两者均无内毒素。

四、治疗

（一）药物治疗

药物治疗萎缩性鼻炎至今仍无明显进展，有学者对微量元素代谢紊乱是否为萎缩性鼻炎的病因进行了研究。文献报道测定 83 例上颌窦炎的血清铁含量，其中 47 例有萎缩性鼻炎，通过对照治疗，证实缺铁程度与鼻黏膜的萎缩程度成正比，故提出治疗时宜加用含铁制剂。但李忠如测定患者发样中的铜、锰含量明显低于对照组，而锌、铁含量正常。因此，微量元素是否与萎缩性鼻炎的发病有关尚待探讨。有报道应用羧甲基纤维钠盐软膏治疗萎缩性鼻炎 17 例，获得了一定的效果。因羧甲基纤维钠盐具有生理惰性，对组织无刺激性，亲水，可与多种药物结合并能溶于鼻分泌物中或炎症渗液中，易为鼻黏膜吸收而迅速产生药效。黄维国等报道应用滋鼻丸（生地黄、玄参、麦冬、百合各等份为丸）每次 15g，每日 2 次口服，同时加用鼻部蒸汽熏蒸，治疗数十例，效果满意。纪宏开等应用鱼腥草制剂滴鼻取得了一定的效果。肖涤余等用活血化瘀片（丹参、川芎、赤芍、红花、鸡血藤、郁金、山楂、黄芪，党参）治疗萎缩性鼻炎也取得了一定的效果。

Sinha 采用胎盘组织液行中、下鼻甲注射 60 例，经两年的观察，临床治愈 76.6%，改善 11.6%，无效 11.4%；经组织病理学证实，萎缩的黏膜上皮恢复正常，黏液腺及血管增加，细胞浸润及纤维化减少 43.3%，形态改善 45%，无变化 11.7%。郝雨等报道采用复方丹参注射液 4mL 行下鼻甲注射，隔日 1 次，10 次为 1 疗程，或用复方丹参注射液迎香穴封闭，疗法同上，同时合并应用小檗碱软膏涂鼻腔，73 例中治愈 40 例，好转 17 例，无效 6 例，总有效率 97%。钟衍深等报道，应用 AIP 下鼻甲封闭治疗萎缩性鼻炎 122 例，常用量 10 ~ 20mg，3d 1 次，10 ~ 20 次为 1 疗程，88.5% 的患者症状改善，经 6 ~ 18 个月随访无复发。

（二）氦 – 氖激光照射治疗

有学者在给予维持量甲状腺素的同时，采用氦—氖激光鼻腔内照射治疗 87 例萎缩性鼻炎，激光照度 10mW/cm^2，每次照射 3min，8 ~ 10 次为 1 疗程，7 ~ 8 次后，60% 的患者嗅觉改善，5 ~ 6 次后鼻血流图波幅增大，波峰陡峭，流变指数增大，脑血流图检查血流量也明显改善。经治疗后全身情况改善，痂皮消失，鼻黏膜变湿润，59 例嗅觉恢复。其作用机制是小剂量、低能量激光照射具有刺激整个机体及组织再生、抗炎和扩张血管的作用，改善了组织代谢的过程。

（三）手术治疗

1. 鼻腔黏软骨膜下填塞术

Fanous 和 Shehata 应用硅橡胶行鼻腔黏骨膜下填塞术，在上唇龈沟做切口，分别分离鼻底和鼻中隔的黏软骨膜，然后填入硅橡胶模条至鼻底或鼻中隔隆起，使鼻腔缩小，分别治疗 10 例和 30 例萎缩性鼻炎患者，前者 70% 症状明显改善，后者 90% 有效。硅橡胶做为缩窄鼻腔的植入物，优点是性能稳定，具有排水性，光滑软硬适度，容易造型，耐高压无抗原性，不被组织吸收，不致癌，手术操作简单，疗效较好，根据病情可分别植入鼻中隔、鼻底、下鼻甲等处。部分病例有排斥现象，与填塞太多、张力过大、黏膜破裂有关。

Sinha 应用丙烯酸酯在鼻中隔和鼻底黏骨膜下植入 60 例，切口同 Fanous 和 Shehata 的操作，36 例近期愈合，14 例好转，经两年的观察，由于植入物的脱出和鼻中隔穿孔，约 80% 的患者症状复原，20% 脱出者症状长期缓解，可能与植入物的稳定性有关，经临床比较效果逊于硅橡胶。

徐鹤荣、韩乃刚、虞竟等分别报道应用同种异体骨或同种异体鼻中隔软骨行鼻腔黏骨膜下填塞治疗萎缩性鼻炎，效果良好，未发现有软骨或骨组织吸收、术腔重新扩大的情况，认为同种异体骨或软骨是比较好的植入材料，但术后必须防止感染，虞竟报道有 4 例因感染、切口裂开而失败。

Sinha 报道应用自体股前皮下脂肪植入鼻腔黏骨膜下 4 例，2 例有效，2 例无效，可能与脂肪较易吸收有关。还有报道应用自体髂骨、自体肋软骨、自体鼻中隔软骨等行鼻腔黏骨膜下填塞，效果优于自体脂肪组织填塞，但均需另做切口，增加了损伤及患者的痛苦。

刘永义等采用碳纤维行下鼻甲、鼻中隔面黏骨膜下充填成形术，部分病例同时补以鼻旁软组织瓣或鼻中隔含血管的黏软骨膜瓣，总有效率达90%，鼻黏膜由灰白色变为暗红色，干痂减少或消失，黏膜由干燥变为湿润。此手术方案可使下鼻甲、鼻中隔隆起，缩小鼻腔，并能改善局部血液循环，增加组织营养，促进腺体分泌，可从根本上达到治疗目的。

喻继康报道应用羟基磷灰石微粒人工骨种植治疗萎缩性鼻炎10例，效果满意。羟基磷灰石是骨组织的重要成分，为致密不吸收的圆柱形微粒，其生物相容性良好，无排斥反应，可诱导新骨生成，与骨组织直接形成骨性结合，细胞毒性为0级，溶血指数为1.38%，是一种发展前景较好的填充物。

2. 鼻腔外侧壁内移术

亦称 Lautenslager 氏手术。这种手术有一定的疗效，能起到缩窄鼻腔的作用，但组织损伤多，患者反应大，有时内移之外侧壁又有复位。黄选兆为了解决这个问题，采用白合金有机玻璃片为固定物，克服了固定上的缺点。此手术可使鼻腔外侧壁内移 5 ~ 8mm，严重者虽可在鼻腔黏膜下加填塞物，但术前鼻腔宽度 > 9mm 者，效果较差。上颌窦窦腔小、内壁面积小或缺损者不宜行此手术。术前的上颌窦影像学检查可预知手术效果，而且十分必要。

3. 前鼻孔封闭术（Young 氏手术）

Young 采用整形手术封闭一侧或两侧鼻孔，获得了优于鼻腔缩窄术的效果。手术方法为在鼻内孔处做环行切口，在鼻前庭做成皮瓣，然后缝合皮瓣封闭鼻孔，阻断鼻腔的气流。封闭 1 年以上再打开前鼻孔，可发现鼻腔干净，黏膜正常。封闭两侧前鼻孔时，患者需经口呼吸，有些患者不愿接受。林尚泽、罗耀俊等经过临床手术观察，小于 3mm 的鼻前孔部分封闭，不仅可以保留患者经鼻呼吸的功能，而且长期效果不亚于全部封闭者，但如前鼻孔保留缝隙大于 3mm，则成功率下降。

4. 鼻前庭手术

Ghosh 采用鼻前庭手术，系将呼吸气流导向鼻中隔，减少气流对鼻甲的直接冲击，有效率达到92%。这种手术一期完成，不需再次手术，患者容易接受。

5. 腮腺导管移植手术

腮腺导管移植手术系将腮腺导管移植于鼻腔或上颌窦内，唾液可使窦腔、鼻腔的萎缩黏膜上皮得以湿润，经过一段时间的随访观察，效果良好。手术方法几经改进，最后将腮腺导管开口处做成方形黏膜瓣，以延长导管长度，在上颌窦的前外壁造口后引入上颌窦腔。此手术方法的缺点是进食时鼻腔流液。且易发生腮腺炎。

6. 中鼻甲游离移植手术

聂瑞增报道治疗鼻炎、鼻窦炎、继发萎缩性鼻炎的病例，对有中鼻甲肥大而下鼻甲萎缩者，将中鼻甲予以切除，将切除的中鼻甲游离移植于纵行切开的下鼻甲内，使下鼻甲体积增大重新隆起，治疗 10 例患者，经 0.5 ~ 4 年的随访观察，患者症状消失或明显减轻，效果满意。

7. 上颌窦黏膜游离移植术

日本学者石井英男报道对萎缩性鼻炎患者先行唇龈沟切口，将上颌窦前壁凿开，剥离上颌窦黏膜并形成游离块，然后将下鼻甲黏膜上皮刮除。将上颌窦游离黏膜块移植于下鼻甲表面。经过对患者的随访观察，大部分患者症状改善。

8. 带蒂上颌窦骨膜 – 骨瓣移植术

Rasmy 介绍应用上唇龈沟切口，在上颌窦前壁凿开一适宜的上颌窦前壁骨膜 – 骨瓣，将带骨膜蒂移植于预制好的鼻腔外侧壁黏膜下术腔。使鼻腔外侧壁隆起，以缩小鼻腔，但在分离鼻腔外侧壁黏膜时，应注意防止黏膜破裂。15 例手术后随访，13 例鼻腔外侧壁隆起无缩小，2 例缩小 1/4，干燥黏膜也趋于湿润，并渐恢复为假复层柱状纤毛上皮。

9. 带蒂唇龈沟黏膜瓣下鼻甲成形术

张庆泉报道应用上唇龈沟黏膜瓣下鼻甲成形术治疗萎缩性鼻炎。先在上唇龈沟做带眶下动脉血管蒂的唇龈沟黏膜及黏膜下组织瓣，长 2 ~ 5cm，宽 1cm，黏膜瓣的大小要根据鼻腔萎缩的程度来定。因为蒂在上方，所以黏膜瓣为 2 个断端。内侧端稍短，外侧端稍长，蒂长约 2cm，宽约 1cm，蒂的内侧要紧靠梨状孔，在鼻阈处做成隧道，隧道内侧端在下鼻甲前端，然后在下鼻甲表面做约 2cm 的纵行切口，稍做分离，使之成"V"形，将预制好的带蒂黏膜瓣穿经鼻阈处隧道，移植于做好的下鼻甲的"V"形创面上，使下鼻甲前端隆起，鼻腔缩小。这种手术方法，不仅缩小了鼻腔，还增加了鼻腔的血液循环，使鼻腔血流明显增加，萎缩黏膜营养增加，明显改善了临床症状，报道20例，经过4年的随访观察，痊愈18例，好转2例。从症状消失的时间来看，鼻干、头昏和头痛、咽干等症状术后最先减轻或消失。术后鼻塞暂时加重，约15d后渐有缓解。术后鼻臭即有减轻，但完全消失需1～3个月痂皮消失时。黏膜渐变红润，潮湿，分泌物渐有增多。咽喉部萎缩情况恢复早于鼻腔。嗅觉减退者多数恢复较好，嗅觉丧失者多不能恢复。术前术后鼻血流图显示在术后短期无变化，6～12个月复查鼻血流好转。术前术后鼻腔黏膜上皮变化显示，术后1～2年鼻腔黏膜均不同程度恢复为假复层柱状纤毛上皮。

10.　交感神经切断术

切断交感神经纤维或切除神经节以改善鼻腔黏膜血液循环。有人主张切断颈动脉外膜之交感神经纤维、切除蝶腭神经节，亦有提倡切除星状交感神经节者。这些手术操作复杂，效果亦不满意，故临床很少采用。

第六节　血管运动性鼻炎

一、概述

血管运动性鼻炎是神经内分泌对鼻黏膜血管、腺体功能调节失衡而引起的一种高反应性鼻病。该病以青壮年居多，无性别差异。其发病机制一般认为与自主神经功能失调有关。

二、临床表现及诊断

1.　临床类型

（1）鼻溢型：大量清水样鼻涕为主要特征，多伴有发作性喷嚏。鼻内发痒，常无结膜受累、眼痒等症状。

（2）鼻塞型：鼻塞为主要症状，多为间歇性。

2.　鼻镜检查

鼻黏膜暗红色或浅蓝色或苍白色，有时一侧暗红一侧苍白水肿。鼻甲肿大者对1%麻黄碱反应良好，病程长或反复使用血管收缩剂者，则对1%麻黄碱反应差。

3.　诊断与鉴别

几乎每个人都会有偶然的鼻部症状，区分正常鼻和患病鼻有时比较困难。这需要接诊医师仔细询问病史，细心检查，认真分析诱发因素，鼻部症状每天累计超过1h，病程长达一个月以上者，在排除下列疾病后，可考虑为血管运动性鼻炎。

（1）变应性鼻炎：症状同于鼻溢型血管运动性鼻炎，但变应原皮肤试验阳性，鼻分泌物中有大量嗜酸性粒细胞和嗜碱性细胞。

（2）高反应性鼻炎：病因不明，可能与鼻黏膜感觉神经C类纤维功能亢进有关，鼻黏膜高度敏感，温度、触觉、味觉的变化均可作为诱因，临床症状以发作性喷嚏为主，发作突然，消失亦快，各项检查一般无典型发现。

（3）非变应性鼻炎伴嗜酸性粒细胞增多综合征：鼻分泌物中有大量嗜酸性粒细胞，但无其他变态反应依据，也无明显诱因使症状发作，发病机制不清。

（4）急性鼻炎和慢性鼻炎：鼻分泌物常为黏液性或黏脓性，鼻分泌物中多为嗜中性粒细胞。

（5）阿司匹林不耐受三联症：鼻分泌物中可有大量嗜酸性粒细胞，患者有对水杨酸制剂或其他解热镇痛药过敏史和哮喘史，鼻内常有鼻息肉。

三、治疗

本病诱发因素多，发病机制复杂，治疗多采用综合治疗。

1. 避免或祛除诱发因素

改善工作环境和条件，稳定情绪，避免过度疲劳与紧张。对患者实施心理治疗或暗示性语言，有时也会收到明显效果。有内分泌因素引起者，可视情况请内分泌科医师协助治疗。

2. 药物治疗

（1）鼻减充血剂：鼻塞为主要症状者可选用。需注意药物性鼻炎的发生，可采取间断性或交替性给药。

（2）抗组胺药：不少非免疫性因素可引起肥大细胞释放组胺，故抗组胺药（如氯雷他定片 10mg 空腹口服，每日 1 次）对不少病例有较好疗效，对鼻痒和喷嚏症状明显者，可首选。

（3）抗胆碱药：适用于以鼻溢为主要症状者。

（4）糖皮质激素：通过减少细胞因子和趋化因子的释放而产生强烈的抗炎作用，故对血管运动性鼻炎的一些喷嚏症状明显、水样鼻涕较多且黏膜水肿明显的病例，有显著疗效。

3. 手术治疗

（1）手术时机：①经保守治疗 1 年以上症状不能控制且有加重趋势；②鼻内结构解剖异常影响通气或引流；③鼻黏膜增生性改变或有较大息肉。

（2）手术方式：

①解剖结构异常的矫正：能加重血管运动性鼻炎症状的鼻内结构解剖异常有：鼻中隔偏曲和鼻内孔狭小。上述结构早期矫正可明显减轻症状，甚至可以治愈。

②鼻黏膜增生或有较大息肉组织的切除：引起鼻塞的增生肥厚鼻甲或息肉组织，均应及时切除。

③降低鼻内神经兴奋性：切断副交感神经纤维对鼻腔的支配，降低其兴奋性。具体手术有：a. 岩浅大神经切断术，手术需要开颅，一般患者不易接受。b. 翼管神经切断术，该手术可使喷嚏、水样鼻涕得到控制，但对鼻塞的改善较差，术后常并发眼干不适等，且远期疗效不肯定。翼管神经切断术，有经上颌窦进路、经腭进路、经鼻进路等传统的手术方法，应用于治疗血管运动性鼻炎和变应性鼻炎已取得了一定的效果。近年来由于鼻内窥镜技术的发展，提供了良好的视野和视角，增加了经鼻进路找到翼管外口和翼管神经的准确性。c. 筛前神经切断术，鼻黏膜表面麻醉，中鼻甲前端水平切口，暴露前筛区。打开筛漏斗进入前、中筛泡，向上清除筛房并于前颅底处寻找筛前神经进入鼻腔的骨管，切断筛前神经，关闭术腔。鼻腔填塞，术后给足量抗生素，2d 后抽除鼻内纱条。但术后复发率高。

第八章

扁桃体炎

第一节　急性扁桃体炎

一、概述

急性扁桃体炎（acute tonsillitis）指腭扁桃体的急性非特异性炎症，可伴有咽部其他部位炎症。本病在临床非常多见，尤其好发于青少年及儿童。急性扁桃体炎的病原体有通过飞沫或直接传播的危险。

二、临床表现及诊断

1. 临床表现

虽因其病理改变不同分为卡他型、隐窝型及滤泡型，但就诊断和治疗而言可分为非化脓性和化脓性两种。

（1）急性非化脓性扁桃体炎：表现为咽痛、低热、头痛、乏力、食欲缺乏等轻度不适。检查可见扁桃体充血、肿胀，无明显渗出物和化脓。病变较轻，多限于扁桃体表面。病程 3 ~ 5d，可自愈，并发症也少见。

（2）急性化脓性扁桃体炎：咽痛较重，吞咽时明显，头痛、寒战、高热（38 ~ 40℃）、四肢酸痛、乏力等。小儿可高热 40℃以上，幼儿常哭闹不安、拒食，甚至发生惊厥、抽搐、呕吐、少尿或腹泻等症状。检查可见扁桃体充血、肿胀明显，隐窝口有黄白色脓点，可融合成黄白色片状伪膜，局限于扁桃体上，不与扁桃体粘连，易拭掉，无出血。有些病例，炎症可侵入扁桃体实质，淋巴滤泡充血、肿胀、化脓，在扁桃体黏膜下可见黄白色点状脓灶。下颌下淋巴结肿大，有压痛。血常规：白细胞总数增加，中性白细胞中度增高。

2. 诊断要点

从病史、症状、检查等方面入手，诊断不难。但应注意从扁桃体实质有无肿大、扁桃体表面有无脓点区别急性非化脓性与化脓性扁桃体炎，以利完善治疗方案。

三、治疗

1. 一般疗法

本病具有传染性，故患者要适当隔离，卧床休息，进流质饮食及多饮水，加强营养及疏通大便，咽病较剧或高热时，可给予解热镇痛药。

2. 抗生素应用

抗生素治疗为主要治疗方法。首选青霉素：肌内注射，一般感染，每次 40 万 ~ 80 万 U，每日 2 次，严重感染可增至每日 4 次；静脉滴注，用生理盐水或 5% 葡萄糖溶液稀释至 1 万 U（1mL），每日 200 万 ~ 2000 万 U。也可根据病情轻重，决定给药途径。若治疗 2 ~ 3 日后病情无好转，高热不退，须分析其原因，改用其他种类抗生素，如头孢呋辛：肌内注射、静脉注射，成人每次 0.75g，每日 3 次；儿童 30 ~ 60mg/(kg·d)，分 2 ~ 3 次注射。或酌情使用糖皮质激素，如地塞米松：口服，开始每次 0.75 ~ 3mg，每日 2 ~ 4 次，维持量 0.5 ~ 0.75mg/d；肌内注射或静脉滴注，每次 5 ~ 10mg，每日 2 次。

3. 局部治疗

常用复方硼砂溶液、口泰（复方氯己定含漱液）或 1 ： 5 000 呋喃西林液漱口。

4. 积极预防和治疗并发症

（1）局部并发症：炎症可向周围扩散引起扁桃体周围蜂窝织炎，扁桃体周围脓肿也可引起急性中耳炎、急性颈淋巴结炎及咽旁脓肿等。

（2）全身并发症：多认为系变态反应所引起，可并发与溶血性链球菌感染有关的风湿热、急性血管球性肾炎、心肌炎、关节炎等，应特别警惕心肌炎患者的突然死亡。

第二节　慢性扁桃体炎

一、概述

慢性扁桃体炎（chronic tonsillitis）是临床上的常见病。为腭扁桃体的慢性感染，儿童多表现为腭扁桃体增生肥大，成人多表现为腭扁桃体炎性所致白色条纹瘢痕，常因屡发急性扁桃体炎后形成。在慢性扁桃体炎的扁桃体隐窝中有大量细菌，而这些积存的细菌不断分泌毒素，并经过腺窝周围的血管网传播到全身，因而扁桃体成为不少全身性疾病如风湿热、肾炎等的病灶，这也正是其危害所在。

二、临床表现及诊断

1. 临床表现

慢性扁桃体炎的特点是常有急性发作病史，而平时多无明显自觉症状。患者可有咽部发痒、干燥、异物感，亦可因经常咽下分泌物及隐窝中的细菌毒素，可致消化不良、头痛、乏力、低热等全身症状，过度肥大者则影响呼吸。扁桃体和舌腭弓可有慢性充血，扁桃体可有不同程度的增大，表面有瘢痕，凹凸不平，可见陷窝开口封闭而形成黏膜下小脓肿或囊肿；颈部淋巴结常肿大，可伴有慢性咽炎、喉炎、中耳炎、风湿热、关节炎、风湿性心脏病、结节性红斑、虹膜炎等并发症。慢性扁桃体炎亦可为长期低热的原因，在腭扁桃体内可有潜在性或活动性病灶存在。

2. 诊断与鉴别

结合反复急性发作病史、症状和检查可做出诊断。但要注意与下列疾病鉴别：扁桃体生理性肥大、扁桃体结核、扁桃体角化症、扁桃体良性肿瘤、扁桃体恶性肿瘤等。

三、治疗

对于反复发作的慢性扁桃体不能施行手术者，可先行保守治疗。如发作次数频繁，则应考虑手术摘除。如为病灶型扁桃体炎，一旦明确诊断，以早期手术切除为宜。

1. 保守治疗

（1）基于慢性扁桃体炎是感染变应性状态的观点，本病的治疗不应仅限于抗菌药物，而应将免疫疗法或抗变应性措施考虑在内，包括使用有脱敏作用的细菌制品以及各种增强免疫力的药物，如转移因子：肌内注射，每次 2mL，1 ~ 2 次 / 周。

（2）陷窝灌洗法或吸引法可清除陷窝中积留的干酪状物或渗出物，减少细菌繁殖机会，保持扁桃体免疫活性。冲洗药可用生理盐水或 2% 硼酸水。

2. 手术治疗

为现今治疗慢性扁桃体炎有效的方法。由于扁桃体具有重要的生理功能，如参加免疫，因此对手术要慎重考虑。除非频繁的急性发作，或影响呼吸及吞咽，或已成病灶，否则一般不必手术。

第九章

喉畸形、外伤、狭窄及异物

第一节 先天性喉畸形

一、喉蹼

（一）概述

喉蹼为喉腔内有一先天性膜状物，大者可占喉腔之大部称为喉隔。先天性喉蹼的发生与喉发育异常有关，喉经历了喉的上皮增生，融合致喉腔关闭到封闭上皮溶解、吸收，喉腔重新建立的过程。若溶解、吸收过程受阻，则在喉膜内遗留一层上皮膜，为喉蹼。

（二）临床表现及诊断

1. 临床表现

喉蹼较小者可无症状或出现哭声低哑，但无呼吸困难。喉蹼大者可出现：①先天性喉鸣，通常为吸气性或双重性；②呼吸困难，程度不等，吸气及呼气均有困难，夜间及运动时加剧；③声嘶或无哭声，哺乳困难。依其发生部位，临床工作中将其分为3型，即声门上型、声门型和声门下型，以声门型喉蹼最为常见。

2. 诊断

根据临床症状，行纤维或直接喉镜检查，诊断不难。

（三）治疗

新生儿患喉蹼若发生窒息时，应立即在直接喉镜下将婴儿型硬式气管镜插入气管，吸出分泌物，给氧和人工呼吸，治疗效果颇佳，因此时喉蹼组织尚未完全纤维化，经气管镜扩张后多不再形成。择期治疗要在支撑喉镜下行喉蹼修整术，手术快捷安全，可立即解除喉梗阻和声嘶。考虑到婴幼儿的声门小，双侧声带喉蹼修整后，容易相互接触，再次粘连，目前，由于插管技术的提高及插管材料的进步，为防止双侧声带前联合的粘连，放置合适的气管插管24～48h，认为利可能大于弊。

二、喉囊肿

（一）概述

在大约相当于喉室顶前中外处向上延展，形成一个盲袋，称之为喉小囊，是喉室附属部，开口于喉室。喉囊肿指发生于喉小囊的含气、含黏液或含脓囊肿。喉囊肿按其所在部位不同，可分为喉内、喉外和混合型3类。

（二）临床表现及诊断

1. 临床表现

①喉内型者常有语言不清，声嘶或失音，重者可出现吞咽困难，喉鸣和阻塞性呼吸困难，甚至窒息。间接喉镜下可见半侧喉突起，部位多在室带。囊肿大者可自会厌谷一直延及杓会厌襞，声带无法窥视，声门部分或完全阻塞，其表面黏膜光滑完整。②喉外型和混合型者，多在颈前三角区出现包块，触之呈囊性。气囊肿者，包块可以被压缩，穿刺有气体抽出，随之包块消失即可确诊。黏液囊肿或脓囊肿，穿刺时则可抽出黏液或脓液。

2. 诊断

值得注意的是，喉囊肿与喉癌同时存在见于报道，由于囊肿的阻挡，喉癌常被漏诊，这一点一定要引起注意。在诊断中，用喉部 CT 扫描不仅能显示囊肿的部位、大小和侵犯的范围，而且还能发现是否有喉癌的存在，因此该项技术在诊断喉癌中应给以足够的重视。

（三）治疗

主要是手术切除。喉内型尤其是混合型喉囊肿，经喉内途径包括喉裂开术在内，效果均不佳，故目前多主张经颈部径路完成手术。值得一提的是，术中一定要切除部分甲状软骨翼板，才能暴露囊肿根部，将囊肿完整摘除。

三、喉软化症

（一）概述

喉软化症是由于先天性喉软骨发育不良所致，因为喉部组织过度软弱，吸气时喉部向内塌陷，堵塞喉腔上口而发生喘鸣，以吸气时声门上组织脱垂至呼吸道产生吸气性喉喘鸣和上呼吸道梗阻为主要特点，是新生儿及儿童喉喘鸣的最常见的原因，以男性为主。

（二）临床表现及诊断

1. 临床表现

喉软化症的症状常在出生后出现，最常见的表现为喉喘鸣，多为高音调鸡鸣样的喘鸣声，也可为低音调的震颤声，一般只在吸气时发生重者呼气时也可发声。其典型临床表现是间断吸气性喘鸣，喂食、活动、激惹、哭闹或仰卧、上呼吸道感染后加重。梗阻的程度不同，喘鸣的程度、音调则不同。喂养困难是本病的第二大常见表现。患儿常出现咳嗽、窒息，气道梗阻使患儿易吞气，导致胃膨胀，从而出现食后呕吐及反流，主要发生于中重度喉软化症尤其是合并胃食管反流病（GERD）的患儿。长期的喂养困难可导致营养不良，体重下降及喂养后呕吐，严重的可出现生长发育停滞。本病的第三大常见症状为呼吸困难，表现为呼吸暂停、发绀及四凹征。而长期辅助呼吸肌如肋间肌和腹肌的使用可以导致剑突回缩，最终形成漏斗胸。此外，还可以出现肺心病等并发症，主要是由于慢性低氧血症导致红细胞增多症、血容量增加和血液黏滞度增加及慢性高碳酸血症可增加肺动脉血管阻力引起的肺动脉高压所致。肺心病如果未及时发现，可危及生命。

2. 诊断

喉软化症的诊断依赖典型病史及喉部检查，发现特征性的喉部解剖变异即可诊断。

（三）治疗

1. 保守治疗

喉软化症有自愈的倾向，经精心护理及加强喂养，约 75% 患儿的喘鸣可于 2 岁之前消失。合并有其他疾病的患儿，需同时治疗伴发疾病。抗反流治疗，如调整喂养方式、保持直立体位以及抗酸药物治疗已被证明对 GERD 相关性喉软化症有效。

2. 手术治疗

重度喉软化症（约占总体 10%）需要手术治疗。手术指征包括不能经口喂养、增重困难、生长发育停滞、神经精神发育迟缓、危及生命的呼吸道梗阻事件、肺动脉高压或肺心病、低氧血症或高碳酸血症等。

3. 气管切开术

1980 年之前气管切开术一度为喉软化症的主要手术方式，但较易出现如感染、言语发展迟滞、气管狭窄等并发症，随着手术技术的发展，现多被声门上成形术所替代。气管切开术多在无法用声门上成形术等手术治疗的重症喉软化症或再次手术中使用。

4. 声门上成形术

声门上成形术常在支撑喉镜下进行，术前根据评估结果决定切除的区域，如切除杓会厌皱襞，过多的杓黏膜，切除楔形软骨，或将会厌舌面与舌根缝合（会厌固定术）；此外可修剪会厌外侧缘，缝合会厌。以上步骤可单独或联合进行。

第二节　喉外伤

一、概述

喉外伤（injury of larynx）可分为开放性和闭合性（包括喉内伤），前者因有伤口，易被人注意，后者如无明显骨折移位而易被忽视，有潜在生命危险。但如及时正确处理，不仅能够成功抢救患者，而且可以恢复的正常生理功能。如果处理不当，轻则引起喉瘢痕狭窄，重则危及患者生命。

二、闭合性损伤

闭合性喉外伤（closed laryngeal trauma）包括喉挫伤、软骨骨折及脱位，常见原因为外力打击、坚硬物挤压等。挫伤仅伤及软组织，骨折常发生于甲状软骨的中央部或上角处，老年人因软骨钙化更易发生骨折。脱位可发生于环甲关节或环杓关节。

（一）诊断

1. 病史采集

（1）是单纯的喉外伤还是全身复合伤。

（2）喉外伤为何物所致，力量大小如何？根据外伤的病因和受伤的力量有利于判断外伤的性质。

（3）局部疼痛情况，说话、吞咽和咳嗽加重；常伴有声嘶或失声；喉黏膜破裂则发生咳嗽及咯血情况，可发生进行性呼吸困难甚至窒息。

（4）呼吸困难和窒息的情况。

2. 体格检查

（1）一般情况：注意患者全身情况，包括意识、血压、脉搏，特别是呼吸情况。

（2）局部检查：

①挫伤时常见颈部肿胀或瘀斑，如软组织内出血及气肿，则颈部变得极为粗大。

②软骨骨折或移位，可出现甲状软骨上切迹或环状软骨弓消失，触诊有压痛和不明显的软骨摩擦音。喉部可能出现不正常的运动。

③间接喉镜检查可见黏膜下出血、黏膜破裂、喉内软组织变形或变位、喉腔狭窄和声带活动障碍。

（3）全身检查：

①特别注意有无进行性呼吸困难和喉梗阻的情况。

②可伴有发生皮下气肿、气胸和纵隔气肿。

③全身有无复合性损伤，特别是颈椎有无损伤。

3. 辅助检查

（1）喉镜检查：当呼吸道通畅时，纤维喉镜可快速了解外伤部位与程度，观察声带运动情况、气道的开放、有无喉内血肿与黏膜撕裂。尤其未排除颈椎损伤时，纤维喉镜检查特别有用，伴颈椎损伤者可用一种新的 Bublard 纤维喉镜检查，当上述检查不确定时可在全麻下行直接喉镜检查。如患者必须手术，术前可行直接喉镜、食管镜、气管镜检查以排除其他区域伴随的损伤。

（2）X线检查：可显示软骨骨折或脱位，以及喉狭窄的范围，了解有无胸部并发症。

（3）CT扫描：可以评价喉内肿胀、组织内血肿、喉软骨支架及环杓关节等情况。

（4）视频动态喉镜：其较高的放大倍数，较好照明和即刻的电视播放有助于评价杓状软骨或声带突的运动及位置方面的细小差异。

（5）用喉肌电图描述记录运动单位动作电位（Muaps）。有助于区分杓状软骨脱位引起声带固定及声带麻痹，声带固定不动常伴有Muaps的全部缺失。这种方法不需要局麻能较好地忍受，并有预后价值。

（二）分型

对闭合性喉外伤患者应根据其损伤严重程度进行分型。

1. Gold分型

Ⅰ型：轻微的喉内血肿，最小的气道损伤，无明显骨折；Ⅱ型：喉内血肿或水肿伴气道损伤，黏膜轻微撕裂但软骨未暴露，CT扫描显示非移位性骨折；Ⅲ型：大块喉内水肿伴气道堵塞，黏膜撕裂伴软骨暴露，声带固定；Ⅳ型：在Ⅲ型基础上，影像常诊断有2条以上骨折线；喉腔大块紊乱；Ⅴ型：喉气管分离。

2. 皇甫秀明分类

轻：无呼吸发音功能障碍；重：有轻度呼吸发音功能障碍或短时间内可导致喉水肿，术后可发生并发症者；危急：有明显呼吸发音障碍，伴喉气管挤压伤、环状软骨骨折、环杓关节脱位、甲状软骨缺损及合并邻近组织大出血，误吸等复合性外伤。

（三）治疗

处理原则：抢救生命放在首位，并尽可能恢复喉机能和防止并发症发生。其中最困难及最主要的问题是维持或恢复喉的生理功能，防止和减少喉狭窄。需要提醒的是要注意外伤后立即就诊时症状不明显，但2h后出现迟发型的呼吸困难。Schaefer提出闭合性喉外伤的处理原则：①用纤维喉镜及选择性CT扫描正确评价损伤范围。②及时使气道通畅，同时减少进一步喉损伤。③修复和喉骨折及撕裂黏膜技术标准化。④喉模的应用。

1. 药物治疗

微小喉内撕裂及单一的甲状软骨非转移性骨折的处理包括24h密切观察、床头抬高、噤声、吸入湿化空气、尽早使用类固醇药物、预防性使用抗生素。Klimek报道使用H_2受体阻断剂以防胃、食管返流。

2. 手术治疗

多主张在伤后24h内进行，对维持气道通畅和噪音质量有重要意义。气管切开还是气管插管存在争论，目前倾向前者。高调的呼吸音可作为气管造口术的指征。巨大的黏膜撕裂，软骨暴露，明显移位骨折需切开探查。当喉前半部破坏（前联合破坏），软骨支架高度不稳定（复合骨折）。术中发现软骨骨折应予复位，并用钢丝固定，切忌摘除骨片，严格解剖复位，恢复功能。缺损的黏膜可以用梨状窝获得，会厌软骨膜也可以用皮肤移植，如颈部带蒂皮瓣。Shapshay报道一种不需要切开喉，内镜下应用CO_2激光焊接技术移植喉内大伤口的方法。手术后主要是Ⅳ型损伤时需要喉模2～4周，材料包括橡皮指套、硅胶管、聚硅酮水囊等。

（四）术后观察及处理

对喉部黏膜轻微挫伤、撕裂或小血肿形成，不影响呼吸者，可采用药物治疗，如抗生素、激素全身应用和局部雾化吸入、卧床休息等。而对黏膜水肿、血肿，喉软骨骨折合并皮下气肿及气胸者，虽然颈部无伤口，也应引起重视，必须在保守治疗的同时，随时做好气管切开的准备，以免出现迟发性喉梗阻而措手不及。同时气管切开术对喉外伤的治疗有以下优点：①解除或预防呼吸困难。②便于止血。③可防治皮下气肿及纵隔气肿。④缓解任何原因引起的压迫症。⑤便于清除吸入气管内的血液与分泌物。⑥便于给氧，防治休克。⑦减少下呼吸道继发感染。⑧如喉内出血严重，可在直接喉镜下，用纱布填塞喉腔止血。⑨可使喉部休息，防止剧咳引起缝合伤口裂开。因此，喉外伤后气管切开的护理非常重要。

（五）疗效判断及处理

疗效判定标准：①气道情况：分为良好，气道情况类似损伤前；一般：有轻度呛咳或活动后有呼吸困难；差：不能拔除气管套管。②噪音情况，良好：噪音类似损伤前；一般：有声嘶，但在可理解的语言标准内；差：耳语、失音或难理解的语言。③吞咽情况：根据患者主观判断进行评价。

闭合性喉外伤的研究方向是喉支架损伤的程度与嗓音的关系，而要切开复位和内固定，需要进一步工作来测量声带的位置和张力，声带正常移动波的变化。另外如何使外伤喉狭窄治疗后取得满意的效果也值得进一步探讨。

（六）出院随访

出院后定期复查，注意喉狭窄的发生。

三、开放性喉外伤

开放性喉外伤（open laryngeal trauma）是耳鼻咽喉科常见急症之一，多数患者病情危急，发展迅速，如果抢救、处理不及时，护理不得当，极易使患者遗留严重后遗症，甚至造成生命危险。常见的开放性喉外伤包括喉刺伤、切伤及贯通伤。喉刺伤伤口虽小但损伤较深，大多并发皮下气肿及咯血，若未伤及附近器官或并发感染，伤口容易愈合。喉切伤多见于刎颈者，以横切口多见，切伤后常因颈阔肌及颈前肌的收缩使伤口扩大。喉贯通伤多发生于战时，损失范围广泛，常伴有颈部大血管、颈椎、颈段气管或食道的损伤。

（一）诊断

1. 病史采集

（1）了解损伤的范围和评估损伤的程度。

（2）全身情况的评估。

（3）是否合并有其他器官的损伤。

2. 体格检查

（1）一般情况：首先注意患者的呼吸、脉搏、血压等情况，了解患者是否出现休克症状。

（2）局部检查：

①严重的咽喉开放性外伤可见唾液从伤口流出。

②检查伤口前要准备良好的照明设备和必要的抢救止血器械，通过伤口常可见咽壁及喉内组织以及血管和神经束。

③不能贸然取出伤口内的凝血块或异物，不宜用探针探查伤口，以免引起大出血。

④对局部大动脉损伤，往往在现场已经死亡，能来到医院者多已经停止出血，处于渗血状态，可根据外伤的部位、失血性休克或搏动性血肿做出诊断。

⑤大静脉外伤常在颈部及胸部早期出现瘀斑。

（二）治疗

治疗原则：喉外伤的急救应首先处理出血、呼吸困难及休克三大危急情况，并随时准备实施气管切开。严密观察生命体征，维持血压，对于失血较多的患者遵医嘱给止血药，活动性出血的患者，一方面采取有效的止血措施，做好术前准备，一方面大剂量补充各种液体、全血、代血浆等，可从多条静脉通道给入，并严密观察脉搏、血压的变化，血压不稳定者可每 0.5 ~ 1h 测血压一次，有条件者可给予心电监护，及早发现休克征象，及时做好抗休克处理。

1. 出血处理

喉外伤大出血有原发和继发两种，其危险性如下：①出血急量大，立刻引起失血性休克。②伤口与喉腔相通，可致窒息，或易发生感染，引起败血症。③有引起大脑缺氧和气栓的可能性。

（1）急救时，仔细检查伤口，寻找出血点，用止血钳止血，如出血点位置很深，不易发现，可用纱布在喉气管两侧填塞止血。有条件要进行即时的输血，如喉气管有穿通伤，应暴露伤口，用吸引器清除其中血块及喉气管内的血液，保证呼吸道通畅，必要时，可暂时由切口插入气管套管，作为急救措施，但不可超过 6h，否则易引起软骨膜炎，以致软骨坏死，导致日后喉狭窄的恶果。故应在 6h 内作常规气管切开术，并拔除原伤口插入的气管套管。已穿通喉腔的伤口，切忌用敷料掩盖，外加绷带包扎，这样会引起窒息死亡。此类伤口，以暴露为宜，可轻盖一单层湿纱布，以防污物进入。

（2）在无止血和输血条件下，不可贸然取出填塞物，以免发生再次大出血。在大量抗生素控制下，填塞物可留置一周，填塞止血后，有可能再度出血，应有思想和物质上的准备。

（3）出血剧烈者，在用手压迫止血的同时进行颈部血管探查术指压不能过重，以不阻断其搏动为度。颈内静脉破裂时有发生气栓之虞，在压迫同时扩大切口，于近心端予以结扎。动脉破裂可用丝线缝合，必要时尚须行血管吻合术。结扎颈内或颈总动脉死亡和偏瘫发生率较高。

2. 呼吸困难或窒息的处理

（1）取出喉部异物，吸出分泌物和血液，保持呼吸道通畅，密切观察呼吸情况，给氧气吸入，患者如无休克征象，则保持患者高枕位，颈部舒展，不可使颈部过度后仰或前曲，以防造成已受伤的喉或气管断裂或损伤加重。

（2）急救时首先使呼吸道通畅，可就地取材，迅速经伤口插入气管导管，吸净气道内的凝血块和分泌物，然后做正规的气管切开，这样可赢得宝贵的抢救时间，提高抢救的成功率。

（3）可先行环甲膜穿刺或切开，待病情稳定后再行气管切开术。

（4）气管切开术根据患者的情况考虑是否做气管切开术，但需要运送的患者应实施。气管切开术对喉外伤的治疗有以下优点：①解除或预防呼吸困难。②便于止血。③可防治皮下气肿及纵隔气肿。④缓解任何原因引起的压迫症。⑤便于清除吸入气管内的血液与分泌物。⑥便于给氧，防治休克。⑦减少下呼吸道继发感染。

（5）合并有气胸或纵隔气肿者应请胸外科协助处理。

3. 休克的处理

如患者出现烦躁不安、脉搏增快、呼吸急促、皮肤苍白、手足湿冷、出汗等休克早期表现，应立即放置静脉导管，须尽快从静脉输入高渗葡萄糖、低分子右旋糖酐、全血，补充血容量；处理伤口和止血；做好保暖，给氧。同时使用止血和多巴胺等血管活性药。加强对生命体征、尿量及中心静脉压的监测，以指导补液和观察疗效。

4. 抗生素、抗毒素治疗

给足量抗生素外，更需作皮肤敏感试验后注射破伤风抗毒素 1 500 ~ 3 000IU 以及必要的止血药。

5. 放置鼻胃管

喉部外伤多伴有喉咽部损伤，甚至可伤及食道，为保护创面，减轻患者的吞咽痛，补充营养，需较长时间放置鼻胃管，故应保持鼻胃管的通畅、固定，避免反复插鼻胃管而损伤咽部及食道黏膜；早期放置鼻胃管，保证充分的营养，尚可避免发生咽喉或食管瘢痕性狭窄的作用。

6. 伤口的初期处理

（1）对咽喉浅表损伤，伤口小并且无感染者，用生理盐水或双氧水冲洗后，清创并初期缝合，放置引流条，1 ~ 2d 后抽出。

（2）对有感染可疑病例，则应切除失活组织，使深部组织充分暴露，5 ~ 7d 后再行延期缝合。

（3）对咽喉本身外伤的处理，不宜随意进行清创术。在保证呼吸道通畅的情况下，咽部切伤，如伤及舌骨、舌肌，发生舌下垂者，应将舌拉出，予以固定，然后用可吸收线缝合黏膜。对喉部切伤，应尽可能保留喉软骨，并按解剖学关系分层对位缝合，必要时喉内放置橡皮管或塑料膜，以防止狭窄。会厌软骨断裂者，须修整对位缝合。缝合甲状软骨伤口时，宜用褥式缝合法。喉组织缺损过多，不要强行缝合，可在实施气管切开后，用消毒的凡士林填塞喉腔，注意将纱布缝合于皮外固定，以免坠入呼吸道，在有条件的情况下再做进一步的处理。

（4）颈部的伤口不可环形包扎，以免发生喉水肿或加重脑水肿及脑缺氧。必要时可将健侧上肢高举过头作为支架，再用绷带将健侧上肢连同伤侧敷料一起包扎。

7. 异物的处理

表浅的异物可于手术中取出，有条件可 X 线拍片，以判断异物的位置。如 X 线透视下发现异物随着颈动脉搏动者，说明异物在颈动脉附近。对子弹和弹片的取出，应考虑异物的部位和引起组织的反应，同时还要考虑手术的危险性和复杂性。

（三）并发症

局部感染、皮下气肿、纵隔气肿、吸入性肺炎、气管瘘、气管食管瘘、喉麻痹和喉狭窄等。

（四）术后观察及处理

1. 注意呼吸，保持呼吸道通畅

密切观察呼吸情况，给氧气吸入，患者如无休克征象，则保持患者高枕位，颈部舒展，不可使颈部过度后仰或前屈，以防造成已受伤的喉或气管断裂或损伤加重。已行气管切开的患者，注意保持气管套管的通畅，及时吸出套管内的分泌物。常规应用生理盐水 50mL 加 α-糜蛋白酶 2 万 U 超声雾化吸入或术后微量泵持续气管内滴药，以稀释呼吸道内的分泌物，防止细菌感染。注意患者气管切口周围有无皮下气肿及皮下气肿是否增大，如有增大，则应将局部消毒后用无菌注射器抽出气体，然后用无菌敷料包扎，防止气肿压迫气管及胸部引起呼吸困难。如患者气管套管通畅，无分泌物堵塞，而呼吸困难愈来愈严重，则应注意可能有纵隔气肿发生。对于闭合性喉外伤行保守治疗的患者，注意颈部有无肿胀及肿胀是否继续加重，防止因颈部软组织损伤、内出血等压迫喉、气管，引起呼吸困难。对喉外伤患者，禁用吗啡、哌替啶、可待因、阿托品等抑制咳嗽及分泌的药物，应给予祛痰药如氯化铵合剂，以利于下呼吸道分泌物的排出，预防并发肺炎，如情况良好，一般于术后 1 周考虑拔管。

2. 密观察生命体征，维持血压

对于失血较多的患者遵医嘱给止血药，活动性出血的患者，一方面采取有效的止血措施，做好术前准备，一方面大剂量补充各种液体、全血、代血浆等，可从多条静脉通道给入，并严密观察脉搏、血压的变化，血压不稳定者可每 0.5～1h 测血压一次，有条件者可给予心电监护，及早发现休克征象，及时做好抗休克处理。

3. 管道处理

根据喉外伤的部位、程度等不同，患者往往需要置"T"管、胃管、气管套管等，必须做好各种管道的护理。如置"T"管是支撑喉软骨、防止喉狭窄的关键，因此应保持其位置固定，切勿拉脱、移位；喉部外伤多伴有喉咽部损伤，甚至可伤及食道，为保护创面，减轻患者的吞咽痛，补充营养，需较长时间放置鼻胃管，故应保持鼻胃管的通畅、固定，避免反复插鼻胃管而损伤咽部及食道黏膜；气管切开是喉外伤最常见的抢救措施，保持气管套管通畅是维持呼吸的保证，应注意观察套管系带的松紧是否得当、位置有无错动，管腔有无堵塞，特别是对烦躁不安、精神错乱者、幼儿等，要防止抓脱套管，必要时可给予适当的约束。

4. 伤口观察

每日检查伤口，如发现伤口红肿、化脓或气肿，须拆除部分皮肤缝线，以利脓液或气体排出。给予红外线照射局部，或超短波理疗，对伤口有消炎和促进愈合效果。为防止伤口再次裂开，在伤口未完全愈合前不宜行直接喉镜检查，可用间接喉镜或纤维喉镜来观察喉内情况，以防加重喉黏膜、软骨损伤。

5. 备好各种急救器械

喉外伤患者床头应常规备有给氧装置、吸引器、血管钳、气管切开包、照明灯等，以防气管阻塞、脱出或窒息时急用。

6. 心理护理

喉外伤后，患者发声功能受到影响，多数患者因不能正常表达自己的感受而表现为烦躁、易怒。因此，护理此类患者应耐心、细致，为患者准备好笔、纸，嘱患者用手势或文字表达自己的意愿。另外，部分喉外伤者为自伤（刎颈等），应多注意患者的思想状态，多与患者交流和沟通，做好家属的思想工作，动员社会的力量，帮助患者正确面对人生，珍爱生命，勇敢地迎接各种挑战。

第三节　喉狭窄

一、概述

喉狭窄（laryngeal stenosis）系由各种原因所引起的喉部瘢痕组织形成，以致喉腔变窄，影响呼吸和发声功能。

二、临床表现及诊断

1. 诊断要点

喉狭窄的诊断主要是了解狭窄的部位与性质。颈侧位 X 射线摄片是最基本的方法，可了解喉结构、气道狭小的情况。通过间接喉镜、直接喉镜或纤维喉镜检查，可了解喉狭窄的具体部位、形状与程度，但无论何种喉镜检查都有可能加重喉狭窄而引起更明显的呼吸困难，所以，对未做气管切开的患者有一定危险性，要密切注意观察。CT 已被广泛应用，它能极好地分辨气体组织界面，但在准确地评估狭窄的长度与形状方面较为困难。喉气管体层摄影能较好地显示狭窄的长度、直径与大小。MRI 结合了上述两者的优点。

2. 临床评估

喉狭窄的患者常有其他呼吸道阻塞性病变，所以一个完整的评估需包括对整个喉气管气道的估计。MeCaffrey（1992 年）总结评估包括以下 4 个参数。①部位：分声门上、声门、声门下或联合性狭窄。②形状：分完全或不完全环状狭窄，薄蹼状或长条状狭窄。③性质：分成熟的、硬的瘢痕，软的、新生的瘢痕或肉芽组织，缺乏软骨支撑的塌陷部分，牢固而弯曲的软骨结构。④狭窄严重程度的分级：Ⅰ级小于 70%，Ⅱ级 70% ~ 90%，Ⅲ级大于 90%，但可以看到管腔，Ⅳ级为完全阻塞。对狭窄的评估相当重要，可以指导采用何种治疗方法，并可以此为依据对各种治疗方法进行比较。上述 4 个参数中，以狭窄的部位和狭窄的直径对手术治疗的效果最具决定性意义。

三、治疗

喉狭窄的病情复杂各异，必须选择最合适的治疗方法，应根据病变的性质、范围、狭窄的长度以及术中所见选择合适的处理方法及术式。

1. 探条扩张术

比较陈旧，由于其不能解决瘢痕问题，所以效果较差，患者最终还是需要行开放性手术来松解或切除瘢痕组织。目前国内外已基本淘汰了这种手术方法。

2. 喉内激光手术

多在内窥镜下进行，对狭窄部位进行气化和扩张。激光的种类主要有 CO_2、激光、Nd-YAG 激光、KTP 激光等。CO_2 激光很精确，并且与气道内所发生的大多数损伤组织之间的相互作用相当理想，可作为黏膜切割用，但凝固作用较差。喉内激光手术有其限制性。

3. 喉气管成形术

对环状的瘢痕性狭窄，缺少软骨支撑的，长度超过 1cm 或累及气管隆凸的狭窄，最好采用开放性外科手术。开放性手术能提供很好的手术视野，有利于解决广泛的狭窄，手术包括两种类型：①扩大狭窄部位的周缘以开放狭窄。②切除气道的狭窄部位。

第四节　喉异物

一、概述

喉异物指异物卡于喉部声门区，是一种非常危险的情况，可以引起喉梗阻致窒息死亡。多发生于学龄以前的儿童、学龄儿童，成人患者多见于老年人。

儿童因玩耍时将异物放入口中，于哭喊时吸入异物所致。经常是由于跌倒和其他人扭斗等原因，神经精神病患者、昏迷患者、醉酒等原因使喉部保护性反射活动丧失，也是产生异物的一部分原因。

二、临床表现及诊断

1. 临床表现

（1）咳嗽：病前玩耍正常的小孩，突然发生阵发性呛咳。由于异物的活塞作用（上下移动时可拍击声门，可引起反射性咳嗽），当其嵌留于喉内某一部位后，咳嗽可随之得到改善。

（2）呼吸困难：一般取决于两方面的因素：第一看异物所在部位管道的粗细；第二看异物的大小及位置。特别当异物卡入声门时，可引起呼吸困难或窒息，脱离后呼吸困难随即缓解。

（3）嗓音破坏：有时凭借听到患儿嗓音改变的特点，即可明确诊断。如异物卡在声门，则有声嘶或完全失音，且呈犬吠样咳嗽；卡于声门下，可以使嗓音接近正常。

（4）咯血：由尖锐异物损伤喉膜所致。异物长期停留，刺激局部组织，使其产生炎性变化而产生肉芽组织增生，也经常咯血。

一般异物较大者可阻塞喉部，可致呼吸困难、发绀，甚至窒息。较小异物常有声嘶、咳嗽、咯血、呼吸困难、喘鸣和疼痛感。

2. 诊断

X 射线透视、摄片、CT，对诊断异物有很大参考价值，有条件的单位不应放弃这一方法。金属性异物，通过 X 射线透视能发现所在部位，并立刻可以得出定位诊断。塑料物质、植物性异物等物质，透视下无法显影，确定诊断就必须收集详细病史。

三、治疗

1. 确诊异物后，要及时取出异物

经诊断后应立即行直接喉镜检查，有异物则下异物钳取出。如就诊时已有呼吸困难，可先做气管切开术缓解喉梗阻，然后再下喉镜取异物。身边准备好气管切开包、氧气、各种急救用品（如麻醉喉镜、各种型号的气管插管和气管套管，负压吸引器、人工呼吸机、强心升压和中枢兴奋药物等）。

2. 现场急救及自救

当患者病情较危重时往往需要现场急救及自救，可酌情采取以下方法：①患者站立时，术者应于患者身后，两臂绕至患者腰前抱紧，一手握拳以拇指顶住患者腹部，可略高于脐上、肋缘下，另一手与握拳的手紧握，并以突然的快速向上冲力，向患者腹部加压（必要时可反复数次），异物可从喉喷向口腔，冲出体外（注意勿挤压胸部）。②患者坐位时，术者可在椅子后面取站立或跪姿，施用上述手法。③患者卧位时，先将其翻至仰卧位，然后术者跪姿跨于患者两胯处，以一手置于另一手之上，下面手的掌根部按于患者腹部（脐上胸肋缘下），以快速向上冲力挤压患者腹部。④患者自救时，以自己握拳的拇指侧置于腹部，另一手紧握这只手，同样快速向上冲压腹部，将异物喷向口腔而排出体外。

第十章

喉的急性炎症性疾病

喉的急性炎症性疾病是指与喉的特殊感染相对应，主要局限于喉黏膜和黏膜下组织的急性炎症性疾病。

急性会厌炎（acute epiglottitis）是一起病突然，发展迅速，容易造成上呼吸道梗阻的疾病，可分急性感染性会厌炎和急性变态反应性会厌炎两类。

第一节　急性感染性会厌炎

急性感染性会厌炎（acute infective epiglottitis）为一以会厌为主的声门上区喉黏膜急性非特异性炎症。Woo（1994）利用纤维声带镜观察，炎症不仅累及会厌，同时或多或少地波及声门上区各结构，因此称为"急性声门上喉炎"。早春、秋末发病者多见。

一、病因

1. 细菌或病毒感染

以 β 型嗜血流感杆菌最多。身体抵抗力降低、喉部创伤、年老体弱者均易感染细菌而发病。其他常见的致病菌有金黄色葡萄球菌、链球菌、肺炎双球菌、奈瑟卡他球菌、类白喉杆菌等，也可与病毒混合感染。

2. 创伤、异物、刺激性食物、有害气体、放射线损伤等都可引起声门上黏膜的炎性病变。

3. 邻近病灶蔓延

如急性扁桃体炎、咽炎、鼻炎等蔓延而侵及声门上黏膜。亦可继发于急性传染病后。

二、病理

声门上区如会厌舌面与侧缘、杓会厌皱襞、声门下区等黏膜下结缔组织较疏松，炎症常从此处开始，引起会厌高度的充血肿胀，有时可增厚至正常的 6 ~ 10 倍。因声带黏膜附着声带黏膜下层较紧，故黏膜下水肿常以声带为界，声门上区炎症一般不会向声门下扩展。

病理组织学的改变可分 3 型：

1. 急性卡他型

黏膜弥漫性充血、水肿，有单核及多形核细胞浸润，会厌舌面之黏膜较松弛，肿胀更明显。

2. 急性水肿型

会厌显著肿大如圆球状，间质水肿，炎性细胞浸润增加，局部可形成脓肿。

3. 急性溃疡型

较少见，病情发展迅速而严重，病菌常侵及黏膜下层及腺体组织，可发生化脓、溃疡。血管壁如被侵蚀，可引起糜烂出血。

三、临床表现

1. 症状

多数患者入睡时正常，半夜突感咽喉疼痛或呼吸困难而惊醒。畏寒、发热：成人在发病前可出现畏寒发热，多数患者体温在 37.5～39.5℃。患者烦躁不安，精神萎靡不振，全身乏力。发热程度与致病菌的种类有关，如为混合感染，体温大多较高。幼儿饮水时呛咳、呕吐。咽喉疼痛：为其主要症状，吞咽时疼痛加剧。吞咽困难：吞咽动作或食团直接刺激会厌，导致咽喉疼痛，口涎外流，拒食。疼痛时可放射至下颌、颈、耳或背部。呼吸困难：因会厌黏膜肿胀向后下移位，同时杓状软骨、杓会厌皱襞等处黏膜也水肿，使喉入口明显缩小，阻塞声门而出现吸气性呼吸困难。如病情继续恶化，可在 4～6h 内突然因喉部黏痰阻塞而发生窒息。患者虽有呼吸困难，但发音多正常，有的声音低沉、似口中含物，很少发生嘶哑。

2. 体征

（1）咽部检查：由于幼儿咽短、会厌位置较高，张大口时稍一恶心，约 30% 可见红肿的会厌。压舌根检查时宜轻巧，尽量避免引起恶心，以免加重呼吸困难而发生窒息。切勿用力过猛，以免引起迷走神经反射发生心跳停止。卧位检查偶可引起暂时窒息。

（2）间接喉镜检查：可见会厌舌面弥漫性充血肿胀，重者如球形，如有脓肿形成，常于会厌舌面的一侧肿胀，急性充血，表面出现黄色脓点。

3. 辅助检查

（1）纤维喉镜或电子喉镜检查：一般可以看到会厌及杓状软骨，检查时应注意吸痰，吸氧，减少刺激。最好在有立即建立人工气道的条件下进行，以防意外。

（2）影像学检查：必要时可行影像学检查，CT 扫描和 MRI 可显示会厌等声门上结构肿胀，喉咽腔阴影缩小，界线清楚，喉前庭如漏斗状缩小，会厌谷闭塞。CT 扫描和 MRI 检查还有助于识别脓腔。

四、诊断与鉴别诊断

1. 诊断

对急性喉痛、吞咽时疼痛加重，口咽部检查无特殊病变，或口咽部虽有炎症但不足以解释其症状者，应考虑到急性会厌炎，应做间接喉镜检查。咽痛和吞咽困难是成人急性会厌炎最常见的症状，呼吸困难、喘鸣、声嘶和流涎在重症患者中出现。呼吸道梗阻主要见于速发型，在病程早期出现，一般在起病后 8h 内。由于危及生命，早期诊断十分重要。此病易与其他急性上呼吸道疾病混淆，必须与以下疾病鉴别。

2. 鉴别诊断

（1）急性喉气管支气管炎：多见于 3 岁以内的婴幼儿，常有哮吼性干咳、喘鸣、声嘶及吸气性呼吸困难。检查可见鼻腔、咽部和声带黏膜充血，声门下及气管黏膜亦显著充血肿胀，会厌无充血肿胀。

（2）会厌囊肿：发病缓慢，无急性喉痛，无全身症状。检查会厌无炎症或水肿表现，多见于会厌舌面。会厌囊肿合并感染时，局部有脓囊肿表现，宜切开排脓治疗。

3. 病情评估

门诊检查应首先注意会厌红肿程度、声重者应急诊收入住院治疗，床旁备置气管切开包。有下述情况者，应考虑行气管切开术：

（1）起病急骤，进展迅速，且有Ⅱ度以上吸气性呼吸困难者。

（2）病情严重，咽喉部分泌物多，有吞咽功能障碍者。

（3）会厌或杓状软骨处黏膜高度充血肿胀，经抗炎给氧等治疗，病情未见好转者。

（4）年老体弱、咳嗽功能差者。

出现烦躁不安、发绀、三凹征、肺呼吸音消失，发生昏厥、休克等严重并发症者应立即进行紧急气管切开术。

五、治疗

成人急性会厌炎较危险，可迅速发生致命性上呼吸道梗阻。应取半坐位或侧卧位。必要时行气管切开或气管插管。治疗以抗感染及保持呼吸道通畅为原则。门诊检查应首先注意会厌红肿程度、声重者应急诊收入住院治疗，床旁备置气管切开包。

1. 控制感染

（1）足量使用强有力抗生素和糖皮质激素：因其致病菌常为 β 型嗜血流感杆菌、葡萄球菌、链球菌等，故首选头孢类抗生素。地塞米松肌注或静脉注射，剂量可达 0.3mg/（kg·d）。

（2）局部用药：目的是保持气道湿润、稀化痰液及消炎。常用的药物有：①庆大霉素 16 万单位，地塞米松 5mg；②普米克令舒 0.5mg。可采用以上两者的一种组合加蒸馏水至 10mL，用氧气、超声雾化吸入，每日 2～3 次。

（3）切开排脓：如会厌舌面脓肿形成，或脓肿虽已破裂仍引流不畅时，可在吸氧，保持气道通畅（如喉插管、气管切开）下，用喉刀将脓肿壁切开，并迅速吸出脓液，避免流入声门下。如估计脓液很多，可先用空针抽吸出大部分再切开。体位多采用仰卧、垂头位，肩下垫一枕垫，或由助手抱头。不能合作者应用全身麻醉。

2. 保持呼吸道通畅

建立人工气道（环甲膜切开、气管切开）是保证患者呼吸道通畅的重要方法，应针对不同患者选择不同方法。

3. 其他

保持水电解质酸碱平衡，注意口腔卫生，防止继发感染，鼓励进流质饮食，补充营养。

4. 注意防治负压性肺水肿

氨茶碱解痉、毛花苷 C 强心、呋塞米利尿等治疗。

第二节　急性变态反应性会厌炎

一、病因与发病机制

急性变态反应性会厌炎（acute allergic epiglottitis）属Ⅰ型变态反应，抗原多为药物、血清、生物制品或食物。药物中以青霉素最多见，阿司匹林、碘或其他药物次之；食物中以虾、蟹或其他海鲜多见，个别人对其他食物亦有过敏。多发生于成年人，常反复发作。

二、病理

会厌、杓会厌襞，甚至杓状软骨等处的黏膜及黏膜下组织均高度水肿，有时呈水泡状，黏膜苍白增厚。

三、临床表现

发病急，常在用药 0.5h 或进食 2～3h 内发病，进展快。主要症状是喉咽部堵塞感和说话含混不清，但声音无改变。无畏寒发热、呼吸困难，亦无疼痛或压痛，全身检查多正常。间接喉镜和纤维或电子喉镜检查可见会厌明显肿胀。本病虽然症状不很明显，但危险性很大，有时在咳嗽或深吸气后，甚至患者更换体位时，水肿组织嵌入声门，突然发生窒息，抢救不及时可致死亡。

四、检查与诊断

检查可见会厌水肿明显，有的成圆球状，颜色苍白。杓会厌襞以及杓状软骨处亦多呈明显水肿肿胀，声带及声门下组织可无改变，诊断不难。

五、治疗

首先进行抗过敏治疗，成人皮下注射 0.1% 肾上腺素 0.1 ~ 0.2mL，同时肌内注射或静脉滴注氢化可的松 100mg 或地塞米松 10mg。会厌及杓会厌襞水肿非常严重者，应立即在水肿明显处切开 1 ~ 3 刀，减轻水肿程度。治疗中及治疗后应密切观察。1h 后，若堵塞症状不减轻或水肿仍很明显，可考虑做预防性气管切开术。因声门被四周水肿组织堵塞而较难找到，可用喉插管使气道通畅，也可选择紧急气管切开术或环甲膜切开术，如窒息应同时进行人工呼吸。

六、预防与预后

采用嗜血流感杆菌结合菌苗接种可有效地预防婴幼儿急性会厌炎及其他嗜血流感杆菌感染疾病（脑膜炎、肺炎等）。预后与患者的抵抗力、感染细菌的种类及治疗方法密切相关。如能及时诊断、治疗，一般预后良好。

第三节　急性喉炎

急性喉炎（acute laryngitis），指以声门区为主的喉黏膜的急性弥漫性卡他性炎症，亦称急性卡他性喉炎，是成人呼吸道常见的急性感染性疾病之一，约占耳鼻口因喉头颈外科疾病的 1% ~ 2%。急性喉炎可单独发生，也可继发于急性鼻炎和急性咽炎，是上呼吸道感染的一部分，或继发于急性传染病。男性发病率较高，多发于冬、春季。小儿急性喉炎具有其特殊性，详见本章后文。

一、病因

1. 感染

为其主要病因，多发生于伤风感冒后，在病毒感染的基础上继发细菌感染。常见感染的细菌有金黄色葡萄球菌、溶血性链球菌、肺炎双球菌、卡他莫拉菌、流感杆菌等。

2. 有害气体

吸入有害气体（如氯气、氨、硫酸、硝酸、二氧化硫、一氧化氮等）及过多的生产性粉尘，可引起喉部黏膜的急性炎症。

3. 职业因素

如使用嗓音较多的教师、演员、售货员等，发声不当或用嗓过度时，发病率常较高。

4. 喉创伤

如异物或器械损伤喉部黏膜。

5. 烟酒过多、受凉、疲劳致机体抵抗力降低易诱发急性喉炎。空气湿度突然变化，室内干热也为诱因。

二、病理

初起为喉黏膜急性弥漫性充血，有多形核白细胞及淋巴细胞浸润，组织内渗出液积聚形成水肿。炎症继续发展，渗出液可变成脓性分泌物或成假膜附着。上皮若有损伤和脱落，也可形成溃疡。炎症若未得到及时控制，则有炎性细胞浸润，逐渐形成纤维变性。有时病变范围深入，甚至可达喉内肌层，也可向气管蔓延。

三、临床表现

1. 声嘶

是急性喉炎的主要症状，多突然发病，轻者发声时音质失去圆润和清亮，音调变低、变粗。重者发声嘶哑，甚至仅能耳语或完全失声。

2. 喉痛

患者喉部及气管前有轻微疼痛，发声时喉痛加重，感喉部不适、干燥、异物感。

3. 喉分泌物增多

常有咳嗽，起初干咳无痰，呈痉挛性，咳嗽时喉痛，常在夜间咳嗽加剧。稍晚则有黏脓性分泌物，因较稠厚，常不易咳出，黏附于声带表面而加重声嘶。

4. 全身症状

一般成人全身症状较轻，小儿较重。重者可有畏寒、发热、疲倦、食欲减退等症状。

5. 鼻部、咽部的炎性症状

因急性喉炎多为急性鼻炎或急性咽炎的下行感染，故常有鼻部、咽部的相应症状。

喉镜检查可见喉黏膜的表现随炎症发展于不同时期而异，其特点为双侧对称，呈弥漫性。黏膜红肿常首先出现在会厌及声带，逐渐发展至室带及声门下腔，但以声带及杓会厌襞显著。早期声带表面呈淡红色，有充血的毛细血管，逐渐变成暗红色，边缘圆钝成梭形，声门下黏膜明显红肿时，托衬于声带之下，可呈双重声带样。发声时声门闭合不全，偶见喉黏膜有散在浅表性小溃疡，黏膜下瘀斑。喉黏膜早期干燥，稍晚有黏液或黏液脓性分泌物附着于声带表面时声嘶较重，分泌物咳出后声嘶减轻。

四、诊断与鉴别诊断

根据症状及检查，可初步诊断，但应与以下疾病鉴别。

1. 喉结核

多继发于较严重的活动性肺结核或其他器官结核。病变多发生于覆有复层鳞状上皮处的喉黏膜，如喉的后部（杓间区、杓状软骨处），以及声带、室带、会厌等处。喉结核早期，喉部有刺激、灼热、干燥感等。声嘶是其主要症状，初起时轻，逐渐加重，晚期可完全失声。常有喉痛，吞咽时加重，当喉软骨膜受累时喉痛尤为剧烈。喉分泌物涂片或培养，必要时活检可明确诊断。

2. 麻疹喉炎

由麻疹病毒引起，其病情发展与麻疹病程相符。在出疹高峰伴有明显声嘶、咳嗽或犬吠样咳嗽声，随着皮疹消退迅速好转，较少发生喉梗阻。继发细菌感染引起的喉炎，往往病情较重，可能导致喉梗阻。幼儿麻疹病情较重者，大都有轻度喉炎，几乎是麻疹的症状之一。麻疹喉炎出现喉梗阻者，可按急性喉炎治疗，首先控制继发性感染，同时予糖皮质激素，如病情无改善，仍表现较重的呼吸困难，可进行气管切开术。注意有无膜性喉气管支气管炎，不可忽视下呼吸道的梗阻。

五、治疗

（1）声带休息，不发音或少发音。

（2）超声雾化吸入，早期黏膜干燥时，可加入沐舒坦等。

（3）继发细菌感染时使用广谱抗生素，充血肿胀显著者加用糖皮质激素。

（4）护理和全身支持疗法随时调节室内温度和湿度，保持室内空气流通，多饮热水，注意大便通畅，禁烟、酒等。

六、预后

急性喉炎的预后一般良好，很少引起喉软骨膜炎、软骨坏死和喉脓肿。发生急性喉梗阻Ⅱ度时应严密观察呼吸，做好气管切开术的准备，Ⅲ度时可考虑行气管切开术。

第四节　小儿急性喉炎

小儿急性喉炎（acute laryngitis in children）是小儿以声门区为主的喉黏膜的急性炎症，常累及声门下区黏膜和黏膜下组织，多在冬春季发病，一二月份为高峰期，婴幼儿多见。发病率较成人低，但有其特殊性，尤其是易于发生呼吸困难，因为：①小儿喉腔较小，喉内黏膜松弛，肿胀时易致声门阻塞；②喉软骨柔软，黏膜与黏膜下层附着疏松，罹患炎症时肿胀较重；③喉黏膜下淋巴组织及腺体组织丰富，炎症易发生黏膜下肿胀而使喉腔变窄；④小儿咳嗽反射较差，气管及喉部分泌物不易排出；⑤小儿对感染的抵抗力及免疫力不如成人，故炎症反应较重；⑥小儿神经系统较不稳定，容易受激惹而发生喉痉挛；⑦喉痉挛除可引起喉梗阻外，又促使充血加剧，喉腔更加狭小。

一、病因与发病机制

常继发于急性鼻炎、咽炎。大多数由病毒感染引起，最易分离的是副流感病毒，占 2/3。此外还有腺病毒、流感病毒、麻疹病毒等。病毒入侵之后，为继发细菌感染提供了条件。感染的细菌多为金黄色葡萄球菌、乙型链球菌、肺炎双球菌等。小儿营养不良、抵抗力低下、变应性体质、牙齿拥挤重叠，以及上呼吸道慢性病，如慢性扁桃体炎、腺样体肥大、慢性鼻炎、慢性鼻窦炎，极易诱发喉炎。

小儿急性喉炎亦可为流行性感冒、肺炎、麻疹、水痘、百日咳、猩红热等急性传染病的前驱症状。

二、病理

与成人急性喉炎不同的是病变主要发生于声门下腔，炎症向下发展可累及气管。声门下腔黏膜水肿，重者黏膜下可发生蜂窝织炎、化脓性或坏死性变。黏膜因溃疡可大面积缺损，表面有假膜形成者罕见。

三、临床表现

起病较急，多有发热、声嘶、咳嗽等。早期以喉痉挛为主，声嘶多不严重，表现为阵发性犬吠样咳嗽或呼吸困难，继之有黏稠痰液咳出，屡次发作后可能出现持续性喉梗阻症状，如哮吼性咳嗽、吸气性喘鸣。也可突然发病，小儿夜间骤然重度声嘶、频繁咳嗽、咳声较钝、吼叫。严重者，吸气时有锁骨上窝、肋间隙、胸骨上窝及上腹部显著凹陷，面色发绀或烦躁不安。呼吸变慢，10 ~ 15 次 /min，晚期则呼吸浅快。如不及时治疗，进一步发展，可出现发绀、出汗、面色苍白、呼吸无力，甚至呼吸循环衰竭、昏迷、抽搐、死亡。

四、诊断

根据其病史、发病季节及特有症状和喉镜检查可初步诊断。

五、鉴别诊断

1. 气管支气管异物

起病急，多有异物吸入史。在异物吸入后，立即出现哽噎、剧烈呛咳、吸气性呼吸困难和发绀等初期症状。检查胸肺部有相应征象。

2. 小儿喉痉挛

常见于较小婴儿。吸气期喉喘鸣，声调尖而细，发作时间较短，症状可骤然消失，无声嘶。

3. 先天性喉部疾病

如先天性喉软化症等。各种喉镜检查和实验室血常规、咽喉拭子涂片或分泌物培养等检查均有助于鉴别。此外，还应注意与喉白喉、麻疹、水痘、百日咳、猩红热、腮腺炎的喉部表现相鉴别。

六、治疗

（1）治疗的关键是解除喉梗阻，早期可以临时使用肾上腺素类喷雾剂减轻喉水肿，及早使用有效足量的抗生素控制感染，同时给予较大剂量糖皮质激素，常用泼尼松口服，1 ~ 2mg/（kg·d）；地塞米松肌注或静脉滴注 0.2 ~ 0.4mg/（kg·d）。

（2）给氧、解痉、化痰、保持呼吸道通畅。可用水氧、超声雾化吸入或经鼻给氧。也可雾化吸入糖皮质激素。若声门下有干痂或假膜及黏稠分泌物，经上述治疗呼吸困难不能缓解，可在直接喉镜下吸出或钳出。

（3）对危重患儿应加强监护及支持疗法，注意全身营养与水电解质平衡，保护心肺功能，避免发生急性心功能不全。

（4）安静休息，减少哭闹，降低耗氧量。

（5）重度喉梗阻或经药物治疗后喉梗阻症状未缓解者，应及时作气管切开术。

七、预防与预后

幼儿哺乳是一种重要的保护措施。防止感冒，如发生，应及时治疗。一般预后较好。

第五节 急性喉气管支气管炎

急性喉气管支气管炎（acute laryngotracheobroiichitis）为喉、气管、支气管黏膜的急性弥漫性炎症。多见于5岁以下儿童，2岁左右发病率最高。男性多于女性，男性约占70%。冬、春季发病较多，病情发展急骤，病死率较高。按其主要病理变化，分为急性阻塞性喉气管炎和急性纤维蛋白性喉气管支气管炎，二者之间的过渡形式较为常见。

一、急性阻塞性喉气管炎

急性阻塞性喉气管炎（acute obstructive laryngotracheitis），又名假性哮吼（pseudocroup），流感性哮吼，传染性急性喉气管支气管炎。

（一）病因

病因尚不清楚，有以下几种学说：

1. 感染

病毒感染是最主要的病因。本病多发生于流感流行期，故许多学者认为与流感病毒有关，与甲型、乙型和亚洲甲型流感病毒以及 V 型腺病毒关系较密切。除流感外，本病也可发生于麻疹、猩红热、百日咳及天花流行之时。病变的继续发展，与继发性细菌感染有密切关系。常见细菌为溶血性链球菌、金黄色葡萄球菌、肺炎双球菌、嗜血流感杆菌等。

2. 气候变化

本病多发生于干冷季节，尤其是气候发生突变时，故有些学者认为与气候变化有关。因呼吸道纤毛的运动和肺泡的气体交换均需在一定的湿度和温度下进行，干冷空气不利于保持喉气管和支气管正常生理功能，易罹患呼吸道感染。

3. 胃食管咽反流

胃食管咽胃酸反流也是常见的病因。检测全时相咽部 pH 常低于 6。

4. 局部抵抗力降低

呼吸道异物取出术、支气管镜检查术以及呼吸道腐蚀伤后也易发生急性喉气管支气管炎。

5. 体质状况

体质较差者，如患有胸肺疾病（如肺门或气管旁淋巴结肿大），即所谓渗出性淋巴性体质的儿童易患本病。

6. C1-酯酶抑制剂（C1-1NH）

缺乏或功能缺陷，为染色体显性遗传性疾病。

（二）病理

本病炎症常开始于声门下区的疏松组织，由此向下呼吸道发展。自声带起始，喉、气管、支气管黏膜呈急性弥漫性充血、肿胀，重症病例黏膜上皮糜烂，或大面积脱落而形成溃疡。黏膜下层发生蜂窝织炎性或坏死性变。初起时分泌物为浆液性，量多，以后转为黏液性、黏脓性甚至脓性，有时为血性，由稀变稠，如糊状或黏胶状，极难咳出或吸出。

基于小儿喉部及下呼吸道的解剖学特点，当喉、气管及支气管同时罹病时，症状较成人更为严重。气管的直径在新生儿为 4 ~ 5.5mm（成人为 15 ~ 20mm），幼儿每公斤体重的呼吸区面积仅为成人的1/3，当气管、支气管黏膜稍有肿胀，管腔为炎性渗出物或肿胀的黏膜所阻塞时，即可发生严重的呼吸困难。

（三）临床表现

一般将其分为三型。

1. 轻型

多为喉气管黏膜的一般炎性水肿性病变。起病较缓，常在夜间熟睡中突然惊醒，出现吸气性呼吸困难及喘鸣，伴有发绀、烦躁不安等喉痉挛症状，经安慰或拍背等一般处理后，症状逐渐消失，每至夜间又再发。此型若及时治疗，易获痊愈。

2. 重型

可由轻型发展而来，也可以起病为重型，表现为高热，咳嗽不畅，有时如犬吠声，声音稍嘶哑，持续性渐进的吸气性呼吸困难及喘鸣，可出现发绀。病变向下发展，呼吸困难及喘鸣逐渐呈现为吸气与呼气均困难的混合型呼吸困难及喘鸣。呼吸由深慢渐至浅快。病儿因缺氧烦躁不安。病情发展，可出现明显全身中毒症状及循环系统受损症状，肺部并发症也多见。

3. 暴发型

少见，发展极快，除呼吸困难外，早期出现中毒症状，如面色灰白、咳嗽反射消失、失水、虚脱以及呼吸循环衰竭或中枢神经系统症状，可于数小时或一日内死亡。

局部纤维喉镜或纤维支气管镜检查，可见自声门以下，黏膜弥漫性充血、肿胀，以声门下腔最明显，正常的气管软骨环显示不清楚。气管支气管内可见黏稠分泌物。喉内镜检查不仅可使呼吸困难加重，还有反射性引起呼吸心搏骤停的危险，因此，最好在诊断确有困难并做好抢救准备时使用。对反复发作的急性喉气管炎可行 pH 计监测胃食管咽反流。肺部 X 线片或 CT 扫描有时可见因下呼吸道阻塞引起的肺不张或肺气肿，易误诊为支气管肺炎。

（四）诊断和鉴别诊断

根据上述症状，尤其当患儿高热后又出现喉梗阻症状，结合检查可明确诊断。须与气管支气管异物、急性细支气管炎、支气管哮喘、百日咳、流行性腮腺炎、猩红热等相鉴别，咽白喉、急性感染性会厌炎的鉴别参见表10-1。

表10-1 急性喉气管支气管炎与急性会厌炎和喉白喉的鉴别

	急性喉气管支气管炎	急性感染性会厌炎	喉白喉
发病率	较常见	稀少	非常稀少
发病年龄	6个月 ~ 3岁	2 ~ 6岁	6月 ~ 10岁
起病	较急，1 ~ 2天	突然，6 ~ 12小时	较缓，2 ~ 4天
病因	病毒，尤其是副流感病毒Ⅰ型	B型嗜血流感杆菌	白喉杆菌
病理	声门下肿胀为主，黏稠的渗出物阻塞气管树	声门上区严重肿胀可发生菌血症	喉假膜形成可发生毒血症
发热	中度发热	高热	发热不明显
临床主要特点	慢性进行上呼吸道梗阻、喉鸣、哮吼性咳嗽	严重的喉痛、吞咽困难声音低沉、迅速进行性喉梗阻	慢性发作性头痛、喉痛、哮吼性咳嗽、声嘶、喘鸣
预后	如果呼吸能维持数天内可自行消退	如不及时建立人工气道可发生严重的呼吸循环衰竭	可发生窒息、中毒性心肌炎循环衰竭

（五）治疗

对轻型者，治疗同小儿急性喉炎，但须密切观察。对重症病例，治疗重点为保持呼吸道通畅。

（1）给氧、解痉、化痰、解除呼吸道阻塞，对喉梗阻或下呼吸道阻塞严重者须行气管切开术，并通过气管切开口滴药及吸引，清除下呼吸道黏稠的分泌物。中毒症状明显者，须考虑早行气管切开术。

（2）立即静滴足量敏感的抗生素及糖皮质激素

开始剂量宜大，呼吸困难改善后逐渐减量，至症状消失后停药。

（3）抗病毒治疗。

（4）室内保持一定湿度和温度（湿度 70% 以上，温度 18 ~ 20℃为宜）。

（5）忌用呼吸中枢抑制剂（如吗啡）和阿托品类药物，以免分泌物更干燥，加重呼吸道阻塞。

（6）胃食管咽反流在新生儿和婴幼儿时期是一种生理现象，出生 1 年后随括约肌功能及胃 – 食管角的发育成熟，食物由稀变稠而逐渐消退。治疗措施有：①睡眠时可抬高床头，减少胃酸反流；②低脂饮食，避免睡前进食；③必要时加用降低壁细胞酸分泌的药物、H_2受体阻滞剂（西咪替丁）、质子泵抑制剂（奥美拉唑）、胃肠蠕动促进剂（西沙必利）；④重者甚至可手术治疗。

二、急性纤维蛋白性喉气管支气管炎

急性纤维蛋白性喉气管支气管炎（acute fibrinous laryngotracheobronchitis），也称纤维蛋白样 – 出血性气管支气管炎，纤维蛋白性化脓性气管支气管炎，流感性（或恶性、超急性）纤维蛋白性喉气管支气管炎，急性膜性喉气管支气管炎，急性假膜性坏死性喉气管支气管炎等。多见于幼儿，与急性阻塞性喉气管炎虽同为喉以下呼吸道的化脓性感染，但病情更为险恶，病死率很高。

（一）病因

（1）阻塞性喉气管炎的进一步发展。

（2）流感病毒感染后继发细菌感染。

（3）其他创伤、异物致局部抵抗力下降，长时间气管内插管，呼吸道烧伤后等。

（二）病理

与急性阻塞性喉气管炎相似，但病变更深。主要特点是喉、气管、支气管内有大块或筒状痂皮、黏液脓栓和假膜。呼吸道黏膜有严重炎性病变，但无水肿，黏膜层及黏膜下层大片脱落或深度溃疡，甚至软骨暴露或发生软化。因黏膜损伤严重，自组织中溢出的血浆、纤维蛋白与细胞成分凝聚成干痂及假膜，大多易于剥离。

（三）症状

类似急性阻塞性喉气管炎，但发病更急，呼吸困难及全身中毒症状更为明显。

（1）突发严重的混合性呼吸困难。呼吸时呈干性阻塞性噪响，可伴有严重的双重性喘鸣。咳嗽有痰声，但痰液无法咳出。如假膜脱落，可出现阵发性呼吸困难加重，气管内有异物拍击声，哭闹时加剧。

（2）高热，烦躁不安，面色发绀或灰白，可迅速出现循环衰竭或中枢神经系统症状，如抽搐、惊厥、呕吐。发生酸中毒及水电解质失衡者也多见。

（四）检查及诊断

检查参见急性阻塞性喉气管炎，常有混合性呼吸困难，胸骨上窝、肋间隙、上腹部等处有吸气性凹陷，伴以锁骨上窝处呼气性膨出。呼吸音减弱或有笛音，甚至可闻及异物拍击声。用力可咳出大量黏稠的纤维蛋白性脓痰及痂皮，咳出后呼吸困难可明显改善。如行支气管镜检查，可见杓状软骨间切迹、气管及支气管内有硬性痂皮及假膜。结合症状可确定诊断。

（五）治疗

同急性阻塞性喉气管炎，应及早进行血氧饱和度监测和心电监护。较严重者，需行气管切开术，术后通过气管套管口滴药消炎稀释，必要时需反复施行支气管镜检查，将痂皮及假膜钳出和吸出，以缓解呼吸困难。

（六）并发症

常见的并发症为败血症或菌血症，其次是心包炎、弥漫性支气管肺炎、脑膜炎、脑炎等。

（七）预后

一般预后良好，如并发麻疹和支气管肺炎者预后较差。

第十一章

声带息肉及小结

第一节　声带息肉

声带息肉为发生在声带边缘或表面的炎性增生组织，分局限型和弥漫型两类：局限型又分带蒂和广基型；弥漫型又称息肉样变性（polypoid degeneration）。

一、病因与发病机制

声带息肉的确切病因尚不清楚。多数学者认为，长期的用声不当或用声过度所致的发声损伤在发病中起重要作用。

1. 机械创伤学说

用声过度、用声不当的机械作用可以引起声带血管扩张、通透性增加导致局部水肿，局部水肿在声带振动时又加重创伤而形成息肉，并进一步变性、纤维化。

2. 循环障碍学说

声带振动时黏膜下血流变慢，甚至停止，长时间过度发声可致声带血流量持续下降，局部循环障碍并缺氧，使毛细血管通透性增加，局部水肿及血浆纤维素渗出，严重时血管破裂形成血肿，炎性渗出物最终聚集、沉积在声带边缘形成息肉；若淋巴、静脉回流障碍则息肉基底逐渐增宽，形成广基息肉或息肉样变性。

3. 炎症学说

声带息肉是因局部长期慢性炎造成黏膜充血、水肿而形成。

4. 代偿学说

声门闭合不全过度代偿可引起声带边缘息肉状肥厚，以加强声带闭合，此多为弥漫性息肉样变。

5. 气流动力学伯努利（Bemoulli）效应学说

声带闭合时可将声带边缘黏膜吸入声门，使声带内组织液移向并积聚在任克间隙边缘而形成息肉。

6. 自主神经功能紊乱学说

有"A"型性格特征，倾向于副交感神经兴奋性亢进的自主神经功能紊乱性疾病。

7. 变态反应学说

声带息肉组织学表现有嗜酸及嗜碱性粒细胞增多，认为其发生与变态反应有关。

8. 声带黏膜中超氧化物歧化酶（SOD）

活性降低与声带息肉和小结形成有关。

9. 咽喉反流与声嘶

近年来咽喉反流与声嘶的相关性受到重视，文献报道 50% 的声嘶与咽喉反流相关。Martins 等通过问卷表调查发现，声带息肉患者 61% 有用嗓过度，47% 存在胃食管反流症状，32% 伴鼻后滴漏综合征。Kantas 等报告，对伴有咽喉反流的声带息肉患者术前增加质子泵抑制剂治疗，术后患者症状和体征改善均较对照组明显，认为咽喉反流可能与术后声带上皮修复和病变复发有关。我国亦有多位学者报道食管动力和反流事件在声带息肉发病机制中可能发挥了重要作用。

10. 其他学说

也有人认为声带息肉的发生与局部解剖因素有关，如舌短、舌背拱起及会厌功能差者易发生，可能因这些解剖异常使共鸣及构语功能受影响，需加强喉内肌功能来增强发声力量，导致声带易受损伤。此外还有血管神经障碍学说及先天遗传学说等。

二、病理

声带息肉的病理组织学变化主要在黏膜上皮下层，有水肿、出血、血浆渗出、血管扩张、毛细血管增生、血栓形成、纤维蛋白物沉着、黏液样变性、玻璃样变性及纤维化等。还可有少量炎性细胞浸润。偶见有钙化。电镜超微结构观察：黏膜上皮层次较少，完全角化，棘细胞间隙水肿，间桥松解或消失，间隙扩大形成空腔，细胞内也可水肿，细胞器减少；固有层水肿，间质细胞较少，胶原纤维稀疏，弹力纤维极少。根据声带息肉的病理变化，Epstein（1957）将其分为 3 型：纤维型、血管型和水肿型。ム户（1971）则分 4 型：出血型、玻璃样变性型、水肿型及纤维型。

声带息肉多见于声带边缘前中 1/3 交界处。对此有 3 种解释：①该处是膜部声带的中点，振动时振幅最大而易受损伤；②该处存在振动结节（vibration node），在其上皮下易产生血流静止与淤积；③该处血管分布与构造特殊，且该处声带肌上下方向交错，发声时可出现捻转运动，使血供发生极其复杂的变化。

三、症状

不同程度声音嘶哑，轻者间歇性嗓音改变，发声易倦，音色闷暗、毛糙，高音困难，唱歌易走调等；重者沙哑，甚至失音。息肉大小与发音的基频无关，与音质粗糙有关。巨大息肉甚至可导致呼吸困难和喘鸣。息肉垂于声门下腔者常因刺激引起咳嗽。

四、检查

喉镜检查，见声带边缘前中 1/3 交界处有表面光滑、半透明、带蒂的新生物。有时在一侧或双侧声带游离缘呈基底较宽的梭形息肉样变。亦有呈弥漫性肿胀遍及整个声带的息肉样变者。息肉色灰白或淡红，偶有紫红色，大小如绿豆、黄豆不等。有巨大息肉悬垂于声门下腔的，状如紫色葡萄，呼吸困难呈端坐状，亦有突然堵塞声门裂而引起窒息者。此种巨大息肉，其蒂常位于声带前联合。声带息肉一般单侧多见，亦可两侧同时发生。少数病例为一侧息肉，对侧为小结。带蒂的声带息肉可随呼吸气流上下活动，有时隐伏于声门下腔，检查时易于忽略。

五、鉴别诊断

1. 声带囊肿

声带囊肿为声带良性病变，由于炎症、外伤、病毒等因素，引起声带黏液腺管阻塞造成黏液潴留所致。在病理学上声带囊肿位于声带黏膜上皮下的固有层浅层。主要的临床表现为声嘶。间接喉镜或纤维喉镜检查可见声带上半球形或半椭圆形局限隆起，界限可不清楚，黄白色或淡红色，表面光滑，可有丝状小血管分布。透过黏膜见中央有反光强的乳白色或淡黄色的囊性物。间接喉镜下诊断常常比较困难，临床上可被误诊。声带囊肿可分为潴留囊肿和皮样囊肿两种类型，潴留囊肿是由于创伤或炎症导致黏膜内腺体导管阻塞引起，外衬上皮，内为黏液样液体；皮样囊肿是由于创伤或先天性原因导致，被覆鳞状上皮，其内包含干酪物质、角化物、胆固醇结晶。手术治疗是唯一的办法。

2. 喉乳头状瘤

喉乳头状瘤是喉部最常见的良性肿瘤。常见症状为声嘶或失声，肿瘤大者，可引起咳嗽、喘鸣、呼吸困难等。喉镜检查见肿瘤呈苍白、淡红或暗红色，表面常呈桑椹状或仅粗糙不平如绒毛而无乳头可见，肿瘤好发于一侧声带边缘或前联合，儿童常为多发，可发生于声带、室带及喉室等处。病变限于黏膜表面，无声带活动障碍。活组织检查可确诊。治疗以手术治疗为主。

3. 喉癌

喉癌多发生于喉的前部，早期大都局限于一侧，病变发展较快，声嘶发展迅速。以声嘶、呼吸困难、咳嗽、吞咽困难及颈淋巴结转移为主。喉镜检查可见喉内有肿物，呈菜花型、溃疡型、结节型、包块型等，质脆易出血。纤维喉镜检查有利于早期发现肿瘤。凡见一侧声带肿胀、表面粗糙不平伴运动障碍或呼吸不畅者，不可忽视肿瘤的可能性，需反复进行喉镜检查，必要时行喉部可疑部位的活检。治疗是以手术治疗为主的综合疗法。

六、治疗

以手术切除为主，辅以糖皮质激素、抗生素及超声雾化等治疗。声门暴露良好的带蒂息肉，可在间接、纤维或电子喉镜下摘除。但只在极少数情况下，如患者有全身麻醉禁忌证时才考虑在局部麻醉或间接喉镜下用钳子摘除声带息肉。多数情况下在全身麻醉气管插管下经支撑喉镜切除息肉，有条件者可行显微切除术，也可行激光切除。手术时应将病变组织完整摘除，保持声带游离缘的整齐，不损害深部的声韧带和过多病变周围的 Reinke 间隙组织。对于前联合处的病变，宜先做一侧，不要两侧同时手术，以防粘连。特别巨大的息肉需行喉裂开术者极少见。应注意的是颈椎病不能后仰者、严重心肺功能不全者、颞下颌关节强直，张口困难者为手术禁忌证。手术效果一般良好。经过术后的发声休息，多有明显的声音改善。嗓音外科术后应继续进行发声训练。

值得注意的是，息肉的好发部位也即癌肿的好发部位。早期的癌肿和初起的息肉，肉眼颇难鉴别，故切除的息肉均应常规送病理检查，以免误诊。

第二节　声带小结

声带小结（vocal nodules）也称歌唱者小结（singer nodules）、教师小结（teacher nodules），发生于儿童者称喊叫小结。是慢性喉炎的一型更微小的纤维结节性病变，常由炎性病变逐渐形成。

一、病因

1. 机械刺激学说

多数学者倾向"机械刺激学说"。长期用声过度或用声不当，很可能为单一的或极其重要的激发因素。在教师中，以女教师并伴有贫血，消化不良，或有妇科病者多见。在歌唱家中，多由于发声不当，呼吸控制不良而引起。

2. 内分泌因素

因本病男孩较女孩多见，但至青春期，均有自行消失趋向。在成人病例，女性发病率又较高，男性少见，50 岁以上患者声带小结者更少见。故有学者认为，内分泌因素与声带小结可能有某种关联。

3. 其他学说

上呼吸道病变，如感冒、急慢性喉炎等，可诱发声带小结。胃食管咽反流可诱发声带小结。

二、病理

声带小结外观呈灰白色小隆起。显微镜下见小结外覆增厚的复层鳞状上皮，其基层与息肉十分相似，为纤维性结缔组织及或多或少的机化炎性组织与白细胞，周围组织微有炎症表现。电镜观察可见黏膜鳞状上皮层次显著增多，表层细胞扁平，棘层内有角质透明蛋白颗粒；各层细胞排列紧密，张力微丝和桥粒均发育良好，基底层细胞核有丝分裂较多见，周围组织有炎症表现。从病理组织学看来，声带小结与喉息肉并无质的区别，可能只有量的差别。故认为两者属同一病变发展过程中的两个不同阶段的表现。

三、症状

早期主要是发声易疲倦和间歇性声嘶，声嘶每当发高音时出现。继续发展，声嘶加重，呈持续，且在发较低声音时也可发生。

四、检查

早期在间接喉镜下，可见声带游离缘前、中 1/3 交界处，于发声时有分泌物附着，声带外展时，分泌物呈丝状横跨于声门裂。此后该处声带逐渐隆起，成为明显小结。小结一般对称，间或也有一侧较大，另侧较小或仅一侧可见者。声带小结可呈局限性小突起，也可呈广基梭形增厚，前者多见于发声不当的歌唱者，后者则常见于其他用嗓过度的职业人员。Kleinsasser 观察到：有些儿童的声带小结，当声带松弛时呈广基隆起，声带紧张时，则呈小结状突起。并认为此种小结不需手术切除，至青春期可以自然消失。

五、诊断与鉴别诊断

根据病史及局部检查，可以做出临床诊断。有时肉眼看来似声带小结，实际上是表皮样囊肿，在喉镜下难以鉴别，常需手术切除后经病理检查方可确诊。

六、治疗

包括适当注意声带休息、纠正发声方法、手术疗法及药物疗法。

1. 声带休息

早期声带小结，经过适当声带休息，常可变小或消失。即使较大的小结虽不能消失，但声音亦可改善。若声带休息 2 ~ 3 周，小结仍未明显变小者，应采取其他治疗措施，因声带肌长期不活动反而对发声不利。

2. 发声训练

声带小结患者经过一段时间（约 3 个月）的发声训练，常可自行消失。发声训练主要是改变原来用声不当的错误习惯。此外，应限制吸烟、饮酒和食用辛辣刺激食物等。

3. 手术切除

对较大的声带小结，单纯休息和用药不奏效者，可考虑在气管插管全身麻醉支撑喉镜或显微喉镜下手术切除声带小结，如有激光设备者，亦可用激光将声带小结气化切除。操作时应特别慎重，切勿损伤声带组织。术后仍应注意正确的发声方法，否则仍可复发。

4. 药物疗法

可适当使用糖皮质激素及超声雾化治疗。儿童小结常不需手术切除，至青春期可以自然消失。

第十二章

气管、食管常见疾病

第一节　食管先天性畸形、外伤及异物

一、先天性食管憩室

（一）概述

先天性食管憩室为先天性食管疾病的一种，表现为食管壁局部向腔外突出。该病较为少见，多见于早产儿，且多合并有其他先天性疾病。按其病变部位，可分为以下 3 种类型：咽食管憩室、食管咽憩室并先天性食管狭窄、真性先天性食管憩室。

（二）临床表现及诊断

1. 临床表现

咽食管憩室发生于咽食管交界部位或下咽部，症状为进食时和（或）后呼吸急促伴流涎，易误诊为先天性食管闭锁、食管气管瘘等。伴有先天性食管狭窄的先天性食管憩室可能为食管闭锁的一种变型。真性先天性食管憩室不伴有其他食管、气管畸形，较少见，亦可能是重复畸形的变异，位于食管壁内或壁外。

2. 检查及诊断

根据临床表现和以下检查，可以明确诊断。

（1）X 射线检查：食管钡餐造影检查可见憩室自咽食管交界处前壁相当于下咽部水平向前突出，因前方为喉所阻，憩室向下延伸，憩室大小不一，呈条件或袋状，正位可偏于一侧，憩室边缘光滑整齐，盲端圆钝，若其内有食物残渣可以造成充盈缺损。必须注意的是咽部的憩室造影时必须避免将对比剂呛入呼吸道。

（2）内镜检查：检查时要格外小心，因其误入囊内可造成穿孔。

（三）治疗

手术切除憩室，修补食管壁，并注意仔细止血，严格无菌操作，积极预防局部感染，因一旦发生局部感染，手术即告失败。

1. 术前准备

纠正营养不良、脱水及酸中毒，维持水电解质平衡，有并发症要积极治疗，病情得到控制后便可手术，不必久等，手术根除了发生并发症的病因，并发症才能彻底治愈。术前 48h 内进食流质饮食，尽可能变动体位排空憩室内的残留物。术前如能在透视下将鼻胃管送入憩室，并反复冲洗吸净存留物，有利于防止麻醉诱导时的误吸。保留在憩室内的胃管有利于术中寻找及解剖憩室，便于手术操作。

2. 麻醉

气管内插管全身麻醉，可控制呼吸防止误吸，便于手术操作。

3. 手术方法

咽食管憩室多位于中线后方偏左侧，手术常采用左颈入路，但必须根据术前造影决定，如憩室偏向右侧应选用右颈入路。仰卧位，头转向健侧，取胸锁乳突肌前缘切口，自舌骨水平至锁骨上 1cm 处，切断颈阔肌，在气管前将胸锁乳突肌及周围组织、肌肉分开并向侧方牵引，显露肩胛舌骨肌，切除或牵开，切除更有利于憩室的显露。向侧方牵开颈动脉，切断甲状腺下动脉及甲状腺中静脉，将甲状腺牵向中线，注意保护气管食管沟内的喉返神经，仔细辨认憩室壁，可用手触摸憩室内的胃管，也可请麻醉师经胃管向憩室内缓慢注气使憩室膨出，便于辨认。用鼠齿钳钳夹提起憩室囊，沿囊壁解剖憩室颈。憩室颈下方为环咽肌上缘，上方为咽缩肌下缘，沿正中线自上而下切断环咽肌横行纤维及食管肌层，并将憩室颈部的食管黏膜层和肌层钝性分离，将原在憩室内的胃管送入食管腔内，用血管钳平食管纵轴钳夹憩室颈部，切除憩室壁，缝合食管黏膜，线结打在腔内，注意切除不可过多，以免造成食管狭窄；置引流条引流，逐层缝合颈部切口。

4. 术后处理

鼻饲 5 ~ 7d，术后 48 ~ 72h 引流不多时拔除引流条。

5. 手术并发症

主要为喉返神经损伤，多数能自行恢复；其次是修补处渗漏或瘘管形成，局部换药，多能自愈。若发生食管狭窄，可行食管扩张术。

二、食管外伤

（一）概述

食管外伤，即各种原因导致的食管破裂，是一种严重损伤，可为单独损伤，亦可为复合伤的一部分，如不及时处理，几乎毫无例外地发生急性纵隔炎、食管胸膜瘘，并可能致死。食管外伤的早期诊断、早期治疗，对其预后有决定性作用，就诊愈早，治疗效果愈佳，就诊愈晚，治疗效果及预后愈差，待到形成脓气胸只能暂时引流，待二期行食管重建术。近年来由于医学技术的进展，采用了广谱抗生素和较好的营养支持，使这类疾病的治疗结果有了许多改善。

（二）临床表现及诊断

1. 临床表现

多数食管外伤有明确病史。不同原因引起食管损伤的症状和体征不同。损伤的部位、程度不同，损伤后就诊的时间不同，其临床表现也不同。但不管哪种情况，90% ~ 97% 的患者有颈部或胸骨后剧烈疼痛，伴吞咽时加重，约 31% 有呼吸困难、心率增快、血压下降，甚至出现休克。几乎均有纵隔或下颈部皮下气肿，后期为纵隔脓肿或脓气胸。87% ~ 90% 的病例有发热，白细胞计数增高。

（1）颈部食管穿孔：颈部食管穿孔常发生在较薄的食管后壁，由于食管附着的椎前筋膜可以限制污染向侧方扩散，穿孔的最初几小时颈部可没有炎症表现，几小时后由于口腔或胃内的液体经过穿孔进入食管后间隙和沿着食管进入纵隔，引起纵隔炎症，患者诉颈部疼痛、僵直，呕吐带血性的胃内容物和呼吸困难。体格检查发现患者强迫体位，颈部僵直，伴各种不同程度的呼吸困难，颈部触诊发现颈部僵硬和由于皮下气肿产生的捻发音。全身感染中毒症状常在 24h 后发生。

（2）胸部食管穿孔：与颈部穿孔不同，胸段食管穿孔直接引起纵隔污染，迅速发生纵隔气肿和纵隔炎。尽管早期仅是纵隔的污染，但可迅速发展为坏死性炎症。当薄的纵隔胸膜被炎症穿破，胃液及胃内容物经破口返流到纵隔和胸膜腔，引起胸膜腔的污染和积液，形成纵隔和胸膜腔化脓性炎症。中上段食管穿孔常穿破胸腔。食管穿孔后引起的这种炎症过程和体液的大量蓄积在临床上表现为一侧胸腔剧烈疼痛，同时伴有呼吸时加重，并向肩胛区放射。在穿孔部位有明确的吞咽困难，低血容量，体温升高，心率增快，并且心率增快与体温升高不成比例。全身感染中毒症状、呼吸困难的程度，根据胸腔污染的严重性、液气胸的量以及是否存在气道压迫，而轻重不同。纵隔镜检查后发生的食管损伤更不易诊断，有时甚至当患者发生纵隔炎和皮下气肿时或病理报告活检组织有食管黏膜或食管肌肉时才做出食管损伤或穿孔的诊断。体格检查可以发现患者有不同程度的中毒症状，不敢用力呼吸，肺底可听到啰音，当屏住呼吸时，可听到随着每次心跳发出的纵隔摩擦音或捻发音。颈根部或前胸壁可触及皮下气肿，当穿孔破入一侧胸膜腔时，出现不同程度的液气胸的体征。受累侧胸腔上部叩鼓音，下部叩浊音，病侧呼吸音消失。少数病例可发展为伴有气管移位，纵隔受压的张力性气胸，纵隔及胸腔的炎症产生对膈肌的刺激，可表现为腹痛、上腹部肌紧张、腹部压痛，应注意同急腹症相鉴别。

（3）腹部食管穿孔：食管腹腔段的损伤较少见，一旦损伤，由于胃的液体进入游离腹腔，主要引起腹腔的污染，临床表现为急性腹膜炎的症状和体征。这同胃、十二指肠穿孔很相似，应注意胸段食管远端的损伤也可以表现为这种情况。有时这种污染可能不在腹腔而在后腹膜，这将使诊断更加困难。这是由于腹腔段食管与膈肌相邻近，常有上腹部疼痛和胸骨后钝痛并放射到肩部的较典型的特征。

（4）复合伤伤及食管者：还伴有其他部位损伤的相应症状。

2. 检查及诊断

尽管食管穿孔有这些临床表现，但凭这些非特征性的症状体征立即做出诊断有时仍较困难，常需借助其他辅助检查以明确诊断。并需与其他疾病如胃、十二指肠溃疡穿孔，胰腺炎，心肌梗死，降主动脉瘤，肺炎，自发性气胸等做鉴别。

（1）X 射线检查：根据穿孔的部位和原因做 X 射线平片检查，颈部穿孔可以发现颈部筋膜平面含有气体，气管移位，食管后间隙增宽，正常的颈椎生理弯曲消失。在有些患者可以在食管后间隙发现有气液平，颈部或纵隔气肿以及气胸、气腹。胸部食管穿孔时发现纵隔影增宽，纵隔内有气体或气液平，胸腔内气液平。腹部食管穿孔时可发现膈下游离气体。用普通 X 射线检查，有 12% ～ 33% 的病例不能显示这些提示食管穿孔的 X 射线征象并受穿孔后时间的影响。

（2）食管造影：许多患者就诊时并非都具有典型症状，而表现为严重的呼吸困难、低血压、败血症、休克、昏迷，或是模糊不清的急腹症或胸部急症。因此应对怀疑有食管穿孔而一般情况允许的患者用食管造影来肯定诊断；对普通 X 射线提示有食管穿孔的病例也应用食管造影来明确穿孔的大小和部位。在透视下口服对比剂可以显示食管腔、食管穿孔的部位及食管远端有无狭窄。口服碘油对比剂的效果较好，刺激性小。如使用钡剂一旦漏出食管外，手术清除困难。Foley 等介绍先用水溶性对比剂，如果没有看到瘘口，再加钡剂来进一步明确诊断。应注意，尽管使用造影做为常规诊断手段，但仍有 10% 的假阴性，因此当造影阴性时也不能完全除外食管穿孔。

（3）纤维光导食管镜检查：对胸部创伤、异物引起的食管损伤有重要诊断价值，当食管造影阴性时，有时用纤维光导食管镜可直接看到食管损伤的情况，并能提供准确的定位，了解污染的情况。食管镜的结果也有助于治疗的选择。

（4）CT 检查：当今的胸腹部 CT 检查已应用的相当普遍。当临床怀疑有食管损伤而 X 射线又不能提示确切的诊断依据时，进一步的诊断还包括选用胸部或腹部的 CT 检查。对食管造影"正常"的患者，根据病史、体检及 CT 检查结果来诊断。当 CT 影像有以下征象时应考虑食管穿孔的诊断：①围绕食管的纵隔软组织内有气体；②在纵隔或在胸腔的脓腔紧靠食管；③充气的食管与一个邻近纵隔或纵隔旁充液的腔相通，胸腔积液特别是左侧胸腔积液则更进一步提示食管穿孔的可能。当以上任何一项存在时应做食管造影以肯定诊断和确定穿孔的部位，这对指导手术治疗是非常重要的。另外用 CT 对患者进行最初疗效的随诊观察，也是特别有效的方法。

（5）其他：食管穿孔患者由于唾液、胃液和大量消化液进入胸腔，在做诊断性胸腔穿刺时，抽得胸腔液体的 pH 值低于 6.0，并且淀粉酶的含量升高，是一项简单而有诊断意义的方法。在怀疑有食管损伤的病例口服小量亚甲蓝后可见引流物胸腔穿刺液或闭式引流管中有蓝色，同样有助于诊断。

（三）治疗

1. 治疗原则

食管损伤后可以用手术治疗或非手术治疗。不管用哪一种方法治疗其目的在于清除污染源，有效引流，恢复食管的完整性和连续性；恢复和维持营养。要达到这 4 个目的，需根据损伤食管的情况（被损伤食管处组织是否正常）；原发疾病是良性还是恶性；是否伴有穿孔远端梗阻；纵隔及胸腔污染情况；食管损伤后到治疗的时间等选择不同的方法。

2. 手术治疗的适应证

手术治疗的选择与以下因素有关：损伤的原因，损伤的部位，是否同时存在其他食管疾病，从穿孔到诊断的时间，食管穿孔后污染的程度，炎症蔓延的情况，是否有邻近脏器损伤，患者年龄及全身情况的好坏，以及医院的条件及医生技术水平。对于诊断时间早、胸腔污染较轻、穿孔较大、患者年龄较轻、全身情况较好、穿孔伴有气胸、胸腔积液、气腹、纵隔气肿或脓肿；有异物存留；外伤性食管损伤，应该优先选择手术方法治疗。对于食管损伤很轻，临床上又不能肯定是否有全层食管穿的患者可以首先采用非手术的治疗方法。

3. 非手术治疗适应证

现在越来越多地对食管穿孔患者采用非手术的治疗方法，其理由有以下几个方面：①大多数食管穿孔是由于器械损伤引起，因为这种损伤产生的污染多较局限而且不重；②多可早期诊断；③新的更有效的抗生素能有效地控制食管穿孔引起的感染；④在 CT 帮助下，能经皮准确置入有效的引流；⑤有安全有效的胃肠外营养和肠道营养方法。另外，许多保守治疗的方法既是治疗的手段，又是观察病情变化的方法，同时又是手术治疗必不可少的术前准备。对以下情况可以首先采用非手术治疗：①器械引起损伤穿孔，特别是在颈部的穿孔；②从食管穿孔到诊断已经间隔几天，但症状轻微；③早期诊断小的局限的穿孔；④穿孔后引起的污染仅限于纵隔或纵隔与壁层胸膜之间，没有对比剂溢入附近体腔；⑤有效的脓腔引流使穿孔对胸腔污染很小；⑥从损伤到诊断未经口进食；⑦症状轻微，无全身感染迹象。

4. 保守治疗

（1）禁食：在怀疑有食管损伤时，即应立即停止经口进食、进水，并嘱患者尽可能地减少吞咽动作。事实上要求患者绝对不做吞咽动作是可能的。

（2）胃肠减压：尽管有人提出选择性地应用胃肠减压，认为放入胃肠减压管使食管下段括约肌不能完全关闭，有可能加重胃反流，但多数认为应常规使用胃肠减压，以减少胃液的潴留。除胃肠减压外有时还需经鼻腔间断吸引口咽部分泌物。

（3）广谱抗生素：食管穿孔后引起的主要病理是食管周围组织的炎症感染，如纵隔炎，胸膜炎或腹膜炎，因此一旦怀疑有食管损伤应早期选用广谱有效抗生素，如哌拉西林：肌内注射，以生理盐水或注射用水稀释后注射，成人 4 ~ 8g/d，每日分 2 次；儿童 80 ~ 100mg/（kg·d）。静脉滴注，以 5% 葡萄糖溶液稀释后静脉滴注；成人 4 ~ 16g/d，分 2 ~ 3 次静脉滴注；儿童 100 ~ 300mg/（kg·d），分 4 次静脉滴注。广谱抗生素需使用至少 7 ~ 14d。

（4）维持营养：由于食管穿孔的治疗时间较长，往往需停止经口进食 10d 以上，因此不论是否采用保守治疗，都需要在最初治疗时，同时建立预防性的胃肠外营养或有效的胃肠道营养如鼻饲饮食、胃空肠造瘘等。及时纠正和维持水、电解质平衡。

（5）经食管灌洗：Santos 1986 年报道 8 例经食管灌洗治疗食管破裂成功的经验。其中 3 例首选手术治疗失败，改用食管灌洗治愈。国内陈维华报道了用同样方法灌洗食管治疗胸内食管破裂的经验。他们的做法是置胸腔引流食管进入脓腔，达漏口处，并用负压吸引。用呋喃西林溶液漱洗口腔，再口服含抗生素的无菌盐水（如庆大霉素），每小时 50 ~ 100mL。晚 10 时到晨 6 时停服，胸腔引流出的液体污浊或量较多时，口服量增加。一旦引流量减少，液体转清，即开始进食牛奶、豆浆，每次进食后服抗生素，用无菌水冲洗食管，防止食物残渣在食管腔外存留。引流量少于 30 ~ 50mL 时，行食管造影或口服亚甲蓝，证实瘘口封闭，X 射线胸片无积液，改为开放引流，逐步退出。这种方法利于早期肺膨胀，消灭残腔，促进食管早期愈合。当不进食时将胃肠减压管放在穿孔部位，用生理盐水或抗生素溶液灌入冲洗。

（6）其他：穿过食道破裂的部位，在食管腔内置管或置入支架。

5. 手术治疗

保守治疗 24h 如果症状不见好转或有加重时则应考虑进一步手术治疗。手术治疗的原则是清除所有炎症和坏死的组织。根据不同的部位，用适当的方法确切闭合穿孔；矫正并除去食管穿孔远侧梗阻。当损伤发生在食管梗阻的近段或在梗阻的部位，或当诊断过晚（一般 >24h），直接修补损伤的食管是禁忌的. 而防止继续污染纵隔及胸膜腔和维持营养则是非常重要的。

（1）手术治疗的入路：依穿孔的部位而不同。

①颈部穿孔：小的颈部食管穿孔，处理上往往仅需要在穿孔的旁边放一引流，瘘口即可自己闭合，而不必做进一步手术处理。引流的方法是沿胸锁乳突肌的前缘做纵向切口，在颈内动静脉的前方直接显露食管，放入软橡皮片引流，并从切口下方另戳孔引出，在颈椎前水平应用钝性剥离，因为在这个部位的穿孔，如果处理不当，可使穿孔向纵隔方向扩展，并使感染进入纵隔。

②胸部穿孔：食管中上段穿孔时可经第4，5肋间进胸腔，下段穿孔则经6，7肋间进胸腔，如没有胸腔污染，中上段从右侧开胸，下段从左侧开胸，根据食管破入哪一侧胸腔时，则应从哪一侧开胸，以便于手术处理。

③腹部穿孔：腹部穿孔如果胸腔没有污染，手术探查可直接经上腹部正中切口进行：不论穿孔在什么部位，显露食管后，可通过食管内的导管向食管腔内注入亚甲蓝或注入气体来确定穿孔的部位。

（2）手术治疗的方法：

①引流：不论采用哪种治疗方法，有效的引流者是必不可少的，特别在广泛炎症和全身情况不佳时，必要时应在 CT 引导下置入引流管。有大的胸段食管破裂，可在开胸清创后行纵隔和（或）胸腔引流；或于破裂的食管腔内置22～24号"T"形管，穿孔附近置大号引流管，待3周后窦道形成再拔管，瘘孔不愈合者，再行二次手术。

②一期缝合：主要用于早期穿孔，撕裂组织较整齐者。时间虽愈早愈好，但感染和食管壁炎性水肿程度均是重要决定因素。

③加固缝合：由于一期缝合食管损伤有裂开和瘘的可能性，特别是当患者从穿孔到治疗时已隔了几个小时，因此有必要采用加固缝合的方法闭合食管穿孔。在胸部有许多组织可用于这种加固缝合，不论用哪一种组织修复加固，这种组织最好是用在修复和食管壁之中，而不是简单覆盖于修复之上。

④局部病变切除与胃食管吻合：限于局部肿瘤或破裂严重，难以缝合，且穿孔时间短，患者全身情况良好者

⑤食管外置：食管外置或旷置的手术近年来已很少使用，只有在患者的营养状况极度不良，用前述种种方法均不适合或无效的病例时，才用颈部食管外置造瘘术或胃造瘘减压术。这种手术包括：缝闭贲门，胸段食管自颈部拔出外置以减少胸内污染，后期再做空肠或结肠代食管术。

三、食管异物

（一）概述

凡不能顺利通过食道，停留在食道狭窄处的食物或物质均称为食管异物。食管异物是耳鼻咽喉科常见急症之一，任何年龄均可发生，如处理不当可引起严重后果，故需及时处理。

（二）临床表现及诊断

1. 临床表现

多有明确病史，但应警惕病史不详而长期存在食管异物的小儿，更有特意隐瞒病史者。成人多能具体说出食管梗阻感的具体部位，小儿则哭闹不安、拒食、口涎外溢、进食后恶心呕吐。症状轻重与异物所在部位、大小、性质，及食管壁的损伤程度有关，多表现为以下几点。

（1）吞咽困难：吞咽困难与异物所造成的食管梗阻程度有关。完全梗阻者吞咽困难明显流质难以下咽，多在吞咽后立即出现恶心、呕吐；对于异物较小者，仍能进流质或半流质饮食。个别患者吞咽困难较轻，甚至没有任何症状，可带病数月或数年而延误治疗。

（2）异物梗阻感：在异物偶然进入食管时，一般开始都有气顶，继之有异物梗阻在食管内的感觉，若异物在颈部食管时则症状更为明显，患者通常可指出异物在胸骨上窝或颈下部；若异物在胸段食管时，可无明显梗阻感或只有胸骨后异物阻塞感及隐痛。

（3）疼痛：上段食管疼痛最显著，常位于颈根部中央吞咽时疼痛加重甚至不能转颈；中段食管疼痛

可在胸骨后，有时放射到背后，疼痛不甚严重；下段食管疼痛更轻，可引起上腹部不适或疼痛。疼痛常表示食管异物对食管壁的损伤程度，较重的疼痛是异物损伤食管肌层的信号，应加以重视。通常光滑的异物为钝痛，边缘锐利和尖端异物为剧烈锐痛。食管黏膜损伤常为持续性疼痛，且随吞咽运动阵发加重。有时疼痛最剧烈处可提示异物的停留部位但其定位的准确性有限。

（4）涎液增多：涎液增多为一常见症状，颈段食管异物更为明显。如有严重损伤还可出现血性涎液，在所有患病人群中以儿童涎液增多的症状明显且多见。一般依据涎液增多的症状结合异物病史，可初步推断异物存留于颈段食管而不在胸段食管。

（5）反流症状：异物存留食管后可发生反流症状，其反流量取决于异物阻塞食管的程度和食管周围组织结构的感染状况，个别患者也可发生反射性呕吐。

（6）呼吸道症状：主要表现为呼吸困难、咳嗽、发绀等。多发生于婴幼儿，特别是在食管入口及食管上段的异物，因分泌物反流误吸、异物巨大而压迫气管壁、引起邻近组织感染，向喉和气管扩散或食管 – 气管瘘引起。

2. 诊断

由于患者的耐受性不一，因此，不能单以症状的严重程度判断病情，还应结合其他因素，尤其是异物的类型停留部位和异物的刺激性等加以判断。此外，对于临床判断很可能有异物存留者，切不可因尚能进食而疏忽。影像学检查和食管镜检查可辅助诊断。

（三）治疗

治疗原则是取出异物，一旦确诊，应尽早取出异物，延误时间越久，并发症越多，症状也越重，异物取出也越困难。

1. 食管镜下取出异物

合并感染或全身情况较差者，可先用抗生素治疗并给予补液、纠正水电质平衡，待病情稍有改善后再行检查治疗。

（1）器械准备：根据患者年龄、异物种类和形态，选择合适长度及口径的食管镜及异物钳，如鳄鱼钳、扁嘴钳、兜状异物网等。此外，强有力的吸引器是不可缺少的。

（2）食管镜检查：一般在局麻下进行。儿童、异物较大如义齿等，或因其他原因估计局麻有困难者，可选用全麻，使食管松弛，有利于异物的取出。

（3）操作步骤：取仰卧垂头位平卧于手术床，硬质食管镜经口顺咽后壁直下，找到食管入口，逐渐深入检查食管。在食管镜下窥见异物时，还须查清异物与食管壁的关系。如异物尖端刺入食管壁时，应先使其退出管壁，再将异物传位，尽力将其长轴与食管纵轴平行后取出。不可强行外拉，以免加重管壁损伤。位于食管第二狭窄处的异物，在搜索到异物后先将异物前部之食物残渣及污秽物吸净，看清异物与管壁的关系，切不可贸然取出，以免招致致命性大出血，必要时可请心胸外科开胸治疗。

2. 外科手术法

经食管镜检查提示异物巨大，不能在食管内移动，不能用暴力强行拉出者；异物已穿破食管者，应按食管外伤论治。

3. Foley 管法

若已明确为外形规则、表面圆钝光滑的食管异物（如硬币、围棋子、纽扣、不带尖锐挂钩的徽章等），可采用此法。此法最早由 Bigler 在 1966 年报道使用，我国由彭云生等于 1995 年最早报道使用。Foley 管是用于体腔引流的一种特制导管，在导入端处有一弹性隐形气囊。使用时，可不施麻醉，使患者处于食道镜检查体位（患者平卧，双肩及头颈部超出手术台上缘，助手抱头使其后仰），嘱患者吞咽并顺势将Foley 管从口内送入食道，估计管端气囊处已越过异物深度后，将气囊充气 8 ~ 15mL，然后缓慢回拖 F 管，异物即可随气囊拖出食管。此法可反复多次操作。但此法只适用于外形规则、表面圆钝光滑的食管异物，若为圆球状异物完全堵塞食管某段则周围无缝隙让 F 管 "跨越"；若异物外形不规则、较粗糙甚至锐利者，亦不适用此法。

4. 胃镜镜下取出异物

随着胃镜技术的发展，部分食道异物可以交由消化科医师在胃镜下取出。

5. 术后处理根据病情给予补液等全身支持疗法

食管异物24h内取出者，可进流质饮食，口服抗生素，如头孢呋辛酯：口服，成人每次0.25g，每日2次；儿童5岁以下不宜服用，一般每次0.125g，每日2次；疗程2~3d。粗糙异物，食管黏膜充血、水肿、糜烂，疑有食管壁损伤者，鼻饲饮食，静脉滴注抗生素3~5d，直至复查胸片或消化道造影正常方可正常进食。局部有感染者，应使用足量抗生素，如：青霉素：肌内注射，一般感染，每次40万~80万U，每日2次，严重感染可增至每日4次；静脉滴注，用生理盐水或5%葡萄糖溶液稀释至1万U（1mL），每日200万~2 000万U。疑有食管穿孔者，按食管外伤处理。

第二节　食管腐蚀伤

一、概述

误吞或有意吞服腐蚀剂引起的食管损害称为食管腐蚀伤。常见腐蚀剂有酸性和碱性两类：强酸类如硫酸、盐酸、硝酸等；碱性类如氢氧化钠、氢氧化钾、碳酸氢钠等。碱性物质腐蚀程度较酸性物质严重。

1. 食管腐蚀伤按其损伤程度分为3度

Ⅰ度：病变局限于黏膜层。黏膜表层充血肿胀，坏死脱落。创面愈合后，不留瘢痕狭窄。

Ⅱ度：病变深达肌层。局部溃疡形成，以后常形成瘢痕而致食管狭窄。

Ⅲ度：食管壁全层受损，并累及食管周围组织，可发生食管穿孔及纵隔炎等。

2. 临床分期

（1）急性期：1~2周。腐蚀剂吞入后，立即出现口、咽、胸骨后或背部疼痛、吞咽困难。常伴有唾液外溢、恶心等。若腐蚀累及喉部，出现黏膜水肿。可出现声嘶和喉阻塞症状。病情严重者可出现发热、脱水、昏睡或休克等症状。

（2）缓解期：受伤1~2周后，全身一般情况开始好转，创面逐渐愈合，疼痛及吞咽困难缓解，饮食逐渐恢复正常，轻伤者2~3周可愈合。

（3）狭窄期：3~4周以后，再度出现吞咽困难，逐渐加重，轻者可进流质，重者滴水不进，出现脱水及营养不良等全身症状。

二、诊断

1. 详细询问病史

包括腐蚀剂的性质、浓度、剂量及吞服时间。

2. 口腔及咽喉部检查

3. 影像学检查

消化道造影。严重的腐蚀伤可引起胃，甚至十二指肠瘢痕后挛缩。

4. 食管镜及纤维食管镜检查

应在急性期后进行，避免食管穿孔。

三、治疗

1. 急性期

（1）伤后立即服用中和剂：常用的弱酸性液如食醋、橘汁、柠檬汁等；弱碱性液如氢氧化铝凝胶、氧化镁乳剂等。然后服用牛奶、蛋清、植物油等。

（2）应用抗生素。

（3）急性期应用糖皮质激素。

（4）喉阻塞症状明显时，应行气管切开术。

2. 缓解期

（1）根据病情决定是否维持以上治疗。

（2）有食管狭窄可能者插入鼻饲管。

3. 瘢痕期

（1）狭窄较轻、范围较短局限，可在电子纤维食管镜，或硬食管镜下，定期行食管扩张术。

（2）狭窄较重、范围广，尤其是儿童患者，可在胃造瘘后行食管逆行扩张术。

（3）完全狭窄者：①胃造瘘术；②行狭窄段食管切除端吻合术、胃代食管术、结肠代食管术、游离空肠代食管术等；③镍钛记忆合金支架扩张术，其远期效果有待观察。

第三节　食管穿孔

一、概述

食管穿孔是一种较少见的疾病，一旦发生病情险恶。可引起致死性的纵隔炎、纵隔脓肿和主动脉破裂等严重的并发症，死亡率较高。食管穿孔分为损伤性穿孔和特发性食管穿孔两种，前者多见。损伤性食管穿孔原因依次为食管异物、医源性损伤及腐蚀性损伤。特发性食管穿孔系因过量饮酒、便秘、分娩、催吐剂、颅脑外伤等引起的剧烈呕吐，以及不恰当的吞咽动作等，导致食管内压急剧升高，引起食管壁全层破裂穿孔。食管穿孔几乎都发生在下段食管。

二、诊断

（1）颈部、胸部及腹部剧烈的疼痛，呈强迫体位，痛苦面容，并伴吞咽困难。

（2）颈部皮下气肿及纵隔气肿，触诊捻发样感或踏雪样感。严重时可扩展至颜面和腹股沟。

（3）全身脓毒性感染症状。

（4）纵隔炎及脓肿、脓胸、大血管破裂等严重并发症。

（5）影像学检查慎用食管造影。

三、治疗

1. 保守治疗

禁食、抗生素控制感染、胃肠减压及维持水、电解质平衡。

2. 手术治疗

一期穿孔修补术适合于穿孔后 12 ～ 24h 以内的病例；脓肿形成后行开胸纵隔引流术。

3. 特发性食管穿孔

对特发性食管穿孔应采取更为积极的手术治疗。

第四节　食管炎

一、急性食管炎

（一）定义

食管炎可因外伤后感染而引起，各种物理、化学刺激引起的无菌性炎症；上呼吸道急性炎症或急性传染病等可并发本病。

（二）诊断

（1）疼痛通常出现于胸骨后方或背部左侧肩胛骨下方，呈钝痛或刺痛。

（2）早期因吞咽疼痛可发生食管痉挛，后期由于瘢痕收缩，均可发生吞咽困难。但早期表现为发作性吞咽困难，后期则表现为持续性吞咽困难。

（3）须与外伤、异物等鉴别。

（三）治疗

（1）适当禁食或进温流质饮食，进食时要缓慢，禁食用有刺激性食物。

（2）用碱式碳酸铋 1.0g 吞服，或用磺胺嘧啶 1.0g 加碱式碳酸铋 1.0g 吞服。

（3）如疼痛剧烈，应给予镇静剂如地西泮等药物。

二、慢性食管炎

（一）定义

食管黏膜呈现慢性炎症变化，表现为鳞状上皮细胞增生，或有角化，黏膜下有炎性细胞浸润。若病变持续时间较长，黏膜下层、肌层也被侵及。晚期则出现瘢痕，引起食管内腔狭窄，狭窄部上方有扩张现象。引起慢性食管炎的病因如下。

（1）急性食管炎治疗不及时或治疗不当，转为慢性。

（2）上消化道与上呼吸道慢性化脓性病灶。

（3）食物停留后发酵引起食管黏膜刺激，发生慢性炎症。此种情况常见于食管狭窄、肿瘤或贲门痉挛等，使食物不能迅速通过，发酵分解物引起刺激，或继发感染。

（4）维生素及其他营养缺乏，造成局部易感因素。

（5）胸腹腔脏器如心、肺、肝与脾等慢性病变引起食管静脉淤血。

（6）嗜好烈性酒与辛辣调味品或进食时狼吞虎咽，均易造成食管的慢性炎症或外伤。

（二）诊断

（1）胸骨后闷痛，也可表现为上腹部、背部左侧肩胛骨下方或胸腔深处的闷痛，进食较热、粗糙或干燥食物时疼痛明显加剧。患者常因闷痛而致情绪抑郁低落。

（2)很少有吞咽困难，可表现为胸骨后可有灼热感与食管内食物通过缓慢、受阻，或深重、压迫、牵曳、膨胀等感觉。有部分患者有反刍现象，即在进食后不久，又有食物吐出，但无酸味。若进食后感上腹部胀满，则表示食管内已有瘢痕性狭窄。

（3）食管造影与食管镜检查、病理检查。

（三）治疗

1. 病因治疗

改正不良饮食习惯，养成细嚼慢咽的良好习惯；根治身体各部位的病灶。

2. 药物治疗

吞服碱式碳酸铋粉剂。少量多次服用橄榄油、麻油或蜂蜜水等。亦可口服维生素 A 及维生素 B_2 等。

第五节　先天性气管食管瘘

一、概述

食管先天性畸形包括先天性食管闭锁、先天性食管狭窄、先天性短食管及先天性气管食管瘘。后者多与食管畸形有关，部分患者仅在气管食管壁之间形成瘘口，构成"H"形气管食管瘘。

二、诊断

（1）患儿消瘦，进流食呛咳。

（2）不明原因的反复发作的肺部感染。

（3）剧烈咳嗽、发绀，哭叫后胃部膨胀。

（4）食管造影可确诊。

（5）纤维支气管镜检查用导管将食管下端阻塞，注入亚甲蓝，然后从支气管镜内观察是否有瘘管。

三、治疗

（1）术前插入导管清洁食管。应用抗生素，防止吸入性肺炎，纠正脱水。

（2）颈段气管食管瘘经颈部手术，下段瘘口需开胸手术。

（3）合并先天性食管闭锁者需分期手术。先修补气管食管瘘口，胃造瘘维持营养，以后再择期行二期手术。

第六节　气管外伤、狭窄及异物

一、气管外伤

（一）概述

气管外伤可能发生在颈部或胸部，亦可发生在喉和气管内，本节主要讲颈段气管外伤，以下部分及支气管属胸外科治疗范畴，不在此叙述。

（二）临床表现及诊断

1. 临床表现

多有明确病史。颈前部开放性损伤，经扩创后即可发现有无气管损伤。凡颈部致伤后，颈部皮肤无明显改变，而有咳嗽、咯血、呼吸困难、气胸、血胸、皮下气肿、纵隔气肿等症状者，均有气管损伤可能。

2. 诊断

X射线、CT、内窥镜检查可确诊。

（三）治疗

气管外伤后应根据病因和病情，采取积极治疗。严重情况，如遇休克，应立即抢救，给予抗休克治疗、输血输液、补充血容量等对症处理。阻塞性呼吸困难者，应做气管插管或气管切开，吸氧。如遇伤口活动性出血，应积极清创、止血。术中术后抗生素及激素治疗，以防止感染及减轻瘢痕、狭窄。

1. 颈段气管开放伤

如挫裂伤、切割伤、穿通伤、勒伤、火器伤等，原则上均以扩创、清洁、修复为原则。

（1）气管挫伤：经颈部扩创后，仅见气管前筋膜损伤或气管环有断裂无凹陷者，可做创口一般缝合修复，缝合时必须与前筋膜一起缝合，缝线不能穿透软骨，之后颈前肌肉与肌层按解剖层次逐层修复缝合。

（2）气管前壁大部断裂：缝合后可能引起气管狭窄者，应与断裂气管环之下2～3气管环做气管切开，上部断裂气管与前筋膜一并缝合，视情况置入扩张管或"T"形管，扩张物一般需放置3～4个月。对该部分患者，必须彻底弄清伤情，一期彻底处理。如仅仅简单地清创、缝合，易遗留气管狭窄、喉返神经麻痹等难处理的后遗症。

（3）气管前壁软骨破碎：可将离断的小碎骨取出，大块的连着筋膜的可留用，之后用气管前筋膜修复覆盖缺损的气管前壁。如缺损较大，尤其是环状软骨缺损，可用游离或带蒂的舌骨、肋骨、耳郭软骨、鼻中隔软骨等修复缺损。如术后遗留气管狭窄，按气管狭窄论治。

（4）气管完全离断并有食管前壁损伤或穿孔：完全缝合气管和食管前壁，留置胃管，鼻饲饮食至少1周。

（5）防治感染：给予破伤风血清。特别注意感染，尤其是污染伤口必须反复清创。术后常规应用抗生素，同时注意全身情况，及时对症处理。换药严格无菌操作，注意观察创口愈合情况和呼吸状态。

2. 颈部闭合性损伤

如怀疑有气管损伤者均可行颈前切开探查术。一般于颈前正中垂直切开，直分离至气管前筋膜，见到气管的损伤，处理上同开放伤。如颈部气、血肿很轻，仅有少量咯血，无明显呼吸困难，可观察治疗，待其自行愈合。应用抗生素及激素，同时可给予雾化或间接喉镜下气管内滴药。

3. 气管内理化性烧伤

引起呼吸困难，应做气管切开术，保证呼吸道通畅并及时吸净分泌物。此类气管损伤后常有伪膜形成，伪膜脱落时可堵塞气管套管，需及时清理。给予抗生素和激素全身和局部应用（雾化或气管内滴药）。同时积极治疗全身烧伤和中毒情况。后期如有气管狭窄，按气管狭窄治疗。

4. 医源性气管损伤

如插管损伤、内窥镜损伤、高位气管切开损伤等重在预防，规范操作。后期出现气管狭窄、气管食管瘘等并发症，按相应病情治疗。

5. 异物造成的气管损伤

气管异物应及时取出，按气管异物治疗。

二、气管狭窄

（一）概述

气管狭窄是指颈段和胸段气管管腔狭窄，出现呼吸困难、声嘶、喉鸣、呼吸道梗阻、哮吼、咳嗽、发绀、喘息等。

（二）临床表现及诊断

1. 临床表现

详细询问病史为明确诊断的第一步。其基本症状是吸气性呼吸困难，吸气时有喘鸣音，严重者有三凹征。部分患者因长期缺氧引起全身一系列症状。

2. 检查及诊断

间接喉镜检查、直接喉镜检查、支气管镜检查、纤维支气管镜检查、X射线胸部平片、气管断层片检查、CT、MR、气管碘油造影等相关检查均可见确切病变。值得注意的是气管碘油造影检查虽对各种诊断气管狭窄及了解狭窄范围均有价值，但有加重机会气管梗阻的危险解答，需注意。

（三）治疗

按其病因及狭窄程度不同采用不同的治疗方法。

1. 结核、麻风、梅毒、呼吸道硬结病引起者

可用相应的抗生素及化学药物局部及全身治疗。

2. 气管损伤后引起者

早期应用抗生素及激素，可减轻炎性反应、消除水肿、减少结缔组织纤维增生，从而减轻狭窄程度。

3. 仅由肉芽组织阻塞气管腔引起者

可由气管镜或纤维支气管镜清除肉芽组织或切开气管在直视下刮除肉芽组织，使通气顺畅，术后及时予以抗生素及激素治疗。

4. 扩张

利用扩张器、扩张探条、扩张管通过狭窄部位，给予轻度机械性刺激，稍加扩张，使未成熟的结缔组织转化为成熟结缔组织是减少收缩，使成熟结缔组织引起轻度炎症反应，使部分瘢痕软化吸收，以扩大管腔。分为短时间、间歇性扩张和留置扩张器两种。需注意的是通过狭窄部位时稍用力通过即可，如用力过大则增加黏膜及组织创伤，反而会加重瘢痕。扩张管用过金属材质，后用橡胶、硅胶、聚乙烯等塑料制品，近年来亦有用 Silicone、Tefion 等高分子材料。目前"T"形硅胶管仍是应用最广泛的扩张管。它既适用于通气和治疗，又可代替气管切开套管，局部刺激反应轻，有支架作用，防止狭窄，其表面光滑，不易结痂，可随时清洁吸引，不必经常更换，堵塞外口时可正常发音。

5. 激光治疗

气管狭窄可经气管镜利用 CO_2 激光，使狭窄部位气化，然后置入扩张管，同时给予抗生素及激素。

6. 手术治疗

①狭窄区域位置较高，可行低位气管切开，再行狭窄区扩张，一般需留置扩张物 3 个月以上，也有

环状软骨裂开、环状软骨裂开并嵌入软骨等修复声门下气管狭窄的报道；②气管前壁已缺损，形成硬性瘢痕者，可采用纵行栅栏状松解术，将瘢痕部分切开，余下的切成扇形，覆盖于气管前壁，然后再做低位气管切开，放置"T"形管，一般需留置扩张管 1 年以上，亦可采用舌骨 – 胸舌骨肌瓣植入、胸锁乳突肌骨膜肌瓣修补等方式；③缺乏气管前壁的骨支架，可用带蒂舌骨移植、带蒂肋骨移植、甲状软骨气管吻合、胸骨甲状肌 – 甲状软骨板软骨瓣修补、耳郭软骨移植、鼻中隔黏膜软骨膜软骨修复等方法；④如基本为实性瘢痕狭窄，则需做狭窄处的气管切除、端端吻合术，适用于气管环形狭窄，颈段较大范围损害，气管可允许切除的总长度，成人不得超过 5cm，术后要上石膏固定头位，使头部及下颌不能上抬，以免术后由于头部上抬、张力过大而使手术失败；⑤颈前皮肤瘢痕严重，压迫呼吸者，可将颈部瘢痕与皮肤一起切除，再以颈部或胸区皮肤带蒂转移皮片修复颈前区；⑥喉气管成口术，声门下及气管严重缺损或瘢痕闭锁，无法一期修复者，可利用"T"形管、三角形喉膜等在喉及气管之间造口，形成通道，待完全上皮化后再行二期或三期修补。

7. 人工气管

用金属或其他赝复物代替气管，尚未广泛应用于临床。

三、气管支气管异物

（一）概述

气管支气管异物是指外物通过不同方式进入气管、支气管后造成一系列呼吸道症状，甚至危及生命的一种疾病，多发生于 5 岁以下幼儿。气管异物有外源性和内源性两种，后者指因呼吸道病变而产生的伪膜、干痂、干酪样坏死物，而一般所指的气管异物均属于外源性，系经口进入气道的外界物质。

儿童声门保护功能较弱，又喜欢把硬币、纽扣、证章或其他小物品放入口中，若进食哭闹或嬉戏易将口内异物吸入气管。成年人饮食过急或进食时精神不集中、情绪激动，或酒醉呕吐等，易将食物误吸入气管；麻醉未清醒、昏迷或精神病患者，在神志不清时可有误咽。

（二）临床表现及诊断

1. 临床表现

多有明确病史。其临床表现通常可分成以下四期。

（1）异物进入期：患者多于进食中突然发生呛咳、剧烈的阵咳及梗气、可出现气喘、声嘶、发绀和呼吸困难。若为小而光滑的活动性异物，如瓜子、玉米粒等，可在患者咳嗽时，听到异物向上撞击声门的拍击音，手放在喉气管前可有振动感。异物若较大、阻塞气管或靠近气管分支的隆凸处，可使两侧主支气管的通气受到严重障碍，因此发生严重呼吸困难，甚至窒息、死亡。

（2）安静期：若异物较小，刺激性不大，或异物经气管进入支气管内，则可在一段时间内，咳嗽和憋气的症状很轻微，甚至消失，而出现或长或短的无症状期，故使诊断易于疏忽。

（3）刺激或炎症期：植物类气管异物，因含游离脂肪酸，故对气管黏膜有明显的刺激作用；豆类气管异物，吸水后膨胀，因此容易发生气道阻塞，异物在气道内存留越久，反应也就越重。初起为刺激性咳嗽，继而因气管内分泌物增多，气管黏膜肿胀，而出现持续性咳嗽、肺不张或肺气肿的症状。

（4）并发症期：异物可嵌顿在一侧支气管内，久之，被肉芽或纤维组织包裹，造成支气管阻塞、易引起继发感染。长时间的气管异物，有类似化脓性气管炎的临床表现：咳痰带血、肺不张或肺气肿，引起呼吸困难和缺氧。

2. 检查及诊断

需注意的是，小儿多不能完整叙述异物进入气管的全过程，特别是无成年人在旁照看，加之气管、支气管异物产生的症状、体征多种多样，且与气管、支气管感染症状相似，这就给诊断带来困难，甚至长期误诊。

（1）X 射线检查：不透光异物，胸透或胸片可有效确定异物的形状、大小及位置，而对于透光性异物，根据其产生的气道堵塞程度，可有阻塞性肺气肿或阻塞性肺不张的表现。

（2）纤维支气管镜检查：既是检查方法，又是治疗方法。病史、症状、X 射线检查均证明有气管异物；X射线未明确有异物，但病史和症状均可疑有异物；支气管扩张或肺不张，怀疑有异物存在；体检怀疑结核，实验室检查阴性者应排除异物；呼吸困难无肺部体征者；喉返神经麻痹原因不明者；气管狭窄原因不明者；原因不明的持续咳嗽、咯血者均可行纤支镜检查排除异物可能。

（三）治疗

气管支气管异物发生后极少有机会自己咳出，故对本症的治疗，原则上应遵循异物从什么径路进入就从什么径路取出。

1. 取出异物的时机

医生应根据异物停留的部位、时间长短、患者的年龄、异物的性质、全身情况来决定。一般遵循以下原则：①异物停留时间不论长久，未出现全身严重并发症者（高热、脱水、纵隔及颈部皮下气肿、气胸等），应立即手术取出异物；②异物停留时间不论多久，有阻塞性呼吸困难者，应立即手术取出，若异物嵌顿于声门下引起窒息，应立即治疗，若不能立即取出，应将异物暂时推下气管，恢复呼吸后再行取出；③活动性异物应立即手术取出；④有全身并发症出现但无阻塞性呼吸困难，应采取积极措施改善全身情况，待好转后再做手术取出；⑤有先天性畸形疾病（如先天性心脏病、先天性肺发育不全、先天性脑病等）应与相关科室商讨安全、可靠的手术方案；⑥曾做过手术失败者，此种病例多为较难取出的或较少见的异物，应详细询问以前的手术经过，估计失败原因，参考其有益经验，再制定手术方案；⑦没有手术条件的单位或需转院治疗的病例，一定做好在转诊路上可能出现窒息等严重并发症的抢救准备工作，如麻醉喉镜、气管插管、氧气袋等。

2. 取出异物的方法

（1）纤维支气管镜下取异物：近年来随着纤维支气管镜的广泛使用，使气管、支气管异物的诊断及治疗水平均较前明显提高。纤维支气管镜具有视野清晰、管质软质可弯曲、操作简便、安全等优点，几乎所有气管、支气管异物均可先尝试用纤维支气管镜检查并取出。随着其在器械设计及取出方法上的改进，其在临床中的应用亦愈加广泛。

（2）直接喉镜下取异物：优点是设备简单、方法简单、患者痛苦小、危险性小。缺点是有尖刺的异物、小而易碎以及位置较深的异物不宜用此法。应用此法者必须熟练掌握直接喉镜检查的技术与技巧，并且熟练掌握气管、支气管解剖。

（3）支气管镜取异物：优点是成功率高，可以了解气管、支气管全部情况。缺点是不易学习和掌握，年幼患儿易发生术后并发症。适应证：直接喉镜下不能取出的异物，或取出不完整异物怀疑有残留者；支气管异物；异物停留时间较久，有肺部并发症出现如阻塞性肺不张、阻塞性肺气肿等需要了解和处理气管、支气管病变者。

（4）气管切开取异物：一般是在特殊情况和受设备等限制下所采用的方法，不能作为常规取异物法。适应证：气管异物患者，有严重呼吸困难又没有合适的器械时；异物边缘锐利或带有尖刺，经声门取出可能损伤声带或造成喉水肿者；异物较大、通过声门困难者。

（5）开胸取异物：长期的肺段包裹性异物，或由于异物包裹阻塞引起阻塞性肺不张，或已感染化脓引起脓胸者，只能开胸取异物同时处理相应并发症。

（6）特殊异物：如笔帽等，吸入气管，开口朝上，笔帽圆形，吸入后堵塞严密，其远端形成负压，使嵌顿更紧密，增加钳取难度，可采用：①笔帽钻孔法，用钻将笔帽顶端钻孔，进入空气，消除负压，便于取出；②支气管镜电灼器法：电烙针通电加热后融化部分组织使探针与笔帽紧密融合后再取出；③特制反张钳牢固钳住笔帽再取出。

3. 并发症及预防

并发症主要包含两个方面，一种是由异物本身造成的，如气管支气管炎、肺不张、肺气肿、严重的有肺脓肿、纵隔及皮下气肿、气胸等；一种是由于取异物手术过程中引起的，常见的有喉水肿、牙齿脱落、异物嵌顿在声门引起窒息、气胸、纵隔气肿等。对于前者，宜先用支持疗法或对症处理，待情况改善后再行取出异物，但异物做为刺激源，如不取出，刺激始终存在，故在情况改善后应立即取出异物，而后者，术后可给抗生素抗感染、肾上腺皮质激素消除水肿，观察血压、心跳、呼吸、脉搏，及时对症处理。

第七节 呼吸功能失常与下呼吸道分泌物潴留

呼吸运动是在呼吸中枢及大脑皮质的支配下完成的，又受胸廓及肺扩张刺激产生的传入冲动和化学感受器的调节。维持正常的呼吸功能主要依靠有节律的呼吸运动、呼吸道通畅、肺血液循环和肺泡气体交换功能的完整。任何环节发生障碍，都可引起呼吸功能失常。

一、病因

引起呼吸功能失常的病因主要有：

1. 呼吸系统疾病

呼吸道的炎症，如老年性慢性支气管炎、肺部严重感染，呼吸道烧伤或重度胸部外伤，由于气管、支气管黏膜肿胀，分泌物增多，影响肺泡气体交换，再兼有咳嗽功能减弱，使下呼吸道分泌物潴留、呼吸困难、缺氧和二氧化碳蓄积。

2. 循环系统疾病

风湿性心脏病、肺源性心脏病及心力衰竭时，肺微循环障碍，产生肺水肿、呼吸道分泌物增多，气体交换受阻。

3. 神经系统疾病

脑炎、脑水肿、脑血管意外、严重脑外伤、中毒、昏迷等，呼吸中枢受影响而致呼吸功能失常、吞咽功能及咳嗽反射减弱或消失，易发生下呼吸道分泌物潴留。周围神经病变，如多发性神经根炎侵及肋间神经时，可致呼吸肌功能障碍。破伤风产生的呼吸肌痉挛，也可妨碍呼吸致呼吸功能失常。

二、临床表现

主要症状是呼吸困难，但与喉源性呼吸困难不同，一般无喉鸣及四凹症，而表现为呼吸频率及深度的改变。呼吸、循环系统疾病引起的常为呼吸频率加快；中枢神经系统疾病颅内压增高时，呼吸变慢；多发性神经根炎时，因呼吸肌功能不良，呼吸变浅。

由于气体交换不良，而致缺氧及二氧化碳积蓄，引起心率加快、心搏出量增多、肺部小血管收缩、肺循环阻力增加，久之，可致右心衰竭。严重二氧化碳积蓄可致肺性脑病，表现为神志淡漠、嗜睡或昏迷等。

下呼吸道分泌物潴留而致呼吸功能衰竭时，动脉血血气分析常表现为血氧分压降低，二氧化碳分压升高，或兼有血液 pH 降低。

三、治疗

（一）一般治疗

（1）给氧。

（2）足量有效抗生素控制感染。

（3）及时纠正酸碱失衡及电解质紊乱。

（二）保持呼吸道通畅

1. 雾化吸入并给予药物雾化吸入

并给予解痉、化痰及改善呼吸道黏膜黏液纤毛运载系统功能的药物，以促进下呼吸道分泌物的排出。

2. 用纤维支气管镜吸除下呼吸道分泌物

用纤维支气管镜吸除下呼吸道分泌物，保持呼吸道通畅。但病情重，病程长，分泌物较多时，最好采用气管切开术。

3. 气管切开术

主要作用是：①便于吸除下呼吸道分泌物，有利于气体交换；②减少呼吸道无效腔，增加有效气体交换量；③便于施行人工呼吸和给氧；④降低呼吸道阻力，减轻患者呼吸时体力消耗及耗氧量。

第十三章

颈部疾病

第一节　颈部的应用解剖

颈部位于头、胸与上肢之间，呈圆筒形，连接头、躯干和上肢。上以下颌骨下缘、下颌角、乳突尖、上项线和枕外隆凸的连线为界；下以胸骨颈静脉切迹、胸锁关节、锁骨、肩峰至第7颈椎棘突的连线为界。颈部以颈椎为支柱，前方有呼吸道及消化道的上段，两侧有纵行的颈内动、静脉等大血管、神经及淋巴结，颈根部有胸膜顶和肺尖，以及斜行的大血管和神经。颈部各器官和血管神经周围有疏松的结缔组织，形成若干层次的筋膜与筋膜间隙。以颈椎为支柱，颈部的肌肉使头颈部产生伸、屈和旋转等复杂、灵活的运动，不仅可改变颈部器官的相对位置关系，而且也参与呼吸、发音、吞咽和呕吐等功能。

一、颈部分区

颈部以两侧斜方肌前缘为界，分为位于前方的颈前外侧部（固有颈部）和位于后方的颈后部（颈部）。颈前外侧部（固有颈部）以胸锁乳突肌前、后缘为界，划分为颈前区、胸锁乳突肌区及颈外侧区，可见胸锁乳突肌、胸骨上窝、锁骨上窝、甲状软骨（喉结）、环状软骨等体表标志。

（一）颈前三角区

颈前三角区（anterior region of neck）亦称颈前区，以下颌骨下缘为上界，以胸锁乳突肌前缘为外界，以颈正中线为内侧界。颈前三角区又以舌骨为界，分为舌骨上区和舌骨下区。

1. 舌骨上区分为正中单一的颏下三角和其两侧的下颌下三角

（1）颏下三角（submental triangle）：由左、右二腹肌前腹及舌骨体围成，位于舌骨上区的中间部分。

（2）下颌下三角（submandibular triangle）：又称二腹肌三角，在二腹肌前腹、后腹与下颌骨下缘之间。在舌骨上区的两侧，左右各一，其内有下颌下腺以及众多的血管、神经和肌肉等。

2. 舌骨下区分为颈动脉三角和肌三角

（1）颈动脉三角（carotid triangle）：位于胸锁乳突肌前缘、肩胛舌骨肌上腹和二腹肌后腹之间。其内有颈总动脉、颈内静脉、迷走神经等，其中颈总动脉在此分为颈内和颈外动脉。

（2）肌三角（muscular triangle）：又称肩胛舌骨肌气管三角，位于颈前正中线、胸锁乳突肌前缘和肩胛舌骨肌上腹之间。其内有喉、喉咽、气管颈段、食管颈段、甲状腺、甲状旁腺、喉上神经、喉返神经及众多的血管等。

（二）胸锁乳突肌区

胸锁乳突肌区（sternocleidomastoid region）为胸锁乳突肌本身所占据的区域，其内侧有颈总动脉、颈内静脉、迷走神经、副神经等。

（三）颈外侧区

颈外侧区（lateral region of neck）也称颈后三角，前界为胸锁乳突肌后缘、后界为斜方肌前缘、下界为锁骨。其中又以斜行的肩胛舌骨肌下腹为界分为上方的枕三角和下方的锁骨上三角（图 13-1）。

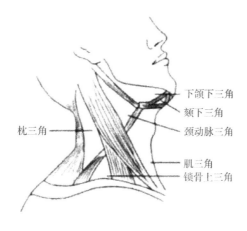

下颌下三角
颏下三角
枕三角
颈动脉三角
肌三角
锁骨上三角

图 13-1　颈部三角

1. 枕三角（occipital triangle）

枕三角又称肩胛舌骨肌斜方肌三角，位于胸锁乳突肌后缘、斜方肌前缘与肩胛舌骨肌下腹之间，其内有副神经等。

2. 锁骨上三角（supraclavicular triangle）

锁骨上三角又称肩胛舌骨肌锁骨三角，位于胸锁乳突肌后缘、肩胛舌骨肌下腹与锁骨之间，其内有臂丛、锁骨下动静脉、胸导管颈段、胸膜顶及肺尖等。

二、颈部主要血管

（一）颈部动脉

1. 颈总动脉（common carotid artery）

颈总动脉是头颈部的主要动脉干，左右各一，左侧起自主动脉弓，右侧起于无名动脉（头臂干）。颈总动脉外侧有颈内静脉，两者后方为迷走神经，三者共同包裹于颈动脉鞘内，向上经胸廓上口，于胸锁关节后方，在胸锁乳突肌前缘深面向上，至甲状软骨上缘分为颈内动脉和颈外动脉。在颈内、外动脉根部之间的后方有颈动脉小球（carotid glomus），又称颈动脉体，借结缔组织连接于动脉壁上，为化学感受器，可感受血液二氧化碳等化学成分变化刺激，出现反射性呼吸调节作用。在颈内动脉管壁起始部，有一略呈球形膨大的部分，为颈（内）动脉窦（internal carotid sinus），为压力感受器，其内有特殊的感觉神经末梢，可敏感地感受动脉血压等刺激，反射性地减低心率、扩张末梢血管，从而降低血压。

2. 颈外动脉（external carotid artery）

颈外动脉平甲状软骨上缘起自颈总动脉，起始部位于颈内动脉的内侧，为胸锁乳突肌前缘所覆盖，继而转向外侧，向上在下颌角处位于二腹肌后腹及茎突舌骨肌深面，然后进入腮腺，至下颌颈平面分为颞浅动脉和上颌动脉两个终支。全程自下而上共发出八条主要分支：甲状腺上动脉、舌动脉、面动脉、枕动脉、耳后动脉、咽升动脉、颞浅动脉和上颌动脉。

3. 颈内动脉（internal carotid artery）

颈内动脉平甲状腺软骨上缘起自于颈总动脉，初始位于颈外动脉的后外侧上升，继而转向颈外动脉的后内侧，垂直上行至颅底穿颈动脉管入颅，在颈部没有分支。颈内动脉是脑部血液供应的主要来源，主要分布于脑和视器，结扎颈内动脉可引起严重的并发症，甚至死亡。

（二）颈部静脉

1. 颈外静脉（external jugular vein）

颈外静脉位于颈部浅层，由面后静脉及耳后静脉于下颌角处汇合而成，经胸锁乳突肌浅面向下，于锁骨中、内 1/3 交点上 2.5cm 处，穿过颈深筋膜汇入颈内静脉或锁骨下静脉。

2. 颈内静脉（internal jugular vein）

颈内静脉为颈部最大的一条静脉，接受脑、颜面和颈部的静脉血。起于颈静脉孔，为乙状窦的延续，向下包于颈动脉鞘内，在锁骨内侧端的后方与锁骨下静脉汇合成为头臂静脉（无名静脉）。颈内静脉有面静脉、舌静脉、甲状腺上静脉及甲状腺中静脉等多个属支。

（三）颈部主要血管的体表投影

1. 颈总动脉、颈外动脉和颈内动脉

自胸锁关节沿胸锁乳突肌前缘向上至乳突与下颌角之间中点作一连线，该线平甲状软骨上缘以下的一段为颈总动脉投影，甲状软骨上缘以上为颈外动脉投影，沿胸锁乳突肌前缘至下颌骨髁突后缘连线为颈内动脉投影。

2. 颈内静脉

自耳垂沿胸锁乳突肌前缘至锁骨内端的连线，与颈总动脉的体表投影平行，但位于其外侧。

三、颈部神经

（一）四对后组脑神经

四对后组脑神经包括舌咽神经（glossopharyngeal nerve）、迷走神经（vagus nerve）、副神经（accessory nerve）和舌下神经（hypoglossal nerve）。其中前三者从颈静脉孔出颅，舌下神经经舌下神经管出颅，出颅后这四条脑神经结伴而行，并与颈内动脉和颈内静脉紧密相邻，位于颈动脉鞘内。在平乳突尖水平，舌咽神经和舌下神经转向颈内动脉外侧然后向前方，分别至舌骨舌肌深面和舌的底部；副神经则转向颈内静脉的外后方下行，支配胸锁乳突肌及斜方肌；而迷走神经在颈内静脉和颈内动脉、颈总动脉之间的后侧下行并进入胸腔，其间分出多个分支分布于外耳道皮肤、软腭、咽部、喉部等处，其中在舌骨大角处发出喉上神经，喉上神经分出内、外两支，内支与喉上动脉伴行，穿甲状舌骨膜入喉，支配声门裂以上的喉黏膜感觉；外支细小，支配环甲肌。迷走神经进入胸腔后发出喉返神经，两侧喉返神经路径不同，其中右侧喉返神经绕过锁骨下动脉的前、下、后，左侧喉返神经绕过主动脉弓的前、下、后，再折向上沿气管食管沟上行，在环甲关节后方进入喉内，支配除环甲肌以外的全部喉内肌的运动和声门裂以下的喉黏膜感觉。

（二）颈丛、膈神经及臂丛

颈丛（cervical plexus）由第 1~4 对颈神经前支组成。位于胸锁乳突肌深面，肩胛提肌和中斜角肌浅面。颈丛发出皮支和肌支，其中皮支分为耳大神经、枕小神经、颈皮神经、锁骨上神经等数支，这些神经分布于枕部、耳廓周围、颈前部、胸上部、肩及肩胛冈以上皮肤，颈丛皮支在胸锁乳突肌后缘中点穿出，故颈部手术时于此点作神经阻滞麻醉。颈丛肌支发出颈神经降支及膈神经等，支配颈深部肌肉、肩胛提肌、舌根下肌群和膈肌等。

膈神经（phrenic nerve）主要来自第 3~5 颈神经，是颈丛的重要分支，位于椎前筋膜与前斜角肌之间，自上外向下内斜行，经锁骨下动、静脉之间进入纵隔，分布于膈肌。膈神经受损后出现病损侧膈肌麻痹，腹式呼吸减弱；膈神经受刺激时，可产生呃逆。

臂丛（brachial plexus）由第 5~8 对颈神经和第 1 胸神经前支组成。臂丛自斜角肌间隙穿出后，形成上、中、下三个干，各干分出前支和后支。上干和中干的前支形成外侧束，下干前支形成内侧束，三个干的后支合成后侧束。三束于锁骨中点处共同进入腋窝，并围绕腋动脉。臂丛分出胸长神经、胸背神经、胸前神经、肌皮神经、正中神经等分支。由于臂丛于锁骨中点上方比较集中，同时位置表浅，故手术时以此点作为臂丛的神经阻滞麻醉点。

（三）颈部交感干

颈部交感干（sympathetic nerve of the neck）位于颈动脉鞘的后方，椎前筋膜深面，颈椎横突的前方，每侧由颈上、颈中、颈下交感神经节及其交通支组成。其中颈上神经节最大，呈梭形，平对第 2、3 颈椎横突的前方；颈中神经节最小，常常缺如，多位于甲状腺下动脉附近，相当于第 6 颈椎水平；颈下神经节或星状神经节形状不规则，位于第 7 颈椎横突与第 1 肋软骨之间。颈上神经节主要分支有颈内动脉丛，此丛伴随颈内动脉进入海绵窦，在颈内动脉内口处，此丛发出岩深神经，经翼管神经到达蝶腭神经节，分布于口腔、鼻腔黏膜的腺体和血管；颈内动脉丛在海绵窦内还发出分支经过眶上裂进入眶内，支配瞳孔开大肌、上下睑平滑肌等。当炎症、肿瘤压迫或者各种原因损伤颈交感神经干（节）时，临床上会出现 Horner 综合征，可以表现为患侧上睑下垂、瞳孔缩小、眼球内陷、患侧面部血管扩张和无汗等。

四、颈部肌肉

颈部的肌肉众多，以下介绍主要的肌肉和肌群。

（一）胸锁乳突肌

胸锁乳突肌（sternocleidomastoid muscle）斜位于颈部两侧，下端为胸锁端分别起自胸骨柄前面和锁骨上缘内 1/3，斜向后上方止于乳突外侧面和上项线外侧。受副神经和第 2、3 颈神经支配，此肌收缩时，在颈部可以见到明显隆起，是颈部外科重要的肌性标志。在其表面依次为皮肤、颈阔肌、颈筋膜浅层，该肌肉浅面有颈外静脉斜行向下，在其深面有颈动脉鞘，在颈动脉鞘和椎前筋膜的深面有颈交感干、前斜角肌和膈神经等。一侧胸锁乳突肌收缩使头部向同侧倾斜，两侧同时收缩可使头部后仰。

（二）舌骨上肌群

舌骨上肌群位于舌骨上区，分别为二腹肌（digastric muscles）、基突舌骨肌（stylohyoid muscles）、下颌舌骨肌（mylohyoid muscles）和颏舌骨肌（geniohyoid muscles），共四对，其中二腹肌后腹的深面有很多重要的结构，如颈内静脉、颈内动脉、副神经、迷走神经、舌下神经、枕动脉、颌内动脉及面动脉等，故二腹肌是舌骨上部的重要肌性解剖标志。

（三）舌骨下肌群

舌骨下肌群扁薄、细长，临床上又称为带状肌。位于舌骨下方，喉、气管、甲状腺的前方，沿中线两侧分布，共四对，分为浅、深两层，浅层为胸骨舌骨肌（sternohyoid muscles）和肩胛舌骨肌（omohyoid muscles），深层为胸骨甲状肌（sternothyroid muscles）和甲状舌骨肌（thyrohyoid muscles）。

（四）颈深肌群

颈深肌群分为内、外侧肌群。颈深内侧肌群位于颈部脊柱前，有头长肌和颈长肌，临床上统称为椎前肌。颈深外侧肌群包括前、中、后斜角肌，均起自颈椎横突，止于肋骨。膈神经位于前斜角肌表面。锁骨下静脉经过前斜角肌前下与肋骨交角处。前、中斜角肌与第 1 肋骨之间为斜角肌间隙，其中臂丛和锁骨下动脉从斜角肌间隙穿出。

五、颈筋膜及其间隙

（一）颈浅筋膜

颈浅筋膜（superficial cervical fascia）属全身浅筋膜的一部分，包绕颈阔肌，为不明显的一薄层肌鞘。

（二）颈深筋膜

颈深筋膜（deep cervical fascia）分为浅、中、深三层。

1. 颈深筋膜浅层（superficial layer of deep cervical fascia）

环绕颈部，又称为封套筋膜。上方附于下颌骨下缘、颧弓、乳突底、上项线和枕外隆凸；下方附于胸骨柄、锁骨和肩峰。

2. 颈深筋膜中层（middle layer of deep cervical fascia）

分为脏层及壁层，又称为颈内筋膜（endocervical fascia）。壁层上方包绕舌骨，下方延续为心包纤维膜，外侧形成颈部血管神经鞘。脏层则包绕喉、气管、咽、食管及甲状腺等所有颈部器官。

颈动脉鞘（carotid sheath）：上起自颅底延至颈根部，下续纵隔，由颈深筋膜增厚形成。包绕颈总动脉、颈内动脉、颈内静脉和迷走神经等，颈内动脉位于鞘的上部，颈总动脉居其下部。在颈动脉鞘的上段颈内动脉位于前内，颈内静脉位于后外，迷走神经位于两者间的后内方。鞘的下段颈总动脉位于后内侧，颈内静脉位于前外侧，迷走神经居两者之间的后方。

3. 颈深筋膜深层（deep layer of deep cervical fascia）

颈深筋膜深层又称为椎前筋膜（prevertebral fascia），上起自颅底，覆盖颈部椎前肌、斜角肌、颈部深肌、臂丛及锁骨下血管等，向下进入胸腔延至前纵韧带。

（三）颈部筋膜间隙

颈部各层筋膜在颈部形成多个筋膜间隙，包括舌骨上间隙（suprahyoid space）、气管前间隙（pretracheal space）、咽后间隙（retropharyngeal space）、咽旁间隙（parapharyngeal space）、胸骨上间隙（suprasternal space）及椎前间隙（prevertebral space）等。颈部筋膜间隙内含少量疏松结缔组织，临床上，周围组织感染后易在各间隙内形成脓肿。

六、颈部淋巴组织

颈部淋巴结引流丰富，并形成淋巴网链，收纳头、颈及部分胸及上肢淋巴。淋巴结依其所在位置不同分为颈上部、颈前区和颈外侧淋巴结三大群。

（一）颈上淋巴结

颈上淋巴结分布于头颈交界线上，形成环形，由前向后分别为：颏下淋巴结（submental lymph nodes）、下颌下淋巴结（submandibular lymph nodes）、腮腺浅淋巴结（superficial parotid lymph nodes）、乳突淋巴结（mastoid lymph nodes）及枕淋巴结（occipital lymph nodes）等，收纳其邻近组织淋巴回流。

（二）颈前淋巴结

颈前淋巴结分为浅、深两组，浅组沿颈前静脉排列，收纳舌骨下区浅淋巴，注入颈深下淋巴结或锁骨上淋巴结。深组位于喉、环甲膜及气管前，收集喉、气管、甲状腺等相应区域的淋巴，注入颈深下淋巴结。

（三）颈外侧淋巴结

颈外侧淋巴结以颈筋膜浅层为界分为浅、深两组，主要沿颈内、外静脉排列。

1. 颈外侧浅淋巴结（superficial cervical lymph nodes）

沿颈外静脉排列，位于胸锁乳突肌的浅面。主要收集枕部、耳周和腮腺区的淋巴回流，注入颈部外侧深淋巴结。

2. 颈外侧深淋巴结（deep cervical lymph nodes）

沿颈内静脉、副神经等排列，位于胸锁乳突肌深面，上起颅底，下至锁骨，主要收集颈部各器官的淋巴，并为头、颈部淋巴管道的总汇合处。

（1）副神经淋巴结：沿副神经周围分布，主要收纳枕部、耳后及肩胛上淋巴，汇入颈深上淋巴结及锁骨上淋巴结。

（2）颈内静脉淋巴结：通常以肩胛舌骨肌上腹与颈内静脉交界处为界，分为位于上方的颈深上淋巴结及位于下方的颈深下淋巴结。颈深上淋巴结收纳枕、乳突、鼻咽、腭、扁桃体及舌引流的淋巴，汇入颈深下淋巴结。颈深下淋巴结收纳颈深上淋巴结及颈上部淋巴结的淋巴，可以延伸至锁骨上窝内，沿锁骨下动脉、臂丛以及颈横动脉周围，称为锁骨上淋巴结（supraclavicular lymph nodes），收纳副神经淋巴结、胸上部、乳房及上肢引流区的淋巴，其输出管形成颈干（jugular trunk），右侧的归入右淋巴导管或直接汇入颈内静脉，左侧的注入胸导管。胸腹部恶性肿瘤细胞可以经胸导管或右淋巴导管由颈干逆行而转移至锁骨上淋巴结。

七、甲状腺及甲状旁腺

（一）甲状腺

甲状腺呈 H 型，分左、右两叶，位于甲状软骨下方，贴于气管两旁，中间以峡部连接，峡部位于第 2~4 气管环前方。峡部有时向上伸出一锥体叶，可与舌骨相连。甲状腺由两层被膜包裹：内层被膜为甲状腺固有膜，很薄，与甲状腺紧密相连；外层被膜又称甲状腺外科被膜，较厚，与内层被膜借疏松的纤维组织连接。两层被膜间的间隙甚狭，在此间隙内有动脉、静脉及甲状旁腺。手术分离甲状腺时，应在此两层被膜之间进行。甲状腺借外层被膜固定于气管和环状软骨上；又借左、右两叶上极内侧的悬韧带悬吊于环状软骨上。因此，在做吞咽动作时，甲状腺随喉体上下移动。

甲状腺的血供丰富，有三对动脉和三对静脉。甲状腺的血液供应主要来自两侧的甲状腺上动脉、甲状腺下动脉和甲状腺最下动脉。甲状腺上动脉是颈外动脉的第一支，沿喉侧下行，到达甲状腺上极时，分成前、后分支进入腺体的前、背面。甲状腺下动脉起自锁骨下动脉的甲状颈干，呈弓形横过颈总动脉的后方，再分支进入甲状腺的背面。甲状腺最下动脉比较少见，多起自主动脉弓或无名动脉，沿气管前壁上行至甲状腺峡部。甲状腺上、下动脉之间以及咽喉部、气管、食管的动脉分支之间，均具有广泛的吻合；所以手术中将甲状腺上、下动脉全部结扎，也不会发生甲状腺残留部分以及甲状旁腺的缺血。甲状腺表面丰富的静脉网汇集成上、中、下静脉；甲状腺上静脉伴行甲状腺上动脉，汇入颈内静脉或面总静脉；甲状腺中静脉常单行，横过颈总动脉的前方，汇入颈内静脉；甲状腺下静脉数目较多，在气管前汇入无名静脉。

甲状腺的淋巴汇入沿颈内静脉排列的颈深淋巴结。同时，气管前、甲状腺峡上方的淋巴结和气管旁、喉返神经周围的淋巴结也收集来自甲状腺的淋巴。

喉返神经支配声带运动，来自迷走神经，行于气管、食管沟内，上行至甲状腺叶的背面，交错于甲状腺下动脉的分支之间。喉上神经亦起自迷走神经，分内、外两支，内支为感觉支，经甲状舌骨膜进入喉内，分布在喉的黏膜上；外支为运动支，与甲状腺上动脉贴近，下行分布至环甲肌、使声带紧张。因此，甲状腺手术中处理甲状腺上、下动脉时，应注意避免损伤喉上神经及喉返神经。

（二）甲状旁腺

甲状旁腺呈扁椭圆形，棕褐色上皮小体，一般为上、下两对，上甲状旁腺一般位于甲状腺侧叶后面上、中 1/3 交界处附近，下甲状旁腺一般位于甲状腺后面下极。甲状旁腺分泌甲状旁腺激素，功能是使得骨钙释放入血，调节血钙代谢，维持骨钙平衡。如不慎将甲状旁腺切除或损伤，可使血钙降低而出现手足抽搐，甚至危及生命；如果甲状旁腺功能亢进则可出现骨质疏松，易发生骨折。甲状旁腺的血液供应主要来源于甲状腺上下血管的分支，血供较为丰富。甲状旁腺主要由自主神经支配，交感神经纤维可直接来自颈上节和颈中节，也可来自甲状腺交感神经丛。

第二节　颈部症状学

一、颈部肿块

颈部肿块（neck mass）是耳鼻咽喉头颈外科中常见的症状之一。颈部肿块根据其病因和病理可分为四类：①新生物肿块；②炎性肿块；③先天性肿块；④其他。颈部肿块的临床表现具有一定的规律性，即 Skandalakis 提出的 4 个 80% 规律：即成人颈部肿块多为肿瘤，约占 80%；这些肿瘤多为良性，约占 80%，恶性肿瘤少见；恶性肿瘤中以淋巴结转移为主，约占 80%；转移到中、上颈的恶性肿瘤大多来自口腔、鼻腔、咽和喉，约占 80%，转移至下 1/3 颈部及锁骨上区的恶性肿瘤多来自下呼吸道、乳腺、泌尿系等处的恶性肿瘤。关于病程 Skandalakis 总结了 3 个 7 规律，即 7 天者多为炎症，7 月者多为肿瘤，7 年者多为先天性肿块。

新生物肿块分为良性和恶性肿瘤，恶性肿瘤又分为原发性和转移性。颈部的良性肿瘤主要为甲状腺腺瘤和涎腺混合瘤。肿块生长缓慢，边界清楚，活动良好，如生长过程中突然加快，与周围组织粘连、界限不清时提示恶变。颈部的恶性肿瘤以淋巴结转移为主。头颈部的不同解剖区域引流至相应的颈部淋巴结群，因而不同的原发灶转移可引起相应淋巴结肿大。如鼻咽癌早期可出现患侧颈深上二腹肌淋巴结肿大，常为首发症状就诊。扁桃体恶性肿瘤常转移至下颌下及颈深上淋巴结。梨状窝癌常转移到患侧颈动脉三角淋巴结。胸腹腔甚至原发病灶不明的恶性肿瘤也可转移至颈部淋巴结。转移淋巴结可为单个、多个或多个淋巴结融合，早期为单侧，质硬，活动差，无压痛。根据颈部肿块的生物学行为可大致判断肿块的性质，如肿块进行性增大，触之硬，与周围组织粘连，活动性差或不活动，应考虑恶性肿瘤。由于颈部恶性肿瘤中，大多数是转移性病灶，所以应根据病史、肿瘤的位置、体格检查、影像学检查和病理检查等确定原发病灶，并针对原发病变确定治疗方案。

炎性肿块分为特异性炎性（如结核性）肿块和非特异性炎性肿块，有感染或外伤史，局部疼痛或压痛，一般边界清楚，活动良好。

先天性肿块多为囊性肿块，常见于婴幼儿，肿块质地柔软，圆形或椭圆形，触之有波动感，有时可见瘘管。

二、颈僵硬

常伴有局部疼痛和在某方向的运动受限。引起颈僵硬（neck stiffness）的常见原因有：①肌肉痉挛；②颈椎疾病；③颈部外伤；④颅脑疾病（如脑膜炎、脑外伤等）；⑤颈部放疗后肌肉纤维化。

三、颈肌无力

引起颈肌无力的常见原因有：①严重消耗性疾病；②舞蹈病；③重症肌无力、脊髓灰质炎、进行性肌萎缩及其他神经科疾病。

四、颈痛

引起颈痛（neck pain）的常见原因有：①发生于颈部的炎症，包括软组织、筋膜间隙的感染，尤其是急性炎症；②颈部恶性肿瘤，压迫颈部或侵犯颅内外神经引起；③颈椎疾病；④甲状腺疾病；⑤颈动脉炎等。

五、颈部瘘管

颈部瘘管（neck fistula）可分为先天性瘘管和后天性瘘管。先天性瘘管包括：①甲状舌管瘘；②鳃源性瘘管，为鳃弓未能正常融合引起。第一鳃源性瘘管外口位于下颌角附近，其他鳃源性瘘管外口多位于胸锁乳突肌前缘，内瘘口多位于咽侧壁。后天性瘘管包括：①咽瘘，多为喉手术后感染引起；②颈淋巴结核瘘，为淋巴结结核形成"冷脓肿"后自然溃破或手术切开所致；③腮腺瘘管，有外伤或手术史；④气管颈瘘，多由手术或外伤所致，捏鼻鼓气时瘘口有气泡逸出；⑤胸导管瘘，为胸导管受损伤所致，有外伤或手术史，分泌物为淘米水样或牛奶状，瘘口位于左侧锁骨上胸锁交界处。

第三节　颈部检查法

本节主要介绍颈部的体格检查，细胞学和病理学检查和影像学检查。颈部体格检查是耳鼻喉科医生必须熟练掌握的基本技能之一，全面规范的体格检查对于得出正确的初步诊断和防止漏诊误诊具有重要作用。合理选用病理学和影像学检查对于明确诊断、指导治疗和降低医疗费用具有重要意义。

一、颈部的一般检查

患者取坐位，不能坐立者取卧位，头颈部充分暴露，在良好的光线下进行，依次行视、触、听诊。

1. 视诊

观察颈部的位置，有无斜颈、强直，有无活动受限，双侧是否对称，有无静脉充盈、血管的异常搏动；

观察皮肤有无充血、肿胀、瘘管、溃烂等；注意喉结的位置和外形，有无局部隆起；观察有无包块隆起，以及包块的部位、形态、大小和表面皮肤颜色，是否随吞咽上下移动；注意腮腺、颌下腺和甲状腺有无肿大。

2. 触诊

触诊是颈部一般检查中最主要的检查方法。检查者站在患者的前方或后方，按一定顺序对每个区域进行系统触诊。患者头微低，放松，检查者站在患者后方以双手指尖触诊。先行颏下区和下颌下区的检查，由颏下区、下颌下区滑行至下颌角。注意此区内淋巴结及颌下腺有无肿大。然后双手指尖深入胸锁乳突肌前缘深面，向下触摸至胸骨，分别检查颈深上、（中）下淋巴结。再行颈后三角检查，注意枕后淋巴结、副神经淋巴结有无肿大。最后检查锁骨上区，检查者拇指放在患者肩上，用另外 4 个手指触摸锁骨上窝。

检查者也可站在患者对面，一只手放在患者的后枕部协助患者转动头部，使受检侧充分松弛，以另一手指尖按上述顺序在颈部各区进行触诊。

甲状腺触诊：检查者站在患者后面，一手食、中指施压于一侧甲状软骨，将气管推向对侧，另一手拇指在对侧胸锁乳突肌后缘向前推挤甲状腺，食、中指在其前缘触诊甲状腺。或检查者站在患者对面，用一只手的拇指将患者的甲状软骨推向检查侧，使检查侧的甲状腺腺叶突出，另一只手的食指、中指在检查侧的胸锁乳突肌后缘推挤甲状腺，拇指在胸锁乳突肌前缘触诊。让患者做吞咽动作，重复检查。

3. 听诊

甲亢患者因腺体内血流增加，可在甲状腺区听到一持续性静脉"嗡鸣"音。颈动脉瘤，可听到收缩期杂音。咽和颈段食管憩室者，吞咽时可在颈部相应部位听到气过声。喉阻塞者可听到喉鸣音。

4. 透光试验

在暗室内以手电筒从肿块侧面照射，用不透明圆筒的一端紧贴肿块，观察有无红色透光现象。阳性者多为囊性水瘤。

二、颈部细胞学及病理检查

颈部肿块的诊断最终依赖于细胞学和病理检查，可以通过穿刺或切除病变组织获得活体组织。细针抽吸活检（fine needle aspiration cytology，FNAC）简单易行，痛苦小，易为患者所接受。局部常规消毒，以 1% 利多卡因作局部浸润麻醉，以减轻患，痛苦。将带芯穿刺针插入肿块，将针向各个方向穿刺 2～3 次，抽取组织进行细胞学和病理学检查。穿刺部位要准确，避开大血管。粗针穿刺活检（core needle biopsy）可以获得小块组织，进行常规的切片病理学检查。穿刺活检可在超声或 CT 引导下进行，甚至可以在 CT 引导下行较深组织的穿刺活检，从而提高了穿刺的准确性，降低了盲目穿刺所造成的不必要的损伤。由于穿刺获得的组织有限，有时难以获得阳性结果。对于穿刺检查失败或者诊断仍不明确，以及疑为恶性转移虽经反复检查未能发现原发病灶的颈部肿块，应行切除活检。原则上选择一个肿块完整切除后送病理，不宜做肿块部分切除，以免引起肿瘤的扩散。

三、颈部影像学检查

常用的颈部影像学检查包括超声检查、X 线检查、CT 检查、MRI 检查、DSA 和放射性核素检查等。

1. 超声检查

目前常采用 B 超检查，以及在 B 超基础上发展起来的彩色多普勒血流显像（CDFI）和超声多普勒（doppler）等多项技术的综合应用。多用于甲状腺、涎腺、淋巴结和颈部肿块等方面，对于确定有无占位性病变、囊性或实性变以及确定深部肿块与邻近血管的关系方面很有价值，为甲状腺疾病的首选检查。同时可在超声介导下行穿刺活检或介入治疗。

2. 平片

由于颈部的解剖结构特点，组织结构重叠掩盖以及 X 线分辨率低的固有特性，颈部正侧位片对观察颈部软组织病变受到一定的限制。正位片可观察气道是否狭窄、移位、软组织内是否有钙化。但正位片因颈椎与中线部位软组织重叠太多，价值有限。侧位片可以显示椎前软组织、气道、甲状腺、喉的侧位表现。

3. CT 和 MRI 检查

CT 具有高清晰度显示头颈部解剖的优势，基本取代 X 线在头颈部的检查，成为临床首选的方法。多层螺旋 CT 的快速容积数据的采集与后处理软件的开发及提高，增加了多平面重建、三维重建、血管成像、仿真内镜等技术，大大拓宽和改善了单层面扫描，使得器官解剖结构、病变及病变与周围的关系更加清晰。扫描范围自颅底到胸骨柄上缘，多采用横断面扫描，层厚 5mm，病变范围小时可用 1 ~ 3mm 薄层扫描。增强扫描是静脉注射造影剂后再按平扫方法进行扫描。其目的是提高病变组织与正常组织间密度差别，从而提高病变的显示率。对于某些血管丰富的肿瘤及病变，区别血管与淋巴结和确定肿瘤复发，具有较强的诊断和鉴别诊断价值。螺旋 CT 扫描速度快，可在 12 ~ 24s 完成扫描，并可多轴位或三维重建。

MRI 在头颈部肿瘤的诊断中以软组织对比度好最大优势，能够明确显示肿瘤范围及侵犯深度，有利于观察肿瘤沿神经、肌肉蔓延，成为诊断鼻咽癌、腮腺肿瘤，鉴别鼻咽癌放疗后改变与复发的极有价值的检查方法。

颈部的主要器官是喉和甲状腺。CT 图像上甲状腺多表现为边缘清楚的楔形或三角形。双侧大多对称，一般密度比较均匀。平扫时密度高于周围肌肉组织，增强扫描时，腺体增强明显。了解头颈部软组织间隙的解剖位置、组织结构对于病变的正确定位和诊断具有重要意义。颈部的淋巴结非常丰富，形成相互关联的若干淋巴链，引流相应解剖区域的器官和结构的淋巴液。熟悉正常淋巴结的分布、分组和引流类型，对于头颈部及其他肿瘤的分期具有重要临床价值。

4. 数字减影血管造影（digital subtraction angiography，DSA）

颈动脉造影术是将造影剂注入颈动脉使其显影的 X 线检查技术。DSA 是目前最常用的方法，其原理是注入造影剂后，通过计算机减影，使动脉显像，减影后图像的对比敏感度明显高于未减影图像。DSA 检查对于与血管有关的颈部肿块的诊断和治疗有重要意义。

（1）颈动脉体瘤：其特征性改变在于颈总动脉分叉处可见一血管丰富的肿块，颈内、外动脉均受压移位，一般颈外动脉向内侧和向前移位，而颈内动脉向外侧和向后移位，分叉角撑开增大与肿瘤呈现握球状改变。正位造影片上，颈内、外动脉局部呈弧形左右分离，而不重叠，有的构成环状。侧位片上，颈内外动脉分叉角度增大，从分叉的根部起明显被撑开呈抱球状。

（2）颈部良性肿瘤：较大肿瘤可压迫颈动脉移位，而瘤体本身无或很少显影。

（3）颈部恶性肿瘤：与血管相邻或较大的恶性肿瘤可包绕或压迫血管，以致血管腔变窄或闭塞，尤其是静脉更易受压。

DSA 除了应用于颈部肿块等疾病的诊断外，还可以进行介入治疗，即在 DSA 导向下，经血管内导管将栓塞物注入肿瘤血管内以阻断肿瘤的血供，达到治疗肿瘤或控制术中肿瘤出血的目的。

第四节　颈动脉瘤

一、病因

常见由动脉硬化、创伤、细菌感染、梅毒或先天性动脉囊性中层坏死所引起的动脉壁损害变薄，在血流压力作用下逐渐膨大扩张，形成动脉瘤。颈动脉瘤可发生在颈总动脉、颈内动脉、颈外动脉及其分支。由颈动脉硬化所致者，多发生在双侧颈动脉分叉处，由创伤所致者多位于颈内动脉，颈外动脉较少见。

二、临床表现

主要症状为发现颈部肿块，有明显的搏动及杂音，少数肿块因瘤腔内被分层的血栓堵塞，搏动减弱或消失。发生在颈总动脉、颈内动脉的动脉瘤可影响脑部供血，瘤体内血栓脱落可引起脑梗死，患者可出现不同程度的脑缺血症状，如头痛、头昏、失语、耳鸣、记忆力下降、半身不遂、运动失调、视力模糊等。瘤体增大压迫神经、喉、气管、食管，可出现脑神经瘫痪、Horner 征、吞咽困难、呼吸困难等。

三、诊断

肿块位于颈侧部，有明显搏动及收缩期杂音，压迫肿块近心端动脉时，搏动减弱或消失，即可做出诊断。但遇肿块搏动及杂音不明显者，诊断较困难。DSA检查对确定诊断具有重要意义。由于动脉瘤形成的原因不同，DSA显影也略有不同。先天性动脉瘤，瘤体一般较小，自绿豆到黄豆大小，呈囊状，有蒂与动脉干连接；动脉硬化形成的动脉瘤可见到瘤动脉纤细弯曲，动脉腔变窄或粗细不均，瘤体呈梭形；外伤性动脉瘤为囊性或多房性构成。近年来，应用磁共振血管显影（MRA）诊断动脉瘤的价值日益受到重视。MRA是一种无创性检查方法，患者可免于动脉或静脉穿刺之苦，MRA诊断动脉瘤较DSA更具优势。

四、鉴别诊断

颈动脉瘤与颈动脉体瘤的鉴别，前者为膨胀性搏动，常伴杂音，压迫颈动脉近心端，肿块明显缩小，搏动及杂音减弱或消失。而后者为传导性搏动，DSA显示颈动脉分叉增宽，并可见肿块将颈动脉分叉推向前。

五、治疗

颈动脉瘤除瘤体堵塞血管，或血栓脱落引起脑梗死，影响脑供血外，更为严重的并发症是瘤体增大破裂，起致死性大出血，故颈动脉瘤一旦确诊，宜尽快手术。根据瘤体大小及部位采取不同的手术方式。①较小囊性动脉瘤：游离瘤体，于颈部放置钳子，切除瘤体，缝合。梭形动脉瘤，可切除动脉瘤及病变动脉后，作动脉端端吻合，必要时用人工血管或同种动脉替换切除的动脉。②夹层动脉瘤：切除病变动脉，用人造血管重建血流通道。对于高龄、严重心血管疾病无法耐受手术者，可行介入治疗。

第五节　颈动 - 静脉瘘

一、病因

颈动 - 静脉瘘分为先天性和后天性。先天性者为胚胎发育过程中，动脉与静脉间保留不正常的通道，即形成了动静脉瘘，此型较为少见。后天性者较多见，多由钝器、刺伤、高速子弹引起，医源性因素亦可引起。上述创伤如引起相邻的动、静脉在同一平面受损后，由于动、静脉之间压力差较大，彼此吸附在一起形成直接瘘。若动、静脉创口不能直接对合，而在二者之间形成血肿，血肿机化后形成贯通动、静脉之间的瘘，则称间接瘘。

二、临床表现

先天性者，常伴有胎痣，在婴幼儿时期无任何症状，多表现为局限性隆起或扩散性病变，至青春期病变发展，表现局部隆起。可触到震颤，有时还能听到血管杂音，局部皮肤温度增高。后天性者，其特殊症状为搏动性耳鸣，"嗡嗡"声、"咝咝"声或高音调嘈杂声，常影响睡眠，压迫颈总动脉可使耳鸣减轻或消失。其他症状为头痛、头晕、错觉、谵妄、视觉及听觉障碍、反复口腔及鼻腔出血等。心血管系统的症状视动 - 静脉瘘的大小及距离心脏远近而定。远离心脏的小的动 - 静脉瘘无明显症状，靠近心脏的大的动 - 静脉瘘可引起动、静脉及心脏明显改变，即动脉收缩压无明显变化，舒张压下降，脉压增大，动脉供血减少，心率增快，心排血量及血容量增加，瘘口远近两端静脉压升高，皮肤温度增高，久之引起心脏扩大，最后导致心衰。局部重要的体征为杂音及震颤，肿块处可听到粗糙的咆哮音，收缩期明显，舒张期逐渐减弱，杂音沿受累血管传导，瘘愈大，杂音愈明显。触诊可触及连续粗糙震颤。用手压之，杂音及震颤均消失。

三、诊断

出生后或外伤后颈部出现肿块，有明显的杂音及震颤，即应考虑为颈动－静脉瘘。静脉压及静脉血氧测定发现浅静脉压升高，静脉血含氧增高。DSA 检查可了解瘘口的部位及大小，有助于进一步明确诊断。

四、治疗

手术切除为主。原则是切除瘘，然后分别修复动脉和静脉。其他疗法如放射治疗及硬化剂注射，其疗效不佳，复发率高。

第六节　椎－基底动脉供血不足

一、病因

1. 颈椎骨质病变

颈椎骨质增生、骨质疏松、关节强直、椎间盘突出、颈椎脱位、颈椎结核及外伤等，压迫椎动脉使管腔狭窄。颈椎骨质病变还刺激椎动脉周围的交感神经，引起椎动脉反射性收缩，使血管痉挛、变细，血流量减少。

2. 椎动脉粥样硬化

椎动脉粥样硬化为常见病因之一，动脉内粥样硬化病变多阻塞血管腔，引起血流量减少，一侧椎动脉阻塞另一侧椎动脉通畅时，尚可维持足够的血液循环，可不发生症状或仅有轻微症状，如双侧椎动脉发生阻塞，则可出现椎－基底动脉供血不足的症状。

3. 解剖异常

双侧椎动脉粗细不一，或一侧椎动脉缺如者，较易发生椎－基底动脉供血不足。

4. 锁骨下动脉盗血综合征

因动脉硬化或狭窄等原因引起左锁骨下动脉或颈动脉的近心端部分或完全阻塞，脑部的血液通过通畅的椎动脉逆流入病侧的锁骨下动脉远端，以供给该侧上肢的血液，从而引起大脑及小脑的供血不足。尤其是同侧上肢活动时，头晕或眩晕、黑矇等脑供血不足的症状更为明显。

二、临床表现

1. 前庭系统症状

眩晕为常见症状，多为旋转性眩晕，眩晕发作常于 2 ~ 5min 内达高峰，维持 2 ~ 15min，常伴有共济失调，但多无耳鸣及听力下降。

2. 视觉症状

因脑干及大脑缺血可引起视力模糊、复视、单眼及双眼同侧视野缺损，可出现黑矇，甚至失明。

3. 大脑症状

头痛为常发症状，为跳痛，有时炸裂痛，多位于枕部，弯腰或憋气时加重，常伴有神智迟钝，昏厥或跌倒，构语障碍，言语含糊不清，记忆力减退等。

4. 锥体束症状

面部及四肢麻木、感觉异常等。

三、诊断

本病临床症状多样复杂，有时诊断较困难，应仔细询问病史、症状，并进行心血管功能、神经系统、耳科学、听力学、前庭功能等全面检查，此外还应进行颈椎影像学检查，经颅多普勒超声检查，头颅 CT 或 MRI 等检查，椎动脉造影可进一步明确诊断。

四、治疗

1. 病因治疗

针对不同的病因，采用不同的治疗措施。动脉粥样硬化可采用血小板聚集抑制剂（如阿司匹林肠溶剂），血管扩容剂（葡聚糖），脑血管扩张剂及向蛋白光量子疗法等。颈椎骨质增生者可行颈椎牵引。

2. 手术治疗

可行血管介入治疗椎动脉再造术或成形术，以改善其血流。

第七节　颈部闭合性创伤

闭合性创伤多由钝力如拳击、车祸等撞击引起。与开放性创伤相比，闭合性创伤由于皮肤无伤口，伤后一段时间症状及体征不明显，往往容易被忽视，不少患者可导致呼吸困难、失血性休克等严重并发症。损伤的部位一般视钝力撞击方向而定，当钝力从正面直接撞击颈部时，多伤及喉、气管、甲状腺；当钝力从侧面撞击颈部时，主要损伤血管、神经、食管、肌肉、颈椎等。喉、甲状腺、颈椎创伤已在有关章节论述。本节主要讨论气管闭合性创伤、咽及食管闭合性创伤、颈动脉创伤性栓塞。

一、气管闭合性创伤

1. 病因

当钝力直接从正面撞击颈部时，气管被挤压在坚硬的脊柱上，可引起气管软骨环破碎及后部软组织撕裂，甚至气管与环状软骨分离，损伤较严重。当钝力从侧面撞击颈部时，气管可向对侧移位，损伤较轻，常无骨折及脱位，仅引起气管黏膜损伤。各种原因引起的气管内压力升高、气管插管麻醉、气囊压力过高等，亦可引起气管破裂。

2. 临床表现

气管闭合性创伤常同时伴有喉挫伤，其症状有：①气管损伤处疼痛，吞咽或头部转动时疼痛加剧，可放射至同侧耳部。②咳嗽及咯血，气管壁损伤后血液流入气管，引起阵发性刺激性咳嗽，咳出带泡沫的血痰，若损伤血管，可引起大出血。③呼吸困难，气管黏膜损伤肿胀，软骨损伤，或并发纵隔气肿、气胸等，均可引起呼吸困难，多呈进行性加重。若发生气管环状软骨脱位，可引起严重呼吸困难，甚至窒息死亡。④气肿，气体通过破裂的气管壁进入皮下组织，产生气肿，为气管损伤重要体征。气肿可以是局限性的，电可以是进行性的，即在短时期迅速向上下扩张，甚至累及全身，严重者常伴有纵隔气肿和气胸。⑤声嘶，伴有喉挫伤或喉返神经损伤者，可出现声嘶，重者失声。

3. 诊断

颈部钝器伤后，颈前气管处皮肤肿胀、淤血、压痛明显，咳嗽及咯血，有皮下气肿，伴有或不伴有呼吸困难，均应高度警惕有气管创伤。除密切观察呼吸情况，做好气管切开或气管插管准备外，应尽快进行颈部正、侧位 X 线片或 CT 扫描，以查明气管损伤情况，胸部透视或 X 线片检查了解有无纵隔气肿及气胸。必要时行纤维支气管镜或硬质支气管镜检查进一步明确诊断。

4. 治疗原则

治疗原则是保持呼吸通畅，修复气管损伤，防止气管狭窄。

（1）保守治疗。轻度损伤无呼吸困难者，密切观察呼吸情况，并予以抗生素及激素治疗。

（2）气管切开术。管损伤早期可无呼吸困难，数小时后可出现呼吸困难，一旦出现呼吸困难，应尽早行低位气管切开。

（3）修复损伤。根据损伤的程度、部位，采取不同的手术方式。较小的气管黏膜损伤，不须缝合；较长的黏膜撕裂，予以缝合；气管软骨骨折及移位者应予以复位，缝合软骨膜；如气管软骨为粉碎性损伤或气管完全断离，气管向上下退缩，可游离损伤的上下两端气管，行气管对端吻合术；胸段气管损伤，需在解除呼吸困难（如低位气管切开或插入支气管镜）的前提下，进行开胸修复气管。

二、食管闭合性创伤

1. 病因

除因钝性外力将咽、食管挤压于脊椎引起损伤外，较为常见的原因为咽、食管尖锐性异物，如鱼刺、鸡骨头刺破咽、食管黏膜，尤其是误吞异物后，患者强行吞咽，更易造成损伤。

2. 临床表现

（1）疼痛局部有明显压痛，吞咽时疼痛加剧，患者因疼痛不能进食。

（2）吐血或呕血。

（3）气肿与气胸空气、唾液及食物可经咽、食管破裂处进入皮下及颈深筋膜隙，引起皮下气肿、纵隔气肿、气胸、颈深部及纵隔感染，患者可出现不同程度的呼吸困难。

3. 诊断

颈部外伤后出现局部疼痛，吞咽时疼痛加剧，而且有皮下气肿存在，应考虑有咽、食管损伤。及时进行胸部 X 线片可了解有无纵隔增宽及空气阴影，食管造影 X 线片可显示食管破裂的部位及大小，必要时行纤维食管镜或硬质食管镜检查以进一步明确诊断。

4. 治疗原则

治疗原则是积极预防感染，早期修复创伤。

（1）预防感染。保持口腔及咽部清洁，吐出口腔分泌物，绝对禁食，静脉维持营养或鼻饲流汁，应用有效抗生素。

（2）修复创面。有较大损伤者，应早期行一期缝合术。若伤口已有感染，积极抗炎。有脓肿形成者，及时切开引流，行一期缝合术。

三、颈动脉创伤性栓塞

1. 病因

颈动脉被外力牵拉或直接挫伤后，富有弹性的外膜往往保持完整，而内膜和中层最易受损，内膜撕裂损伤后，其创面形成血栓，血栓逐渐加大，可引起颈动脉完全闭塞。若动脉内膜和中层因挫伤而撕裂或中断，在较高的动脉压作用下，可引起内膜广泛性剥离，形成剥离性动脉瘤，在原有动脉粥样硬化的基础上更易发生。

2. 临床症状

（1）颈部血肿。颈部挫伤后常在颈动脉三角区形成血肿。

（2）神经受压症状。血肿增大压迫颈交感、迷走神经、舌下神经、舌咽神经，可出现 Horner 综合征、声嘶、伸舌偏斜、咽反射消失等。

（3）脑缺血。挫伤后血管痉挛、血栓形成阻塞动脉管腔、动脉粥样硬化等均可引起脑缺血，表现为单瘫或偏瘫，但神志尚清楚。

3. 诊断

颈部挫伤后，颈动脉三角区出现血肿，伴或不伴有神经受压及脑缺血症状，均应警惕颈动脉栓塞可能。DSA 检查是最可靠的诊断方法，典型的颈动脉栓塞表现为血管呈带捆形或圆锥形变窄。CT、MRI、脑血流图检查可协助诊断。应特别注意颈动脉创伤性栓塞往往伴有头颈部其他部位及胸部的损伤，须及时诊断和处理。

4. 治疗原则

治疗原则是解除血管痉挛，防止和阻止血栓形成及扩展，保证脑供血。

（1）保守治疗。患者绝对卧床休息，严格限制头颈部活动，应用血管解痉药物，如妥拉唑林及利多卡因，亦可行颈交感链封闭或切断术。适当应用抗凝剂以防止血栓形成，脑出血者禁用。

（2）手术治疗。保守治疗无效，血栓继续增大，阻塞颈动脉引起脑缺血等严重并发症者，可考虑行手术取出血栓，但手术危险增大，死亡率及致残率高，故大都不主张手术。

第八节 颈部开放性创伤

一、开放性血管、神经创伤

由于解剖关系，血管损伤常伴有神经损伤。开放性血管损伤多由颈部直接损伤引起，而神经损伤除了直接损伤外，血管损伤所形成血肿可压迫神经。根据损伤的程度，血管损伤分为三种类型：①损伤性动脉痉挛；②血管壁损伤，主要是内膜或中层损伤，外膜尚完整；③血管部分或完全破裂。

1. 临床表现

（1）出血：受损处可有大出血或血肿形成，严重者可引起失血性休克。外面伤口小的大血管损伤者，可引起大量内出血，而外出血很少，这种情况容易被忽视。应密切观察患者的血压、脉搏情况，注意有无内出血。

（2）神经受损症状：常伴有迷走、舌下、舌咽、面神经损伤，出现声嘶、伸舌偏斜、呛咳，面瘫等。

（3）脑缺血：颈动脉损伤后可引起受伤侧脑缺血，表现为昏迷、偏瘫、失语等。

（4）呼吸困难：颈动脉损伤多伴有喉、气管的创伤，引起呼吸困难，此外颈动脉损伤后形成的血肿也可压迫喉、气管，加重呼吸困难。

（5）空气栓塞：颈内静脉损伤后，吸气时由于胸腔负压作用，空气通过破损的静脉进入静脉内，引起空气栓塞，造成脑、肝、肾等重要器官的损害。

（6）颈部其他器官的损伤：较常见的是喉、气管、食管及甲状腺等。

（7）血肿形成：假性动脉瘤的症状动脉损伤引起的动脉血肿多在伤后第 2 天出现，其特点是搏动明显，并可听到收缩期杂音，杂音常沿动脉传播，常伴有病侧头痛及放射性耳痛。颈内动脉血肿则有病侧视神经盘水肿、充血、静脉扩张和视力下降。动、静脉血肿症状出现比较早，常在伤后数小时可听到血肿杂音，而且杂音比较明显，不仅沿血管，而且在远离创伤部位也可听到杂音，并在局部触到持续性震颤。

2. 诊断

颈部有开放性外伤史，局部有出血或血肿形成，血肿搏动明显，并可听到收缩期杂音，伴有脑缺血，神经受压及全身失血症状，应考虑有颈部血管神经损伤。DSA、颈部 B 超检查有助于诊断。必要时行颈部伤口探查，以了解损伤的部位和程度。但必须是在做好充分备血的前提下进行。

3. 治疗原则

治疗原则是止血、纠正休克、保持呼吸通畅和预防感染。

（1）止血、纠正休克有活动性出血者立即压迫止血，迅速输血输液，补充血容量，纠正酸中毒，密切注意血压、脉搏、呼吸等全身情况，观察有无活动性内出血。

（2）保持呼吸道通畅有呼吸困难者立即行气管切开，抽吸气管内分泌物，以保持呼吸通畅。

（3）抗感染应用大剂量抗生素控制感染，并注射破伤风抗毒素。

（4）修复受损的血管及神经对损伤严重，出血量较多，且有活动性出血趋势，估计有较大血管损伤者，应在补充血容量，纠正休克，解除呼吸困难后，立即行手术探查，并根据损伤的程度采取不同的修复方法。①血管壁缝合术：适用于颈动脉有小的裂伤，用肠线连续缝合裂口。②对端缝合术：切除受损的动脉，将上下两端游离后对端缝合，此法适合于动脉缺损段不超过 1.5cm 者。③颈内、外动脉吻合术：将颈内动脉的远端与颈外动脉近端游离后缝合，此法适宜于颈内动脉近端受损较重，不能修复者。④移植物修补术；取自体静脉如颈内静脉或大隐静脉移植修补颈动脉，也可用人造血管修补，但后者成活率低，易发生血栓及感染，较少使用。此法适用于颈动脉缺损超过 1.5cm，端端吻合有张力者。⑤神经修复：可采用神经直接吻合或神经移植术。

二、开放性气管损伤

1. 临床表现

（1）空气逸出：呼吸时气体自气管破口逸出，若皮肤缺损较小，逸出的气体不能顺利排出，进入颈部皮下组织，形成皮下气肿，或扩展形成纵隔气肿。

（2）刺激性咳嗽：血流、呕吐物、唾液等吸入气管内引起刺激性咳嗽。

（3）呼吸困难：气管损伤后局部肿胀、血凝块、分泌物、异物阻塞气管等均可引起呼吸困难。

（4）其他邻近器官损伤：气管损伤常伴有喉挫伤，出现声嘶，甚至失声。甲状腺损伤可引起大量出血。胸膜损伤引起气胸，加重呼吸困难。

2. 诊断

颈前正中开放性外伤，损伤处有气体逸出，有皮下气肿发生，即诊断有气管损伤，胸部 X 线片检查，观察有无纵隔气肿及气胸。必要时行纤维支气管镜或硬质支气管镜检查可明确损伤的部位。

3. 治疗原则

治疗原则是解除呼吸困难，控制出血，修复损伤。

（1）解除呼吸困难：立即从气管破口处插入气管导管或麻醉插管，抽出气管内分泌物及血凝块，待情况稳定后，再行低位气管切开。

（2）止血：颈部大血管或甲状腺损伤均可引起大量出血，应立即止血。

（3）修复创伤：病情稳定后，应及早行清创缝合术，较小缺损只需缝合软骨外膜；较大缺损者，将软骨复位后，缝合软骨膜；软骨已完全破碎或断离，将气管上下端游离后对端吻合。估计术后有可能发生气管狭窄者，复位后应放置扩张管。胸段气管损伤应行开胸术。

三、开放性咽及食管损伤

1. 临床症状

吞咽痛，吞咽时有唾液、食物及空气自破口处溢出。伴有吐血、气肿或纵隔气肿。

2. 诊断

较大的破口，容易发现，较小的破口，有时难以发现。嘱患者吞气，破口处有气体逸出，或嘱患者吞甲紫或亚甲蓝，可发现咽、食管破口处感染。

3. 治疗

嘱患者禁食，鼻饲流汁，大剂量抗生素治疗，及纵隔感染，及时行清创缝合术。

第九节　甲状舌管囊肿及瘘

一、定义

甲状舌管囊肿及瘘是先天性发育异常，胚胎期颈正中甲状舌管退化不全，残留组织则形成囊肿及瘘。本病可见于舌盲孔至胸骨切迹间正中线的任何部位，临床上以舌骨附近最为常见。多发于青少年，男性略多于女性。

二、诊断及鉴别诊断

1. 症状

甲状舌管囊肿多位于颈部正中舌骨水平附近，为一圆形囊性肿块，缓慢长大，未感染时可无明显自觉症状，常有继发感染，发作时局部有红、肿、热、痛等症状。破溃后有时伤口不易愈合。甲状舌管瘘则多为甲状舌管囊肿自行溃破或切开引流后形成，瘘管口经常溢出少许黏液状液体。

2. 体征

甲状舌管囊肿多位于颈前中部，舌骨与甲状软骨之间，表面光滑，边界清楚，无粘连，可随吞咽上下活动，无压痛，小的囊肿可触及一条索状物与舌骨体相连。感染破溃后可形成瘘管，并有黏脓性分泌物溢出，瘘口深部可扪及潜行条索状管道组织通向舌骨。

3. 辅助检查

通过瘘口做碘油造影 X 线摄片，可显示瘘管走向。

三、诊断标准

瘘管或囊肿 X 线碘油造影有助于明确诊断。但应与鳃裂囊肿、皮样囊肿及异位甲状腺相鉴别。

（1）多见于小儿和青年。颈前舌骨平面下有圆形肿块，表面光滑，界限清楚，囊性感，皮肤无粘连，随吞咽上下移动。沿舌骨方向可触及索状物，张口伸舌时可觉肿块回缩上提。

（2）囊肿继发感染时，局部红肿触痛，自行破溃或切开引流后，可形成经久不愈的瘘管。

（3）黏液性分泌物，常含柱状和鳞状上皮细胞。

四、鉴别诊断

1. 颏下淋巴结炎

位于舌骨水平上，质地较囊肿稍硬，可有压痛，口腔可发现病灶。

2. 皮样囊肿

颈部皮样囊肿可位于颈部任何部位，皮样囊肿囊壁稍厚，细胞学检查及病理学检查可鉴别。

3. 异位甲状腺

多数病例缺正常甲状腺，进行甲状腺放射性核素扫描可与甲状舌管囊肿相鉴别。

五、治疗

明确诊断后宜早期手术治疗，甲状舌管囊肿手术力求完整切除囊壁及管道组织避免术后复发。

1. 手术适应证

甲舌囊肿、瘘管无急性感染时。

2. 手术器械

头颈部常规手术器械。

3. 术前准备

术前可酌情经瘘口做碘油造影，以了解瘘管走向。

4. 麻醉

局部浸润麻醉或全身麻醉。

5. 手术方法

（1）体位：取仰卧位，肩下垫枕，使颈部延伸，头后仰。

（2）切口：沿舌骨下缘以舌骨中央部为中点，做一长 4～5cm 的水平切口。切开皮肤、皮下组织及颈阔肌后，用拉钩将其拉开，暴露舌骨周围诸肌。

（3）暴露囊肿：分离舌骨周围诸肌，并向两侧牵开，暴露在其下面的囊肿。沿囊壁使与周围组织分离，直至囊肿蒂部。

（4）处理舌骨：如囊肿蒂部于舌骨上或舌骨下方通过，可用舌骨剪将舌骨中部剪开，如囊肿蒂部穿过舌骨，则须将舌骨中部切除一小段。

（5）摘除囊肿将舌骨两断端分离并用拉钩拉开后，向上剥离，于近盲孔处切断，结扎蒂部，摘除囊肿。

（6）将舌骨周围诸肌在中线缝合，再逐层缝好伤口，并置小橡皮条引流，用消毒敷料进行加压包扎。

（7）甲舌瘘管手术前，先用亚甲蓝注入瘘管内，使瘘管着色，然后按摘除囊肿的方法将瘘管摘除。

（8）手术切断囊肿蒂部或瘘管残端至少要在舌骨以上，蒂部或瘘管残端必须妥加处理，荷包缝合，以防囊肿残留或瘘管残端残留，感染和复发。

6. 术后处理

（1）术后观察呼吸，保持呼吸道通畅。

（2）术后应用抗生素，预防感染。

（3）术后5～7d拆线。

第十节　鳃裂囊肿及瘘

一、定义

鳃裂囊肿及瘘是由于胚胎期各对鳃裂未完全退化的组织形成的，若皮肤上留有开口则形成瘘管，无皮肤开口则形成囊肿，在外耳道、扁桃体窝或梨状窝处可见其内瘘口。瘘管较囊肿多见，儿童和青少年多发。

二、诊断及鉴别诊断

1. 症状

鳃裂囊肿可表现为耳周或颈侧无痛性圆形囊性肿块，生长缓慢，继发感染后局部肿痛，或破溃后形成瘘管。急性炎症时偶伴有耳痛、耳漏、咽痛等症状。

2. 体征

肿块常位于胸锁乳突肌深部，质中偏软，可活动。第一鳃裂瘘外口常位于下颌角后下方至舌骨平面的胸锁乳突肌前缘，多为单侧，内瘘口多位于耳道软骨部、耳屏、乳突等部位。第三鳃裂瘘内口多在同侧梨状窝。颈部可扪及向上延伸的条索状组织，挤压时瘘口溢出少量黏液样物质。感染时有红肿、疼痛，皮肤有红肿糜烂。

3. 辅助检查

囊肿较大位置较深时，可做CT检查，以便明确与颈部血管的关系。通过瘘口做碘油X线造影摄片，可了解瘘管长度、走向及内口位置。

三、鉴别诊断

1. 耳周皮脂腺囊肿

该病好发于青春期，多位于耳垂后下方，囊内为奶酪样物。

2. 颈淋巴管瘤

该病亦属先天性疾病，瘤体扁平隆起，表面高低不平，如蛙卵状。

3. 甲状腺肿瘤

青年女性好发该病，多位于甲状腺区域，单个或多个圆形肿块，甲状腺放射性核素扫描及B超可鉴别。

4. 颈淋巴结核

单侧或双侧胸锁乳突肌前后缘可触及多个串珠样包块，可有低热及盗汗，X线胸片及血沉可有改变，必要时可做细胞学及病理学检查明确诊断。

四、治疗

（1）完整、彻底地手术切除囊肿及瘘管，避免复发。

（2）手术时应注意避免损伤面神经、舌下神经、喉返神经。

（3）鳃裂囊肿与瘘管已感染形成脓肿时，应先切开引流，待炎症消退后再行手术根治。

第十一节　颈部囊状水瘤

一、定义

囊状水瘤为起源于淋巴组织的先天性疾病，颈囊发育成淋巴系统的过程中，部分淋巴组织发生迷走，并形成囊状水瘤。多发于颈部，其次是腋窝、胸壁和腹股沟处。

二、诊断

1. 症状

颈部囊状水瘤多位于颈后三角区，为囊性肿块，生长缓慢，具有向四处（锁骨上下，口底、气管食管旁及纵隔）蔓延生长特点，界限常不清楚。多见于婴幼儿。出生时即可巨大，亦可逐渐长大累及口底、舌或咽部时，可有语言、呼吸或吞咽障碍。囊肿位于锁骨上时，可有臂丛受压出现运动障碍或肌肉萎缩。有时气管受压移位，易并发感染，且较难控制。

2. 体征

颈后三角区出现无痛性肿块，呈分叶状，触之为囊性感，柔软，一般无压缩性，透光试验阳性，表面皮肤正常、无粘连。如发生囊内出血时瘤体骤然增大，张力增高，呈青紫色。

3. 辅助检查

B超有助于诊断。穿刺抽吸出为草黄色透明不易凝固的液体，有胆固醇结晶，即可诊断。

三、治疗

1. 手术切除

一般在2岁以后手术，若出现压迫症状宜尽早手术，因囊壁甚薄，剥离囊肿时应尽量轻巧细致，以便囊壁完整剥离。

2. 注射疗法

以往认为局部注射硬化剂治疗淋巴管瘤的方法无明显效果。近年应用抗肿瘤药物博来霉素行局部注射疗法，取得较为满意的疗效，完全消退和显著缩小者可达70%。

第十二节　颈动脉体瘤

一、定义

颈动脉体瘤位于颈总动脉分叉部的外膜内，是人体的化学感受器，也是人体最大的副神经节，故颈动脉体瘤既是化学感受器瘤，又是非嗜铬性副神经节瘤。它属于良性肿瘤，2.2%～6%的病例可发生恶变，多在青春期后发病，女性略多于男性。

二、诊断及鉴别诊断

1. 症状

颈动脉体瘤多位于一侧颈部下颌角下方，为无痛性肿块，生长缓慢，肿瘤增大可出现咽部异物感及第IX、X、XI、XII对脑神经受压症状，出现吞咽困难、声带运动障碍、伸舌偏斜等。

2. 体征

一侧颈部颈动脉三角区，颈总动脉分叉处有质硬、圆形或椭圆形包块，可左右移动而不能上下移动，扪诊肿块有搏动、颤动感。无其他原发病灶。

3. 辅助检查

颈部B超检查可发现颈动脉被瘤体包裹，肿块内血运丰富。颈总动脉的数字减影血管造影（DSA）

和 CT 增强扫描，可显示肿瘤大小位置和供血来源，有助于与颈动脉瘤、颈动脉假性动脉瘤鉴别。术前穿刺作细胞学活检应慎用。

4. 鉴别

本病应与颈动脉体瘤、神经鞘膜瘤、鳃裂囊肿、颈淋巴结结核、腮腺混合瘤等鉴别。

三、治疗

1. 手术切除

治疗以手术为主，术前应行颈动脉造影剂全脑血管造影，了解脑部侧支循环建立的情况。由于此瘤生长缓慢，手术危险性大，较小者可行随访观察，但肿瘤增大，增加手术难度及死亡率。手术治疗的主要问题是颈动脉损伤、出血及脑神经损伤。术前应考虑颈总动脉结扎的问题，为减少或防止脑缺血，尤应严格进行颈动脉压迫试验，即通过指压患侧颈总动脉，阻断其血运，2 ～ 4 次 /d，以改善颅底动脉环侧支循环，逐步由每次阻断数分钟至 30min 以上无脑缺血征象，方可考虑手术。选择性血管造影可见有来自颈外动脉分支的和新生的血管分布于肿瘤，栓塞供应肿瘤的颈动脉分支，可减少术中出血。多数肿瘤可自颈总或颈内动脉上剥下，应结扎颈外动脉，尽量避免损伤第 IX 、X 、XI 、XII 脑神经。手术方法主要有动脉外膜下肿瘤切除术和肿瘤合并动脉分叉部切除动脉重建术。

2. 放疗

颈动脉体瘤对放疗不敏感，虽使肿瘤缩小，但增加了恶变的可能性，且使手术时分离肿瘤困难。只有在患者不能耐受手术或肿瘤范围广无法切除时，才采用放疗。

第十三节　甲状腺结节

甲状腺结节是指甲状腺出现的局限性肿块。它是多种甲状腺疾病的体征之一，有时是甲状腺疾患的首要甚或唯一临床表现。甲状腺结节在人群中的患病率为 5% ～ 50%。在美国成年人中甲状腺结节患病率为 4% ～ 7%。一般而言，女性患病率高于男性，男女之比，从 1：1.2 到 1：4.3 不等。甲状腺结节的患病率随年龄增长逐步上升。B 超检查检出甲状腺结节率更高。超过 80 岁以上的老人几乎均存在甲状腺微小结节。有报告 820 例尸检中，甲状腺无结者仅占 26%，甲状腺腺瘤占 33%，结节性甲状腺肿占 32%，甲状腺癌占 2.1%。甲状腺结节可以单发，也可以多发。常见的是单纯性结节性甲状腺肿、甲状腺腺瘤、甲状腺囊肿、亚急性甲状腺炎、慢性淋巴性甲状腺炎和甲状腺癌等，甲状腺结核和硬化性甲状腺炎较少见。部分结节可具有自主功能，或形成结节性甲状腺肿伴甲亢。不同性质的结节其处理原则不同。因此，判断结节的性质是十分重要的，以免造成误诊，给患者带来不必要的痛苦。

结节性甲状腺肿，亦称腺瘤样甲状腺肿。实际上是指地方性甲状腺肿和散发性甲状腺肿晚期所形成的多发结节。由于结节仅是一种形态表现，故临床上把单发和多发甲状腺腺瘤或腺癌伴单纯性平状腺肿，以及 Graves 病病程较久而形成的结节也称为结节性甲状腺肿，但不是真正的结节性甲状腺肿。

一、病因和病理

结节性甲状腺肿是由于患者长期处于缺碘或相对缺碘以及生甲状腺肿物质的环境中，引起甲状腺弥漫性肿大，病程较长后，滤泡上皮由普遍性增生转变为局灶性增生。有的部分则出现退行性变，最后由于长期的增生性病变和退行性病变反复交替，腺体内出现不同发展阶段的结节而形成结节性甲状腺肿。

早期甲状腺呈组织增生的病理改变，滤泡增大，滤泡上皮增生呈立方状或扁平状，滤泡腔扩大，充满胶质。晚期含较多胶质的滤泡聚集形成大小不等的结节，结节与周围组织无明显界限，且组织形态亦无明显差别。有时可有轻度增生现象，一般不具包膜，但由于对周围组织的压迫，可有少量纤维组织构成的假包膜，多不完整。结节内常可见滤泡相互融合形成的胶性囊肿。有的结节可发生出血、软化、坏死或钙化。

结节性甲状腺肿患者，部分结节可出现功能自主性而产生甲亢，称毒性多结节性甲状腺肿或

Plammer 病有些结节性甲状腺肿，由于上皮细胞的过度增生，可以形成胚胎性癌或乳头状腺瘤，并可进一步恶化成甲状腺癌。此时与甲状腺腺瘤或癌合并单纯性甲状腺肿难于区别。其临床和病理特征，以及处理原则均同甲状腺肿瘤。

Graves 病早期，甲状腺弥漫性肿大，病程较长者可出现结节性肿。结节多为滤泡上皮细胞局灶性过度增生所致。偶可见结节出血、坏死、钙化和囊性变。

二、临床表现

患者有长期单纯性甲状腺肿的病史，青少年很少有结节的形成，随着年龄增长，发病率逐渐增加，50 岁达到高峰。女性多于男性，男女比例 1：7 ~ 1：9。患者多数无自觉不适，肿大明显者可有压迫症状，出现呼吸困难、吞咽困难和声嘶等。甲状腺呈普遍性增大，质地不均匀，呈小叶状，或见表面大小不等的圆形突起，结节或肿块的边界不清，无典型的孤立结节，此是与腺瘤的鉴别要点；结节性甲状腺肿病情进展缓慢，结节的大小、数量和形态可在相当一段时间内维持不变。结节性甲状腺肿发展为 Plammer 病时，可出现甲亢症状，结节内血管破裂出血，可造成甲状腺突然增大，伴明显的局部疼痛和压痛，结节迅速增大，出现周围器官压迫症状和淋巴结肿大时，应考虑恶性变的可能。

三、诊断和鉴别诊断

（一）鉴别甲状腺结节的性质

主要依靠病史、体查、化验检查、放射性核素扫描及 B 超等影像检查以及病理学检查。一般非肿瘤性结节通过详细地询问病史和认真的颈部检查，结合有关实验室和影像学资料等，常可以初步明确诊断，根据肿块对药物治疗的反应等，可进一步帮助诊断；而肿瘤质的良、恶性鉴别则要困难得多，因此要特别注意以下诊断步骤，掌握不同表现甲状腺病特点。

1. 病史

认真询问病史，结合患者体征，确定是否为炎症性改变，其中主要是亚急性甲状腺炎。其特点是常有上呼吸道感染诱因，结节有自觉疼痛或触痛，而且伴发烧、乏力、多汗、烦躁等症状。在非急性期虽然不一定仍存在上述症状。但病程中有甲状腺结节伴上述症状的病史。进一步鉴别，可检查是否有血清蛋白结合碘升高和甲状腺摄 ^{131}I 率下降的特征表现。放射线接触史，尤其是颈部和上纵隔曾接受过放射治疗者出现的甲状腺肿块，要警惕恶性肿瘤的可能，尤其是儿童和幼儿期疾病。甲状腺癌术后残留腺体的再发肿块，首先应考虑甲癌复发。

2. 家族史

散发结节性甲状腺肿和甲状腺腺瘤无明显家族发病倾向，但甲亢和甲状腺癌尤其是髓样癌，则有一定的家族遗传倾向。此外家族人员的饮食卫生习惯，尤其是食物和药物摄入等，也可能在其中起有一定作用。

3. 年龄

年龄是影响甲状腺癌的重要因素；20 岁以下与 60 岁以上甲状腺结节患病者，更可能患甲状腺癌。虽然女性甲状腺结节患病率远高于男性，但男性甲状腺癌的患病率比女性高出 2 ~ 3 倍。据文献报告，15 岁以下儿童甲状腺肿块恶性率达 50%。一般资料显示：年轻人甲状腺癌的分化较好，而中老年人的甲状腺癌分化程度较低，特别是未分化癌，大多发生在 60 岁以上的老人。

4. 性别

性别与甲状腺癌发生率和恶性程度密切相关。尽管甲状腺癌的人群发病率在女性明显高于男性，但男性甲状腺单发肿块中癌的发生率为女性的 3 ~ 6 倍，而且以髓样癌和未分化癌较多，一般生长较快，病史较短；而女性甲状腺癌多为分化型，发展缓慢，病史较长。

5. 肿块生长情况

如既往甲状腺正常，突然发现甲状腺肿块，或存在多年的甲状腺肿块短期内迅速增长，则应考虑癌的可能性。甲瘤内出血也可短期内明显增大，但常有剧烈咳嗽或重体力劳动等诱因，且常伴病变部位胀痛不适。

6. 甲状腺肿块伴发症状

甲状腺肿块同时伴有腹泻、心悸和面部潮红、血钙降低等表现，特别是有甲状腺癌或其他类型综合征家族史者，应警惕髓样癌可能。

7. 甲状腺结节伴明确的或亚临床（SISH 降低）

甲亢常提示结节为良性。但也有 Graves 病甲亢伴随甲状腺癌的报告，罕见，常为冷结节。淋巴细胞性（桥本氏）甲状腺炎虽可发展为甲状腺淋巴瘤，但很罕见，多见于老年妇女，甲状腺突然迅速增大，常伴有局部压迫症状。

（二）体格检查

甲状腺肿块常是甲状腺疾患的首先临床表现，但也有少数甲状腺癌的患者甲状腺肿块并不明显，而以颈淋巴结、肺、骨骼等的转移癌为突出表现。因此，当颈部、肺部、骨骼等有原发灶不明的转移癌存在时，应仔细检查甲状腺。

体查触诊甲状腺肿块时，如肿块光滑、有弹性、肿块在手指下轻快滑移，且滑动度较大者，常为良性肿瘤；而恶性肿瘤则一般质硬而且不均匀，呈结节感，形态不规则，固定、吞咽时上下活动度差，或者伴有侵犯周围结构的表现，如侵犯喉返神经引起声音嘶哑，侵犯或压迫颈交感神经结引起霍纳综合征，致耳、枕、肩等部位疼痛，或者局部伴有硬而固定的淋巴结等。但这些伴随表现多发生于晚期，须注意的是慢性甲状腺炎也可压迫气管、食管等周围结构，引起轻度呼吸困难或吞咽障碍，但其甲状腺肿大一般为弥漫性，多为双侧对称性，也可为单侧，质地常坚硬如石，边界清楚，轮廓分明，TGA、TMA 等可明显异常；至于伴有钙化或囊内出血的甲状腺结节或甲状腺瘤，有时与甲状腺癌无法鉴别，此时需进一步依赖影像学，特别是组织学资料判断鉴别。

（三）影像学资料

随着科学的进步，各种影像学材料的改进以及图像处理技术的提高，使影像学资料在甲状腺肿块的鉴别诊断中的作用越来越重要，目前临床上常用的影像学检查有以下几种。

1. 放射性核素扫描

放射性 ^{131}I 扫描是最常用的核素扫描之一，它对甲状腺肿块的定性作用仅表示该肿块有无摄碘和浓集碘的功能，根据肿块的不同摄碘状态，将其分为热结节、温结节、凉结节、冷结节。尽管在各类"结节"中甲状腺癌的发生率各家报道不尽一致，但由热到冷，癌的发生率逐渐增加。"热结节"几乎均为良性病变，可见于甲状腺腺瘤和部分结节性甲状腺肿，有报告温结节甲癌的发生率为 2%；而冷结节和凉结节两者均可见于甲状腺囊肿、甲状腺腺瘤、甲状腺囊性腺瘤、甲状腺癌、结节性甲状腺肿以及甲状腺炎性病变等。一般认为，单发的甲状腺"冷结节"恶性可能性大，通常为 20%。

（1）甲状腺放射性核素血管显影（RNA）：当"冷结节"经 RNA 显示无血供或血供很差，则为囊性或腺瘤囊性变；相反，若血供丰富，尤其当"结节"放射性强度高于颈动脉，结节又为细胞丰富的实质性肿块时，则多为恶性。有资料显示：经 RNA 显示血供丰富的"冷结节"的恶性变几率为 55%。

（2）亲肿瘤显像剂如 Se、Cs、Ga 等扫描：这几种核素对甲状腺癌并无特异的亲和力，但由于良性肿瘤常有退行性变、囊性变、中心栓塞或出血等改变，致使 Se 等核素不被浓聚，而细胞丰富的恶性肿瘤则表现为核素浓聚。

（3）荧光甲状腺扫描：甲状腺荧光扫描图反映的是甲状腺组织中稳定性碘的分布，因此，当放射性核素 ^{131}I 等显像为"冷结节"，而荧光扫描的碘填充，则良性可能性大，反之，如仍为冷结节，则提示恶性可能性大。

2. B 超检查

在超声诊断应用于临床之前，核素扫描一直是评价甲状腺形态及功能的主要方法。Fujinloto 等首次报告有关甲状腺疾病的超声诊断研究结果以后，超声检查在临床上得到广泛应用，并积累了大量的临床经验。通常 B 超对诊断甲状腺肿块囊性、实质性及混合性等性状具有肯定价值。此外甲状腺 B 超检查还可探测甲状腺肿块的部位、大小、数目和临近组织的关系、淋巴转移等。甲状腺肿块的囊、实性对甲状腺肿块的良、恶性判断有一定帮助。

实性结节较囊性结节的发生率高。一般认为，实性结节中恶性者为20%，而囊性结节为2%～3%。甲状腺肿块数目对鉴别良、恶性有一定参考价值。通常认为孤立结节的恶性几率高，为10%，而多发性结节仅2%。B超对甲状腺肿块钙化和包膜情况的检测准确率也较高。甲状腺肿块在超声图像上表现出的质地、边界、形态特征及包膜、钙化情况等是鉴别良恶性的主要依据。一般认为，良性肿瘤主要表现为均质性（大部分）、低回声或等回声肿块，因其为非浸润性生长，故边缘整齐有完整包膜（但可厚薄不一），肿瘤可呈实质性、囊性或混合性，可伴发片状或环状钙化；而恶性肿瘤主要表现为非均质、低回声，因其呈浸润性生长，故常可无包膜回声或部分无包膜，且肿瘤边界不清，可见蟹足样浸润，有时也可见到不规则液性区（液性区内也可有不规则突起）和钙化灶（常为细小散在钙化灶）。有报告甲状腺乳头状腺癌组织内囊腔形成者可达45%～60%（囊性腺癌），占甲癌的30%～50%。Hammer报告48例甲状腺癌中有35例病理发现囊腔在1cm以上。Rosent报告60例甲状腺囊性结节中，恶性病变占32%。甲癌中钙化形成者亦可达46%。鉴于甲状腺肿块继发性改变较多，声像图表现多种多样，故甲状腺肿块的B超误诊率较高。据报道，B超检查良性肿瘤符合率较高可达80%～90%，而甲状腺癌的误诊率可高达40%～60%。湖南医科大学附属湘雅医院B超室统计近年33例经手术病理证实的甲状腺癌，术前B超定位准确率，物理性质准确率均为100%；而对病理性质确诊率仅为42%，病理性质待定18%，误诊率达40%。

3. X线摄片与甲状腺淋巴管造影

颈部X线摄片除可了解肿块与周围器官如气管、食管的关系外，重点应注意甲状腺内有无钙化及钙化的特点。甲状腺肿块内如有钙化，而且钙化影边界清楚、边缘锐利、密度较高且均匀，呈斑片状、弧形或环形，说明肿块内有囊性变，多为良性肿块。而恶性病变的钙化影较淡薄，呈云雾状或细小颗粒状，边界模糊不清、不规则，且主要见于分化良好的乳头腺癌和滤泡状癌。

甲状腺腺体内有丰富的毛细淋巴管网，其管壁通透性大于毛细血管。因此，当造影剂注入甲状腺实质内后，大部分由淋巴管吸收，而使甲状腺显影。通常甲状腺腺瘤表现为圆形或卵圆形充盈缺损，轮廓清晰、边缘整齐、与正常甲状腺组织间有一透亮带，在甲状腺囊肿或甲状腺腺瘤囊性变者，尚可见到薄而光滑的液平面；结节性甲状腺肿可见到多个大小不等的充盈缺损，并可伴以"气泡样"改变；而甲状腺癌的轮廓不整齐，充盈缺损呈不规则性。边缘毛糙如虫蚀状，缺损区呈"毛玻璃样"或"羽毛状"样改变，有时可见到"小岛状"造影剂渗入，正常的淋巴网结构消失。甲状腺癌由于缺乏特征性临床表现及影像学改变，术前正确诊断较为困难，文献报告术前误诊率高达33.4%～45.8%，为进一步明确诊断，需借助穿刺组织学或细胞学以及快速切片等病理检查。

4. 组织细胞学检查

（1）穿刺组织或细针抽吸细胞学（FNA）检查：历史上，同位素扫描曾作为甲状腺结节的首选检查。冷结节增加恶性病变的危险。热结节可排除癌。然而，大量材料表明冷结节中仅有10%～15%可能是恶性，而温结节中也有10%的可能为恶性，热结节并不能绝对排除恶性。同位素扫描缺少特异性和精确性，不能很好地鉴别结节的病变性质。同时，同位素扫描使患者接受相当量的放射性物质。因此，近年来国外已用FNA取代同位素扫描，作为首选检查。经皮肤甲状腺肿块穿刺组织细胞学检查，操作简便，损伤小，术后不留瘢痕，阳性结果有肯定意义，诊断符合率高。但阴性结果并不能完全排除甲癌的可能，因穿刺组织细胞学受取材部位的准确性及组织形态、数量等的影响，漏诊机会仍较大，有报告假阴性率为10%～20%。根据各家报告，FNA的精确性平均为95%（85%～100%），特异性平均为92%（72%～100%），敏感性平均为83%（65%～98%），假阴性平均为5%（1%～11%）。多数作者报告FNA没有假阳性，但也有个别报告高达3%。但在B超、CT引导下进行穿刺活检，以及有经验的病理医师的检查，无疑会有助于提高诊断的水平。

各家报告FNA失败率为5%～15%。即上皮细胞数量太少，不能作出诊断。一张良好涂片至少含有4组质量良好的细胞群，每群至少有10个细胞。细针插入甲状腺后，必上下（若患者卧位）或前后（若患者坐位）穿刺2～4次，不要急于抽吸；不允许向侧面穿刺；若在针头接头处见血，立即拔出针头，停止操作；若针头接头处未见任何东西，方可缓缓抽吸。失败的原因常是抽吸过早、太快，或者忘记了FNA是一项需要耐心、实践和技巧的操作。据Gharib的经验，FNA失败的病例，重复再次穿刺抽吸，可使 50% 的病例获得足够诊断的细胞；若仍然不能获得足够的细胞，他主张在超声指导下将针刺入结节的实质性部分，做第三次 FNA，Cochand- Prillet 等报告用超声指导作 FNA，使失败率降到 3.8%。

若 FNA 的细胞学报告为良性，予以内科处理，包括单纯观察随访或给予左甲状腺素抑制治疗。若 FNA 的细胞学报告为恶性或可疑、应予手术治疗。根据手术切除标本病理学检查结果，再决定做甲状腺全切、次全切或单侧和峡部切除。当细胞学报告为滤泡细胞肿瘤时，测定 STSH，对指导进一步治疗有帮助。若 STSH 低于正常，提示为功能自主性腺瘤，进一步要做同位素扫描，证实是否为热结节。

（2）术中快速冷冻切片及术后石蜡切片病理检查：鉴于甲状腺癌的术前诊断困难，而且甲状腺癌可与各类甲状腺疾病并存，如甲状腺腺瘤的恶变率为 5% ~ 25%；桥本氏甲状腺炎的甲癌发生率为 5% ~ 17%；结节伴甲状腺肿的恶变率为 5% ~ 10%。因此，对于需手术治疗的甲状腺肿块不论术前诊断为良性或恶性病变，有条件者均应常规术中快速切片检查，以确定病理性质，指导手术方式，术中快速切片可了解完整切除的甲状腺肿块，较准确判定良恶性病变，但冷冻快速切片也可因切片质量以及甲状腺癌组织表现差异等的影响，而出现一定的假阴性（一般低于 5%，也有报告高达 29.8% 者）。因此，除术中冷冻切片、快速病检之外，术后还须做常规石蜡切片。以进一步明确诊断，防止漏诊。

（四）伴功能亢进的结节性甲状腺疾病的鉴别

患者的共同特点是有甲亢的临床表现和甲亢的实验室检查改变。临床上较容易确诊。

1. 毒性甲状腺腺瘤

多见于中老年患者，甲亢症状较轻且不典型，多表现为心动过速，心律失常，消瘦或腹泻等。结节为单发，偶见多发，质中等、边界清楚，放射性核素显像为"热结节"，周围甲状腺组织不显像。

2. Plummer 病

患者有多年单纯性甲状腺肿的病史，甲亢表现亦不典型，常有心律失常、心力衰竭、消瘦等，甲状腺弥漫性肿大，触及多个结节，边界不清，甲状腺无血管杂音。摄 ^{131}I 率正常或升高，放射性核素显像为弥漫性显影，有多个局灶性浓集，TSH 兴奋和甲状腺激素抑制，对甲状腺显像无影响。

3. Graves 病

病程较长者，亦可出现多结节性甲状腺肿，患者有典型甲亢症状，常伴有突眼，甲状腺弥漫性肿大，触及多个边界不清的结节，甲状腺可闻及血管杂音，甲状腺自身抗体阳性，摄 ^{131}I 率增加，放射性核素显像为弥漫性肿大，放射性分布不均匀。

（五）炎症性结节性甲状腺疾病的鉴别

该病最常见为：

1. 亚急性甲状腺炎

该病多继发于上呼吸道感染后起病，患者有发热、多汗、心悸、烦躁等症状，甲状腺局限性肿大，呈结节状。结节具多变性，此消彼长，结节有自觉痛及触痛，血沉增快，TT_3、TT_4 升高，摄 ^{131}I 率下降，放射性核素显像放射性分布不均，糖皮质激素治疗效果显著。

2. 桥本病

该病多见于中青年女性，起病缓慢，早期可呈轻度甲亢症状，晚期常表现为甲减，甲状腺多为弥漫性肿大，质地韧而有弹性感，表面光滑或颗粒状，有时呈小叶状，偶可触及结节。TGA 和 TMA 阳性，且滴度较高。组织学上有大量的淋巴细胞浸润。

3. 硬化性甲状腺炎

该病临床罕见，发病缓慢，病变可限于一叶或整个甲状腺，病变部分坚硬如石，表面不平，常与周围组织粘连而固定，并产生压迫症状，如呼吸困难、吞咽困难、声嘶等，组织学上为致密纤维组织增生。

（六）结节性甲状腺肿和多发甲状腺肿瘤的鉴别

结节性甲状腺肿，患者年龄较大，病史较长，甲状腺弥漫性肿大，呈小叶状或多个大小不等的圆形突起，边界不清。甲状腺制剂治疗，腺体呈对称性缩小。多发甲状腺肿瘤，甲状腺呈非对称性肿大，可触及多个孤立性结节。如合并单纯性甲状腺肿，腺瘤结节边界亦较清楚，质地较周围组织略坚韧，甲状腺制剂治疗，腺体组织缩小，结节反而更加突出。

（七）孤立性结节的鉴别

孤立性结节是指界限清楚的结节，可单发或多发。常见于甲状腺腺瘤、甲状腺囊肿或甲状腺癌。甲状腺囊肿经超声波检查，即能明确诊断。而甲状腺腺瘤和甲状腺癌所引起的结节，鉴别极为困难，临床表现和辅助检查仅起提示作用，最后的确诊往往需要手术后组织学检查。

提示结节为甲状腺腺瘤：①病史较长，结节生长缓慢。②结节呈圆形、椭圆形，表面光滑，边界清楚，质地较正常甲状腺组织略坚韧，无压痛。③常出现退行性变。④无侵袭症状，无颈淋巴结肿大。⑤放射性核素显像多为"温结节"，也可为"凉结节"。⑥淋巴造影见边缘规则的充盈缺损，周围淋巴结显影。

提示结节为甲状腺癌：①头颈部和上胸部有放射线照射史。②结节形状不规则，边缘不清，表面不平，质地较硬，肿块活动受限，基底固定。③结节增大较快，或有长期甲状腺肿大，近期迅速增大变硬。④伴有侵袭症状，如声嘶、呼吸困难、吞咽困难。⑤有颈部淋巴结肿大。⑥甲状腺放射性核素显像为"冷结节"，而硒蛋氨酸扫描阳性。⑦淋巴造影见边缘粗糙的充盈缺损，颈淋巴结不显影。⑧超声波检查结节无明显包膜，边界不清，内部呈实质性衰减暗区。⑨长期腹泻，无脓血便，常伴面部潮红或多发性黏膜神经瘤，阵发性高血压，血清降钙素、血清素升高，血钙降低，提示甲状腺髓样癌。

结节性甲状腺疾病的计量鉴别诊断法临床上表现为结节性甲状腺肿而不具功能亢进的甲状腺疾病，主要有结节性甲状腺肿、淋巴性甲状腺炎、甲状腺腺瘤和甲状腺癌。根据病史和甲状腺局部表现，以及甲状腺放射性核素显像、淋巴造影和超声波检查等，多数患者都可烈作出合理诊断。但由于上述临床表现和辅助检查无特异性，不少患者仍难于确诊。为帮助临床医师提高诊断的正确性，章森棍分析已经病理检查确诊的甲状腺癌 12 例，单纯性甲状腺肿 121 例，甲状腺瘤 126 例和淋巴性甲状腺炎 16 例。经数学方法处理，制成甲状腺肿的计量诊断指数。并对上述 385 例甲状腺疾病进行分析，其计量诊断结果较术前的临床诊断率均有明显提高。计量诊断方法是将某一具体病例的各个证候在指数表中找出所对应的诊断指数，各指数量加起来，最大者即为可能性最大的诊断。

结节性甲状腺肿患者，其结节属单纯结节还是腺瘤或恶性肿瘤，临床上难于鉴别。边界清楚，只能提示腺瘤的可能性大。结节性甲状腺疾病的正确诊断，主要根据详细的病史，体格检查和实验室检查，必要时需手术探查行开放性组织活检，才能作出最后诊断。

四、治疗

实质性单结节对于良性单结节的处理，意见分歧，从用甲状腺素抑制治疗，到每 6 ~ 12 个月再做一次 FNA 及单纯观察随访。对应用甲状腺素（T_4）抑制治疗，文献上有争论。多数人认为 T_4 治疗不能有效地使结节缩小。Burch 报告甲状腺缩小者不到 20%，而 50% 的患者可自发地缩小，因此，难以鉴别 T_4 的效果。同时，长期 T_4 抑制治疗可引起亚临床甲亢，对心脏有不利影响，如心动过速、房性心律不齐、心脏增大、心脏舒张期缩短等，还可促进骨质疏松。因此，不主张用 T_4 作为常规治疗。若用 T_4 随访治疗，要使 STSH 控制在 0.1 ~ 0.5mIU/L 之间。

多结节甲状腺肿传统上认为发生癌的机会要比单结节的少（有人报告为 5% ~ 13% 比 9% ~ 25%）。现在用高分辨力的超声检查发现许多扪诊为单结节者实际上是多结节，如 Tan 等报告在 151 例初诊为单结节者，用超声检查半数至少另外还有一个结节，这种扪不到的结节直径常小于 1.5mm。临床上多结节甲状腺肿的手术几率要比单结节少得多。因此，现在认为两者间癌的发生率没有多少差别。

对多结节甲状腺肿的处理首先要排除恶性，分析甲状腺功能，测定甲状腺大小和评价局部症状。STSH 降低提示甲亢。扫描或 CT 可明确甲状腺的大小。要选突出的、生长快的、硬的或固定的结节作 FNA 细胞学检查，如为恶性或可疑，应予手术。若为良性，应每年随访 1 次。若有甲亢或局部压迫症状或影响美容宜选手术治疗。小的非毒性的多结节甲状腺肿用内科治疗，但老人、STSH<1.0mIU/L 者不宜用 T_4。Plummer 病也可用 ^{131}I 治疗。

功能自主性结节（热结节）临床上大多数甲状腺功能是正常的，25% 为甲亢，可选手术、^{131}I 治疗。近来有人在超声指导下局部注射无水酒精治疗 429 例（毒性 242 例，非毒性 187 例），每 2 ~ 12 周注射 1 次（中位数 4 周），共注射 2 ~ 50mL（中位数 16mL），每次 1 ~ 8mL。12 个月后，74% 的患者生化正常。

治愈率 90%（结节变小，容量小于 15mL），无甲亢复发，副作用有局部疼痛、高热、血肿、声带麻痹。

放射结节：头颈部接受放射治疗者易发生甲状腺癌，放射后早至 5 年、晚至 30 年都可发生。常为多中心，90% 以上为乳头状或滤泡细胞混合癌。头颈部接受放疗的人多数不引发甲状腺癌，也有发生良性病变的。因此。若颈部触诊无异常，仅需随访观察，甲状腺出现结节，先作 FNA。恶性和可疑恶性者手术，良性或弥漫性肿大者主张用 T$_4$。手术后终生用 L，要求 STSH 降到 0.05 ~ 0.1mIU/L。

囊肿良性或恶性退行性变皆可形成囊肿，纯甲状腺囊肿罕见。由于囊液很难得到足够的细胞，因此许多作者主张凡持续或复发的混合性囊肿应予切除，囊肿直径大于 3cm 者癌的机会更大，用 T$_4$ 抑制治疗对囊肿无效。有人主张用注射酒精等硬化剂治疗，有人反对，认为只会延误对恶性病变囊样退行变认识的时机。

摸不到的结节（意外结节），近年来由于影像学（B 超、CT、MRI）的进展，在做其他检查时，意外地发现了小的摸不到的甲状腺结节，因此叫"甲状腺意外瘤"，一般直径小于 1cm，偶尔因位于深部或甲状腺后面，直径 2cm，但摸不到，多见于老年人，一般无甲状腺病史，也无甲状腺癌的危险因素，性质为良性。结节小于 1.5cm，又无甲状腺癌危险因素者，只需随访观察。若大于 1.5cm，或有颈部放射史或超声检查怀疑恶性，在超声指导下作 FNA，后根据细胞学结果，再进一步处理。据报道在这种非放射性的"意外瘤"中，无症状的恶性结节为 0.45% ~ 13%（平均 3.9%、4.0%）。

一般结节性甲状腺肿恶变率较低，5% ~ 10%，手术后常造成永久性甲减，故多数主张非手术治疗，可选用中医药辨证治疗、中药局部外敷及局部硬化剂注射治疗；口服甲状腺制剂，以抑制 TSH 的分泌，减少它对甲状腺的刺激，使结节性甲状腺肿停止发展并缩小。对于非手术治疗效果不佳者，则应行手术治疗。手术指征：①结节性甲状腺肿较大，非手术治疗不佳或有压迫症状者。②结节迅速增大，或有颈淋巴结肿大，疑恶变者。③年龄愈轻，恶变机会愈多，特别是在非甲状腺肿流行区，应尽早手术。④合并甲状腺功能亢进者。

第十四节　甲状腺腺瘤

一、概况

甲状腺腺瘤相当常见，多为非毒性腺瘤，女性多于男性，两者之比是（5 ~ 6）：1。多发生在 30 ~ 50 岁之间，以 40 ~ 50 岁更为常见。患者多在无意中发现颈部肿物。受累甲状腺叶呈不均匀性肿大，肿物边界清楚，表面光滑，质地柔软，中等硬度，随吞咽运动而上下移动。生长缓慢，有出血时可迅速长大。一般无特殊不适感觉，不痛，部分患者可有压迫症状和吞咽异常的感觉。当腺瘤发生恶变或因瘤内出血致张力增高或有钙化时，质地变硬。一般药物治疗无效，故多采用手术切除治疗。甲状腺腺瘤很少引起甲状腺功能亢进，若伴有甲亢症状（甲状腺毒症）时称毒性腺瘤，但不伴发突眼，同位素扫描显示"热结节"。此种腺瘤需待甲亢症状缓解稳定后，方可考虑手术切除，否则易引起甲亢危象。也有人主张采用 [131]I 治疗，可使甲亢症状缓解，但结节不缩小，仍需再做手术治疗。

甲状腺腺瘤和结节性甲状腺肿在临床上都表现为甲状腺结节，很难鉴别。腺瘤一般单发，而结节性甲状腺肿为多发，且多是在弥漫性肿大的甲状腺基础上，形成大小不等的结节。毒性腺瘤和毒性结节也常互相混淆，难以区分，但在治疗上无多大区别。

二、病理变化

（一）滤泡型腺瘤

绝大多数甲状腺腺瘤是从滤泡上皮发生的，称为滤泡型腺瘤。

1. 肉眼观察

肿瘤常为单发，也可多发。直径一般为 1 ~ 5cm，大者可达 10cm 或如拳头大小，圆形或椭圆形，位于甲状腺中，包膜完整，与周围组织境界清楚。质较韧有弹性。切面、包膜常较薄，有时也较厚。实性，可含多少不等的胶样物质。瘤体中心部出现水肿、出血、软化，星芒状灰白色纤维化或瘢痕，还可见钙化、骨化。有些腺瘤形成大小不等的囊腔（囊性变）等继发改变，囊腔内多为黄褐色、淡黄色或紫色液体，囊壁为透明变性的结缔组织，常伴钙化。有时由于瘤细胞过度分泌，形成较大囊腔，腔内为淡黄色或棕褐色透明胶质，囊腔壁内侧衬以甲状腺滤泡上皮，称为囊腺瘤。

2. 镜下

根据瘤组织结构不同，可分为以下几种类型。

（1）单纯性腺瘤：较少见。肿瘤组织由大量中等大小的滤泡构成，分化好，其滤泡的大小和形状与正常人滤泡相似。

（2）胶性腺瘤：又称大滤泡性腺瘤或称巨滤泡型腺瘤。肿瘤组织由大小极不相等的甲状腺滤泡构成。有些似正常人滤泡，但多数融合为大滤泡，腔内充满稠厚的胶质。衬覆滤泡的上皮细胞较小，呈立方形或扁平形，偶成砥柱状。胞核无异型，无核分裂象。1/4的胶性腺瘤细胞呈乳头状增生，形成短而简单1～2级分支的小乳头，突入滤泡中。被覆乳头上的上皮细胞为单层、无异型、间质少。若多数或许多滤泡融合，使腺瘤呈大囊腔，腔内充满胶质，则称为囊腺瘤。

（3）胎儿性腺瘤：又称小滤泡腺瘤。是最常见的滤泡型腺瘤。瘤细胞形成许多小滤泡，衬以立方上皮，胶质少或无。或构成实性上皮细胞团或呈小梁状排列，偶可见形成较大的滤泡。滤泡彼此相距很远，疏松散在。间质常为疏松水肿样纤维组织，常伴出血。瘤组织的结构类似胎儿期3、4月的甲状腺。

（4）胚胎性腺瘤：又称梁状腺瘤。为滤泡性腺瘤中分化最差的一型。瘤细胞体积不大，多呈立方形或小圆形。大小较一致。胞浆少，淡粉染，胞核与一般正常甲状腺上皮细胞相似，居中，罕见核分裂。瘤细胞常形成多数小滤泡，但见不到胶质，或呈条索状、小梁状结构。肿瘤边缘处滤泡或小梁结构排列紧密，而靠中央部则逐渐稀疏，肿瘤间质较少。瘤组织的结构类似胚胎6～8周的甲状腺。虽然此型是滤泡性腺瘤中分化最差的类型，但见不到滤泡共壁及侵犯脉管、神经和包膜。

（5）嗜酸细胞腺瘤：又称许特莱氏细胞瘤，占腺瘤的5%。瘤组织由嗜酸性细胞组成，瘤细胞大，多角形，胞浆丰富，充满嗜酸性颗粒。胞核大小形状都不太一致，染色质丰富，略深染，不整形，核分裂罕见（称之为许特莱氏细胞）。瘤细胞呈条索状、小梁状、片块状排列或形成境界不清的滤泡结构。胶质极少或形成小乳头状结构。电镜下证实，嗜酸性细胞胞浆中的嗜酸性颗粒是丰富的扩张的线粒体，肿瘤间质少。

（6）不典型腺瘤：少见，仅占滤泡性腺瘤的2%～5%。瘤细胞比较密集，其形态、大小轻度不整，为梭形或小圆形。胞浆丰富，淡染或透明。核深染不规则，有一定的异型性，可呈奇形怪状，但染色质不粗，核仁不明显，核分裂象偶见，每平方厘米少于10个。瘤细胞呈实性条索、片块、巢状或囊状排列，一般不形成滤泡结构，或仅形成流产型无腔滤泡。无乳头结构，可见共壁现象。偶尔肿瘤由透明细胞或类似滤泡旁细胞样的淡染细胞组成。肿瘤间质少，无水肿。不见侵犯包膜和血管。亦不发生转移和复发。

（7）毒性腺瘤：又称毒性结节，临床出现甲亢症状，但无突眼。肿瘤由中、小滤泡构成。滤泡上皮肥大，增生，并呈乳头状突入腔内或形成小滤泡，胶质少。瘤细胞产生过多的甲状腺激素。

（二）乳头状腺瘤

乳头状腺瘤少见，占腺瘤的0.5%。

1. 肉眼

肿瘤体积小，直径数毫米至1～2cm。有完整包膜，常形成单个或多个大囊腔，称为乳头状囊腺瘤。腔内含黄褐色、棕红色液体或胶质。囊壁内表面可见颗粒状或乳头状突起伸向囊腔。

2. 镜下

瘤组织为乳头状结构。乳头粗大，由囊壁向腔内生长，为一级或二级分支。乳头在切面上呈长形或略圆形，边缘钝，乳头间质内常含小滤泡，内含胶质。衬覆囊壁和被覆乳头的瘤细胞为单层，排列整齐，形态似正常甲状腺滤泡上皮，为立方形或高立方形，大小一致。胞浆淡染，较透明。胞核圆形，核浆比例小，无异型，核分裂象对少见。瘤细胞排列疏松。乳头中央为纤维血管束。

三、鉴别诊断

1. 甲状腺腺瘤

甲状腺腺瘤与结节性甲状腺肿两种疾病是病理及临床诊断中的一个难题。一般甲状腺腺瘤多为单发，有完整较厚的包膜，瘤细胞形态单一，由于腺瘤不断增大而挤压周围组织，并与周围组织中甲状腺形态不同，而结节性甲状腺肿则相反。

2. 乳头状癌

乳头状瘤无浸润，乳头分支少而简单，上皮无异型，排列稀疏，无毛玻璃样核，无砂粒体，核分裂象对少或无。而有上皮在乳头处堆集，细胞大小排列不规则，核大小及染色不一致，有砂粒体存在，即使无明显浸润，也能诊断分化好的乳头状腺癌。

四、治疗

甲瘤治疗涉及诊断的可靠性和病因等问题。过去认为 TSH 的慢性刺激是导致甲瘤增长的主要原因，甲状腺素可阻断其刺激达到治疗目的。但治疗效果并非理想，因为并不能改变甲瘤的自然病程，表明 TSH 刺激并不是导致甲瘤增长的主要原因。在激素治疗中甲瘤增大要警惕甲癌可能，甲瘤与甲状腺炎性疾病难以鉴别时，可试用激素治疗 1～3 个月。甲状腺单纯性囊肿可应用囊肿针吸注射治疗，利用刺激性药物造成囊内无菌性炎症，破坏泌液细胞，达到闭塞、硬化囊肿目的。常用硬化药物：四环素、碘酊、链霉素加地塞米松等。由于非手术治疗效果不确切，部分甲瘤可以恶变为甲癌，而手术切除效果确切，并发症少，所以多数学者推荐手术切除。腺瘤摘除可避免做过多的甲状腺体切除便于基层开展，由于隐匿性甲癌发生率日渐增多可达 15.7%，加上诊断技术的误差，若仅行腺瘤摘除，手术后病检为甲癌时则需再次手术，也要增加手术并发症。另外，腺瘤摘除手术后有一定复发率，尤其是多发腺瘤。因此，持腺瘤摘除观点者已逐渐减少。目前从基层医院转来需再次手术的患者看，在基层医院作腺瘤摘除的人不在少数。现在多数学者推荐做腺叶切除术，这样可避免因手术不彻底而行再次手术，腺瘤复发率极低。即使手术后发现为甲癌，大多数情况下腺叶切除已充分包括了整个原发癌瘤，可视为根治性治疗。作者推荐同时切除甲状腺峡部腺体，如因多中心性癌灶对侧腺叶需要再次手术时，可不要解剖气管前区。折中观点认为，甲瘤伴囊性变或囊腺瘤，发生甲癌的可能性低，浅表囊腺瘤可行腺瘤摘除，而对实性甲瘤则行腺叶切除。作者认为，不论怎样还是行保留后包膜的腺叶切除为宜。单侧多发甲瘤行腺叶切除，双侧多发甲瘤行甲状腺次全切除，多发甲瘤也有漏诊甲癌可能，应予注意。自主功能性甲瘤宜行腺叶切除，因为有恶变成癌的可能。巨大甲瘤并不多见。瘤体上达下颌角，下极可延伸至胸骨后，两侧叶超过胸锁乳突肌后缘。手术中出血多，操作困难，可能损伤周围重要结构。因此，手术中应注意：采用气管内插管麻醉，切口要足够大，避免损伤颈部大血管；胸骨后甲状腺的切除可先将上部切除，再将手指向外侧伸入胸骨后将腺体托出，直视下处理下极血管，切除全部腺体，可不必切开胸骨；缝合腺体背面包膜时不宜过深，以避免损伤喉返神经；对已存在气管软化、狭窄者，应做预防性气管切开或悬吊。巨大腺瘤切除后常规行气管切开，对手术后呼吸道管理颇有好处。妊娠期甲瘤少见，除非必要手术应推迟到分娩以后。

第十五节　甲状腺癌

在我国发病率较低，据国内文献报道，近年来发病呈上升趋势。李树玲教授报道，每年平均发病率为 1.49/10 万，男性为 0.9/10 万，女性 2.0110 万，占全部恶性肿瘤 0.86%。美国发病率较高，男性为 2.2/10 万，女性为 5.2/10 万，占全部恶性肿瘤 1.0%。甲状腺癌占所有癌症的 1%，在地方性结节性甲状腺肿流行区，甲状腺癌特别是低分化甲状腺癌的发病率也很高。据国际癌症学会资料统计，各国甲状腺癌的发病率逐年增加。甲状腺癌以女性发病较多，男女之比 1∶2.58，以年龄计，从儿童到老年人均可发生，但与一般癌肿好发于老年人的特点不同，甲状腺癌较多发生于青壮年，其平均发病年龄为 40 岁。

各种类型的甲状腺癌年龄分布亦异，在甲状腺恶性肿瘤中，腺癌占绝大多数，而源自甲状腺间质的恶性肿瘤仅占1%。乳头状腺癌分布最广，可发生于10岁以下儿童至百岁老人，滤泡状癌多见于20 ~ 100岁，髓样癌多见于40 ~ 80岁，未分化癌多见于40 ~ 90岁。

一、病因

（一）分化型癌

病因尚不完全清楚，有众多因素与发病有关。

1. 缺碘

地方性甲状腺肿多发地区的生育期年青妇女发病率高，这是因为长期缺碘引起结节性甲状腺肿，发生甲状腺功能低下，年青生育期妇女在妊娠期、哺乳期所需甲状腺素量增加，需碘量也相对增加。由于甲状腺反复增生、复原，因而易于形成结节，导致平状腺功能低下。由于缺碘发生甲状腺功能减退，引起促甲状腺素（TSH）分泌增加，长期受TSH刺激而发生癌变。

2. 放射线的致癌作用

被认为是放射线诱导细胞突变，并促进其生长，在亚致死量下，可杀灭部分细胞而减少甲状腺素（TH）分泌，反馈到脑垂体促甲状腺细胞后增加TSH分泌，促进具有潜在恶性的细胞增殖、癌变。动物实验证明，喂以甲状腺片，则可减少甲状腺肿瘤的发生。

3. 遗传因素

Stoffer报道，甲状腺乳头状癌的家族中，同患甲状腺癌者占3.5% ~ 6.2%，说明与遗传因素有关系。

4. 雌激素的致癌作用

雌激素可影响甲状腺的生长，主要是通过调节脑垂体的TSH分泌，间接作用于甲状腺组织，促使脑垂体释放TSH。当血浆中雌激素水平升高时TSH水平也升高，雌激素是否直接作用于甲状腺组织，目前尚不明确。乳头状癌组织ER、PR阳性率最高，证明是雌激素依赖性肿瘤，可以认为雌激素是通过受体直接作用于甲状腺组织。测定乳头状癌组织中有高含量的雌激素受体存在，认为雌激素有可能作为致癌因素之一。

5. 良性肿瘤恶变

甲状腺腺瘤的恶变率为7% ~ 18%，甲状腺腺瘤的恶变还是个有争议的问题。DeGroot认为甲状腺腺瘤开始就是良性肿瘤，大部分甲状腺癌同样也是开始就是恶性肿瘤。结节性甲状腺肿长期受高水平TSH刺激癌变率为4% ~ 17%。部分学者认为是甲状腺癌的癌前期病变，不无道理，在临床上常见有两者并存的患者，一般危险性很小。原发性甲亢恶变率为1.8%，可能血液中存在不受甲状腺素抑制的长效促甲状腺素、促甲状腺素样物质有关。甲状旁腺瘤与甲状腺癌共存发生率为2% ~ 11%，值得重视。乳头状癌合并鳞状上皮化生后可恶变成为甲状腺鳞状上皮癌。甲状腺癌周围存在局灶性慢性淋巴性甲状腺炎病变，可能为甲状腺癌免疫反应的结果。甲状腺癌的发生、发展是很复杂的生物过程，受不同癌基因、多种生长因子影响，这些因子对癌细胞各阶段生长、分化起调节作用，关于各类癌的特异基因正在深入研究中。

（二）甲状腺髓样癌

该病起源于甲状腺滤泡旁细胞、C细胞，又称滤泡旁细胞癌、C细胞癌。主要分泌降钙素，产生淀粉样物质，也可分泌具有生物活性物质，如前列腺素、5-羟色胺、促肾上腺皮质激素、组织胺酶等。因为C细胞主要分布在甲状腺叶的上、中部，故病变也多数发生于这些部位。单发结节多见，圆形或椭圆形，瘤体大小不一，平均3 ~ 4cm，呈实体性，质硬，局限，边界清楚，形状不规则，伴周围实质浸润，切面灰白或淡红色，包膜不完整，可伴有出血、坏死、钙化。癌细胞排列成实体性团块，偶见滤泡细胞，不含胶样物质。癌细胞呈圆形或多边形，体积稍大，大小较一致，间变轻，胞浆有嗜酸颗粒、深染，常见双核、散在核分裂象，间质有数量不等淀粉样物质，花红、刚果红染色皆阳性，可见淀粉样物质引起异物巨细胞，间质有钙沉积似砂粒体，常侵犯包膜、脉管。

（三）未分化癌

未分化癌生长迅速，早期即侵犯周围组织，肿瘤无包膜，切面呈肉色，苍白、出血、坏死。梭形细胞癌由大小不等梭形细胞组成，并有畸形多核巨细胞；小细胞型由圆形或椭圆形细胞组成，核分裂多见，并见形似乳头状、滤泡状结构，提示分化型癌可能会转变为未分化癌。小细胞癌与恶性淋巴瘤在组织学上易发生混淆，可以通过免疫过氧化酶染色作鉴别。一般认为未分化癌多发生自良性肿瘤或低度恶性癌。在未分化癌中甲状腺球蛋白、降钙素检测多为阴性，可与髓样癌、分化型癌相鉴别。可用细胞标志物免疫组化检测对恶性黑色素瘤、淋巴瘤作鉴别。

（四）甲状腺鳞状细胞癌

该病是由鳞状上皮在不典型化生的基础上演变成的肿瘤。甲状腺是由内胚层分泌腺发育而来的器官，正常情况下为柱状上皮，在一定条件下发生鳞状上皮化生，鳞化细胞由滤泡上皮化生而来，可以恶变。胚胎残留的鳞状上皮组织是先天错构组织，腮裂、甲状舌管在退化过程中也可以残留下来，这些细胞团移行于腺体可以恶变。腺体也可直接角化发展成癌。癌细胞具有较强的浸润性，生长较快，倍增时间短，可以发生淋巴、血行转移。切面呈灰白、淡黄色，界限不清，均有周围组织、器官侵犯。有角化珠、大多角细胞、细胞间桥存在，有丝分裂多。角化可为单个细胞或细胞团块中的逐渐角化，也可由气管、食管的鳞状上皮细胞癌直接蔓延而来。

二、病理

由于甲状腺癌有多种不同的病理类型和生物学特性，其临床表现也因此各不相同。它可与多发性甲状腺结节同时存在，多数无症状，偶然发现颈前区有一结节或肿块，有的肿块已存在多年而在近期才迅速增大或发生转移。有的患者长期来无不适主诉，到后期出现颈淋巴结转移、病理性骨折、声音嘶哑、呼吸障碍、吞咽困难甚至 Horner 综合征才引起注意。局部体征也不尽相同，有呈甲状腺不对称结节或肿块，肿块或在腺体内，随吞咽而上下活动。待周围组织或气管受侵时，肿块即固定。

（一）乳头状腺癌

乳头状腺癌是甲状腺癌中最常见的类型，占70%，大小不一。一般分化良好，恶性程度低。癌组织脆软易碎，色暗红；但老年患者的乳头状癌一般较坚硬而苍白。乳头状癌的中心常有囊性变，囊内充满血性液。有时癌组织可发生钙化，切面呈砂粒样。上述囊性变和钙化与癌肿的恶性程度与预后无关。显微镜下见到癌瘤由柱状上皮乳头状突起组成，有时可混有滤泡样结构，甚至发现乳头状向滤泡样变异的情况。乳头状腺癌叶有完整的包膜，到后期同样可以穿破包膜而侵及周围组织，播散途径主要是淋巴道，一般以颈淋巴结转移最为常见，在80%的儿童和2%的成年患者可扪及淋巴结，其次是血液转移到肺或骨。

（二）滤泡状腺癌

滤泡状腺癌较乳头状腺癌少见，占甲状腺癌的20%，居第二位，其患者的平均年龄较乳头状癌者大。癌肿柔软，具弹性，或橡皮样，呈圆形、椭圆形或分叶结节形。切面呈红褐色，可见纤维化、钙化、出血及坏死灶。分化良好的滤泡状腺癌在镜下可见与正常甲状腺相似的组织结构，但有包膜、血管和淋巴管受侵袭的现象；分化差的滤泡状腺癌则见不规则结构，细胞密集成团状或条索状，很少形成滤泡。播散途径虽可经淋巴转移，但主要是通过血液转移到肺、骨和肝。有些滤泡状腺癌可在手术切除后相隔很长时间才见复发，但其预后不及乳头状腺癌好。

（三）甲状腺髓样癌

该病占甲状腺癌的2% ~ 5%。此病由 Hazard 首先描述，具有分泌甲状腺降钙素以及伴发嗜铬细胞瘤和甲状腺腺增生的特点。髓样癌源自甲状腺胚胎的鳃后体，从滤泡旁明亮细胞（C 细胞）转变而来。滤泡旁细胞是来源于神经嵴的内分泌细胞，这些内分泌细胞具有一种共同的功能，即能摄取 5- 羟色胺和多巴胺等前体，并经其中的脱羧酶予以脱羧，所以也称为胺前体摄取脱羧细胞，简称 APUD 细胞。肿瘤多为单发结节，偶有多发，质硬而固定，有淀粉样沉积，很少摄取放射性碘。癌细胞形态主要由多边形和梭形细胞组成，排列多样化。

（四）甲状腺未分化癌

占甲状腺癌的5%，主要发生于中年以上患者，男性多见。肿块质硬而不规则，固定，生长迅速，很快弥漫累及甲状腺，一般在短期内就可浸润气管、肌肉、神经和血管，引起吞咽和呼吸困难。肿瘤局部可有触痛。显微镜下见癌组织主要由分化不良的上皮细胞组成，细胞呈多形性，常见核分裂象。颈部可出现淋巴结肿大，也有肺转移。该病预后差，对放射性碘治疗无效，外照射仅控制局部症状。

三、诊断

（一）临床分类及分期

根据UICC制定的第四次修订版国际临床分类及分期，本分类仅适用于癌，并需经组织学证实，以确定组织学类型。

1. 分类

T 原发肿瘤

T_X

无法对原发肿瘤作出估计

T_0

未发现原发肿瘤

T_1

肿瘤限于甲状腺，最大直径 $\leqslant$ 1cm

T_2

肿瘤限于甲状腺，<1cm 最大直径，$\leqslant$ 4cm

T_3

肿瘤限于甲状腺，最大直径 >4cm

T_4

肿瘤不论大小，超出甲状腺包膜

注：以上各项可再分为：①孤立性肿瘤；②多发性肿瘤。

N——区域淋巴结

N_X

无法对区域淋巴结作出估计

N_0

未发现区域淋巴结转移

N_1

区域淋巴结转移

N_{1a}

同侧单发或多个颈淋巴结转移

N_{1b}

双侧、中线或对侧颈或纵隔单或多个淋巴结转移

M——远处转移

M_X

不能确定有无远处转移

M_0

无远处转移

M_1

有远处转移

2. 分期

（1）乳头状癌或滤泡癌，45 岁以下 45 岁或 45 岁以上。

Ⅰ期　任何 T 任何 $NM_0T_1N_0M_0$

Ⅱ期　任何 T 任何 $NM_1T_2N_0M_0$

$\qquad\qquad\quad T_3N_0M_0$

$\qquad\qquad\quad T_1N_0M_0$

Ⅲ期　任何 TN_1M_0

Ⅳ期　任何 T 任何 NM_1

（2）髓样癌。

Ⅰ期　$T_1N_0M_0$

Ⅱ期　$T_2N_0M_0$

Ⅲ期　任何 TN_1M_0

$\qquad\quad T_3N_0M_0$

$\qquad\quad T_4N_0M_0$

Ⅳ期　任何 T 任何 NM_1

（3）未分化癌。

Ⅳ 期任何 T 任何 N 任何 M（所有病例均属Ⅳ期）

（二）临床表现

患者常因颈前肿物就诊，多数为患者自己发现，少数是医师检查发现。少数患者甲状腺肿瘤恶性度较高，首先表现为转移性颈部淋巴结转移癌，而原发病灶不被发现。一般说来，单发结节较多发结节更有可能为恶性。儿童甲状腺结节 50% 以上有癌变可能性，男性恶性机会较女性高 2 倍以上。头、颈部 X 线照射后出现甲状腺结节 35% ~ 50% 为恶性。甲状腺结节生长快，质地坚硬，肿块侵犯周围组织，固定于气管，喉返神经受累出现声音嘶哑，颈交感神经节受侵犯产生 Horner 综合征（假性上睑下垂即上睑只有部分下垂，因为交感神经只支配提上睑肌的一部分；眼球内陷，可能是眼眶上的平滑肌麻痹所致；患侧的瞳孔缩小；同时患侧面部汗闭）。髓样癌可有家族史，伴腹泻、类癌征、阵发性高血压。肿块较大，外形不规则，活动度差，囊性，穿刺抽出棕黄色液体，肿块中有散在不整形小钙化灶，均可疑为恶性肿瘤。

（三）^{131}I 甲状腺扫描

通过 ^{131}I 甲状腺扫描不但了解形态学改变，也可了解功能变化，直径小于 1cm 结节很难发现，但用 γ 照相可发现直径小于 5mm 结节。甲状腺癌绝大多数不具有功能，在扫描时因无核素存在表现为冷结节，多数腺瘤、囊肿、甲状腺炎也表现为冷结节，冷结节恶性机会在 25%。核素硒 75– 硒蛋氨酸易被蛋白质合成代谢旺盛的癌细胞所摄取，扫描表现为热结节，恶性机会在 50% 以上。甲状腺扫描还有助于发现转移灶。少数分化型转移灶有吸碘功能被发现外，大多数转移灶无吸碘功能，只有将有功能的甲状腺组织全部切除后才能使碘集聚在转移灶内。

（四）X 线检查

颈部 X 线片除了观察气管移位、受压外，主要看有无钙化灶。细小砂粒状钙化常提示有恶性肿瘤可能性，蛋壳样、大块致密钙化灶为良性肿瘤表现。

（五）选择性甲状腺动脉造影

直接穿刺锁骨下动脉或颈外动脉插管注入造影剂可看到肿瘤部位血管走行影像变化。由于操作技术复杂，对患者有一定损害，对鉴别良、恶性肿瘤意义不大，很少应用。

（六）CT、MR 检查

CT、MR 检查可显示肿瘤部位、质地、囊实性、与气管关系、侵犯范围等，由于甲状腺位置表浅，在很多情况下触诊即有相当准确性，加之 CT、MR 检查费用昂贵，很少用于甲状腺癌的诊断。

（七）B 超检查

该检查对患者无损害、操作方便、费用低廉、已广泛应用于甲状腺肿块检查，可准确鉴别肿块囊性、实性、混合性表现。囊性肿块直径小于 4cm 很少为恶性，实性肿块 25% ～ 34% 可能为恶性，混合性肿块恶性机会为 12% ～ 25%。

总之，^{131}I 甲状腺扫描、B 超、CT、MR 检查的诊断价值不相上下，都属于定位诊断，不具有定性意义。针吸细胞学检查对准确定性具有重要意义。任何辅助检查只能提供参考，结合病史、临床表现综合分析才是明确诊断的基础。若高度怀疑恶性肿瘤，应在手术中冰冻切片确定诊断，并选择适宜的手术方式。

（八）误诊原因

对发病情况认识不足，误认为本病与其他肿瘤一样也多发生于年龄较大者。本病实际多见于青、成年人，尤其是女性。询问病史欠详细，常疏忽了肿瘤长期缓慢生长，近期发展较快的情况；临床局部检查不仔细；手术中观察未能分辨出良、恶性肿瘤等是误诊的原因。

（九）分型

1. 分化型

分化型癌包括乳头状癌、滤泡癌、混合癌。同来源于甲状腺滤泡外皮，发展缓慢，恶性度低，预后良好。

（1）乳头状癌（PTC）：为分化型癌常见类型，占全部甲状腺癌 60% ～ 70%。根据肿瘤大小分为：①隐匿型：肿瘤直径小于或等于 1cm，病变局限，质坚硬，显著浸润伴有纤维化，形态似星状瘢痕又称隐匿硬化癌，常在良性肿瘤手术中偶尔发现。单发居多，少数多发。同侧多发隐性癌，或是一叶为大肿瘤，另叶为隐性小癌。②腺内型：原发灶大于隐匿型，病变在手术时可触及，但局限于包膜内。③腺外型：肿瘤已侵及包膜并可能侵犯周围组织器官。单发居多，少数多发。患侧叶肿瘤全叶切除后，多年后对侧叶复发癌占 2% ～ 9%。肿瘤最大直径可大于 10cm，质硬或囊性感，切面粗糙、颗粒状、灰白色、周围浸润，几无包膜，半数以上可见砂粒样钙化。20 ～ 40 岁多见，儿童、青年常见，发病率女性多于男性，儿童 70%、成人 50% 以上属此类型。腺内扩散而成多发灶达 20% ～ 80%。发生颈淋巴转移率 50% ～ 70%，血行转移少见，肺与其他远处转移少于 5%，有时颈淋巴转移可为首发症状。偶尔可转化为未分化癌，预后极差。PTC 晚期具有较强的局部浸润，可累及腺外软组织、喉、气管、食管、颈部大血管结构，产生严重后果。

（2）滤泡癌：占全部甲状腺癌 15% ～ 20%，占分化型癌第二位。40 ～ 60 岁多见。常单发，外观有包膜，早期与腺瘤难以鉴别。肿瘤大小不一，呈圆形或椭圆形，实性坚韧，切面灰白色或肉样，可有出血、坏死、纤维化。根据包膜、血管侵犯程度分低度、高度恶性、发生淋巴转移较少，多为血行播散，远处转移率 4.5%，肺、骨转移最为常见。颈淋巴有转移时，往往已有血行播散，多灶性发生率较低。生存期、手术后复发率、死亡率等指标均不及乳头状癌。

分化型癌一般生长缓慢，病程较长，多数无自觉症状，甲状腺部位肿块为最常见症状。常为单发，少数为两侧叶多发，质硬、边界不清、活动差。肿瘤侵犯周围组织产生压迫症状，有呼吸、吞咽困难及声音嘶哑等。

2. 髓样癌

髓样癌常合并内分泌功能紊乱症状，根据不同症状分为：① MEN-Ⅱa 型：多见于有家族史患者。年龄 6 ～ 71 岁，平均 27 岁。一般在 40 ～ 50 岁时才出现可触及的甲状腺肿块。生长速度不一，多数较缓慢。较多合并嗜铬细胞瘤、甲状旁腺增生、腺瘤。应用五肽胃泌素、血清降钙素检测，在 C 细胞增生阶段就可能早期检出肿瘤存在。肾上腺嗜铬细胞瘤占 70% ～ 80%，甲状旁腺肿瘤引起功能亢进占 18% ～ 52%。② MEN－Ⅱb 型：在家族性、散发性患者中均可见。年龄平均 19.6 岁。较多合并嗜铬细胞瘤、多发性黏膜神经瘤（好发唇、舌、口咽、眼睑结膜等处）、胃肠道多发性神经瘤等。患者到 20 岁时，90% 将出现嗜铬细胞瘤。甚少并发甲状旁腺增生、腺瘤。有些患者呈 Marfanoid 体型，即身体瘦长，皮下脂肪较少，肌肉发育较差，有时合并骨骼异常。病变一般发展较快，常在 1 岁以前出现症状。患者注射组织胺后皮肤出现风团，而周围无潮红，可能与患者的组织胺酶活性增高有关，组织胺试验是有价值的诊断方法。③不合并 MEN 的家族型：平均年龄 45 岁，可触及甲状腺结节，病变一般发展较慢。④散发型：平均年龄 44 岁。可触及甲状腺结节。生长速度仅次于Ⅱb 型。手术时病变多数已浸出甲状腺，无内分泌功能紊乱症状。

大多数为散发型，10% ~ 20% 为家族性。散发型女性较多见，多为单发；家族型多数患者年幼，已被证实为正染色体显性遗传，男女患病无差别，病变常为多发，累及两侧，局部表现与分化型甲状腺癌相似，肿瘤大小不一，多数活动性较差，可累及喉返神经出现声音嘶哑，58% ~ 70% 合并颈淋巴结转移，双侧者为 10%。晚期可发生纵隔、肺、肝、骨等处转移。20% ~ 30% 合并腹泻，出现面部潮红、心率增快类癌综合征，腹泻每日可达 10 余次，为水样便，但肠吸收功能无明显障碍，维生素 B12、糖吸收不受影响。腹泻与肿瘤存在有明显关系，肿瘤切除后腹泻可消失。肿瘤复发、转移后腹泻又复出现，主要由于肠蠕动亢进所致，可能因肿瘤组织分泌前列腺素影响血管收缩的肠肽、5- 羟色胺所引起。也有患者可引起库欣综合征，有色素沉着、低血钾、碱中毒，很少出现面部、躯体特征。肿瘤组织能产生降钙素，但甚少出现低血钙，可能是由于甲状旁腺代偿所致。降钙素为 C 细胞分泌的多肽激素，降钙素测定对 C 细胞增生、髓样癌均高度敏感。一般采用激发测定法，先给患者静注钙盐、胃泌素，注射后 C 细胞增生，髓样癌组织释放大量降钙素，用放射免疫法测定血浆含量即可确诊，也可用于手术后动态观察。出现复发、转移时血中降钙素含量较高，肿瘤转移时亦升高，手术后随访检测有助于发现隐性癌。针吸细胞学检查发现大量梭形细胞、淀粉样物质，降钙素免疫染色更有诊断价值。

3. 未分化癌

占甲状腺癌总数 10% ~ 15%，男性多于女性，老龄患者较多，平均年龄 50.9 岁。恶性程度甚高，生长迅速，早期侵犯周围组织，肿瘤无包膜，切面呈肉色、苍白、出血、坏死。主要表现为颈前区质硬、固定、境界不清肿块，在短期内急骤增大，发展快，形成双侧弥漫性甲状腺巨大肿块，广泛侵犯邻近组织，往往伴有呼吸困难、吞咽困难、声音嘶哑、局部疼痛，早期出现颈淋巴结转移、血行转移。用针吸细胞学检查在不同部位多次穿刺可作出诊断。因为癌灶坏死、出血、水肿，会造成假阴性结果。

4. 鳞状细胞癌

发病年龄较大，肿瘤生长较快，常在肿瘤很小时就侵犯邻近周围重要器官，发生声音嘶哑、吞咽困难等。临床表现主要为继发症状。原发肿瘤固定、坚硬、边缘不清、压痛、无血管杂音，肿瘤多位于腺体一叶，左右叶发病机会无差别，可有颈淋巴结转移。喉镜、气管镜、食管镜检查可了解肿瘤侵犯情况，对估计患者预后有帮助。^{131}I 甲状腺扫描提示无功能结节与未分化癌无区别。针吸细胞学检查为明确诊断的较好方法。少数患者出现高血钙、白细胞升高，与肿瘤细胞的溶骨作用、肿瘤因子作用有关，但应排除其他部位转移癌的可能性。

四、治疗

（一）分化型

分化型癌病理类型不同，具有不同生物学行为，患者性别、年龄、病期早晚又不尽相网，因此分化型癌的手术治疗并无固定术式。多数学者主张根据临床分期、病理类型确定手术方式。

1. 早、中期癌手术治疗

（1）乳头状癌。

①术式单纯摘除术复发率高达 29% ~ 72%，已公认为不合理，应予抛弃。双侧病灶可做全甲状腺切除或近全切除，也可作患侧叶全切除和对侧叶部分切除，以保留甲状旁腺。肿瘤位于峡部较少见，可将峡部连同两侧叶腺体次全切除。病灶位于一侧腺体行患侧腺叶全切除加峡部切除。主张全甲状腺切除的人认为，单行患侧叶切除，保留甲状腺组织内残余癌至少为 61%，全甲状腺切除可将原发灶、多中心癌灶切除，减少局部复发。全甲状腺切除后有利于 ^{131}I 检测，并可治疗复发、转移癌，还可避免分化型向未分化型癌转变。Ward 主张男性大于 40 岁、腺外侵犯癌、病灶直径大于 5cm 可选择甲状腺全切除。多数学者持折中态度，主张患侧叶全切除、峡部切除，同时健侧腺叶次全切除。其理由认为，虽然常有多发灶，病灶处于隐性状态，对侧腺叶发生癌灶不过 2% ~ 6%。即使有复发，亦不难发现，可再次行甲状腺全切除，并不影响预后。腺叶全切除与甲状腺全切除生存率无明显差别。乳头状癌对 TSH 有依赖性，手术后常规服用甲状腺片控制，缩小残余癌灶。甲状腺全切除后甲状旁腺功能低下发生率较高，可达 26.7% ~ 40%，持续性甲状旁腺功能低下的痛苦，较生长缓慢的残余癌更难处理。甲状腺全切除还增

加了喉返神经损伤的机会。

②关于颈淋巴转移的处理意见早些年代，对乳头状癌常规行颈清除术。临床上疑有淋巴转移者，手术后证实阳性率96%；临床上无淋巴转移者，阳性率61.2%。因此，部分人主张行预防性颈淋巴清除术，减少复发性颈淋巴转移癌的发生以避免再次手术。欧美国家多数学者主张手术前未触及、未证实有颈淋巴转移者不行预防性颈清除，当临床上出现淋巴转移时再行治疗性颈清除也不影响预后，清除未受肿瘤侵犯的淋巴结即丧失了免疫功能的第一防线。目前国内多数学者认为不行预防性颈清除。

③颈清除的范围：颈淋巴结转移癌摘除和传统性颈清除，复发率高，颈部外形功能受影响，现在已无人采用。目前，国内外多数学者行改良式颈清除。其理由为：切断副神经与切断喉返神经一样痛苦；除非很晚期颈部转移淋巴结多数较活动，并不侵犯胸锁乳突肌；很晚期癌栓方侵入颈内静脉；改良式颈清除范围、清除腺体体积几乎与经典式颈清除一样。在保留胸锁乳突肌、颈内静脉、副神经的同时，可完全达到颈内静脉区、中央区、前上纵隔、颈后三角区淋巴结清除的目的。改良式颈清除的远期生存率与经典式颈清除无明显差异，改良式颈清除术后无毁容的痛苦。但是，Ⅲ期、肿瘤侵犯周围组织、侵及颈内静脉、颈部转移淋巴结固定且融合者，应行经典式颈清除。

（2）滤泡癌。恶性程度较乳头状癌高，因局部复发、远处转移而致死亡者较多。尤其是发生在男性大于40、女性大于50岁者更高，宜行患侧腺叶全切除、对侧腺叶近全切除，血管受侵犯者需行甲状腺全切除。其优点为：手术后有利于用^{131}I对远处转移灶的诊断、治疗以提高生存率；手术后血清甲状腺球蛋白水平可作为监测早期复发的灵敏指标；手术中闪烁照相有利于测定淋巴转移，增加完全切除肿瘤的可能性。由于仅有10%患者有淋巴转移，故不必常规行颈清除术。据文献报道，血管侵犯、儿童患者易发生淋巴转移，应行包括上纵隔在内的改良式颈清除。嗜酸细胞癌（许特莱细胞癌）发病年龄高峰在60岁，可发生颈淋巴转移，因有抗放射性而使放疗无效，手术治疗是治愈的唯一方法。多数行全甲状腺切除，无论有、无颈淋巴结转移均提倡行改良式颈清除术。分化型癌的手术治疗要彻底切除肿瘤以减少复发、死亡，同时又应保存功能，提高患者的生存质量。Ⅰ、Ⅱ期无颈淋巴转移行患侧叶全切除、峡部切除，勿行预防性颈清除。Ⅲ、Ⅳ期行患侧叶全切除、对侧叶次全切除、改良式颈清除。Ⅳ期尽量切除远处孤立转移灶。

改良式颈清除手术方式：游离胸锁乳突肌不切断，切除颈前肌群，保留颈内静脉，清除周围淋巴结，清除颈内静脉，面总静脉交叉处淋巴结，清除气管旁、颈后三角淋巴结，保护喉返神经、迷走神经、副神经，胸锁乳突肌内缘缝于气管旁。将切除标本分为：①患侧腺叶包括肿瘤的甲状腺组织、气管旁淋巴结；②颈内静脉周围淋巴结；③颈后三角区淋巴结。

2. 晚期癌

手术治疗分化型癌局部浸润性进展比远处转移更具有危险性，在浸润气管、喉头、食管、大血管等结构中，其中浸润气管使其狭窄是主要致死原因之一，手术切除肿瘤呼吸道重建可能会达到治愈目的。行气管环切除后端–端气管吻合、喉头–气管吻合等气管成形术，应尽量保留喉返神经。死亡原因多为远处转移。对转移灶的治疗采用以外科手术为主的综合治疗，是改进预后、生活质量的最好方法。

3. 手术后随访

分化型癌的复发率为4.7%～29%，与患者年龄、肿瘤大小、范围、病理类型、手术方式有关。乳头状癌、滤泡癌复发率分别为10.4%、16.3%。高、低危险组复发率分别为55%、5%。颈部淋巴结为最常见复发部位。早期发现、治疗复发病灶是获得良好预后的关键。全身扫描是发现复发病灶常用的方法。近年来，常用甲状腺球蛋白（TG）测定作为监测有无手术后复发的指标。最好将以上两种方法结合以提高随访质量。若发现复发病灶，应积极再次手术治疗仍可获得较好的疗效。若初次手术仅为肿瘤局部切除，应重新探查甲状腺区域；若初次手术为全甲状腺切除，甲状腺区域重复探查少有阳性发现。若初次手术未行颈清除者，手术后发现颈淋巴结转移应行颈清除。因首次手术时已破坏了颈部解剖间隔的完整性，故对复发癌行改良式颈清除要注意胸锁乳突肌、颈阔肌，颈内静脉有无癌肿浸润的可能，若有则可行经典式颈清除术。若复发癌已侵犯气管或其他颈部重要组织应作姑息性切除，气管插管，术后行放、化疗等综合治疗。

4. 预后

国内、外资料提示年龄超过 40 岁预后较差，有报道以 45 岁为标志，也有人认为大于 50 岁更有临床意义。推测年龄因素有两个因素起作用，高龄患者机体免疫应答水平弱；高龄患者性激素水平低。女性较男性预后好，提示雌激素具有对抗致癌因子作用。肿瘤小于 5cm 无死亡，大于 5cm 的 5、10 年生存率分别为 88.8%、70.8%。病灶浸出甲状腺包膜预后差。肿瘤侵犯血管、腺外组织亦将影响预后，尤其是滤泡癌。

有无局部淋巴转移对预后起重要作用，但也有不少学者认为颈淋巴结转移并不影响预后，因为有无淋巴结转移死亡率并无差异。有远处转移预后极差，而青少年颈淋巴转移率较高、数目较多、预后却很好。颈中央区淋巴转移较颈内静脉区域淋巴转移有更重要临床意义，颈内静脉区域淋巴转移很少影响存活期。

Lahey 医疗中心基于年龄、肿瘤大小、范围、远处转移将患者分为低、高危险组。低危险组：年轻患者无远处转移，男性小于 41 岁，女性小于 51 岁，老年患者无远处转移，腺内型乳头状癌，轻微包膜侵犯滤泡癌，原发病灶小于 5cm。高危险组：有远处转移，老年患者，腺外型乳头状癌，较大范围包膜侵犯滤泡癌，原发病灶大于 5cm。高、低危险组患者复发率、死亡率分别为 55%、5%、46%，1.8%。May 医疗中心以患者年龄、组织学分级、肿瘤大小、范围建立了适合乳头状癌预后评分标准。

预后分数（PS）= [0.05 × 年龄（≥ 40 岁）或 + 0（<40 岁）] + [1（2 级）或 + 3（3 ~ 4 级）] + [1（腺外型）或 + 3（远处转移）] + 0.2 × 病灶最大直径（cm）。

以 PS ≤ 3.99 和 ≥ 4.00 为界线将乳头状癌划分为低、高危险组，死亡率分别为 1% ~ 2%、35% ~ 65%。测定 DNA 含量是判断预后的重要指标，近年来已广泛应用于各种恶性肿瘤。DNA 非整倍体细胞小于 50% 患者 10 年均存活，而大于 70% 却全部死亡。流式细胞仪可快速、精确、可靠进行 DNA 定量研究。

5. 外放射治疗

外放射治疗一般对甲状腺癌不敏感，放射剂量高达 5 千微居里方能奏效，高剂量外照射对甲状腺可引致毁灭性损伤，同时又有致癌性。据文献报道，甲状腺切除、外放射治疗均可引致血清 TSH 值升高，TSH 能刺激肿瘤增加生长速度，加剧肿瘤所引起的症状。高 TSH 血症对肿瘤持续刺激会使分化型癌生物特性发生改变，转变成为高恶性程度的未分化癌。哈献文认为，分化型癌不论原发灶、转移灶手术后放疗意义不大，反会导致第 2 次手术的困难。总之，分化型癌手术后，除非浸润性较强，姑息性切除外，不宜采用外放射治疗。[131]I 内放射治疗同样也会使分化型癌发生向未分化癌转化，还会引起白血病，少数患者引起致死性肺纤维化。

6. 化疗

化疗对分化型癌的价值是很有限的，仅有偶然疗效，可能化疗后反而降低了机体免疫力，目前的化疗药物用于分化型癌手术后辅助治疗是无益的。

（二）髓样癌

髓样癌彻底手术治疗是行之有效的方法，不少患者可以治愈。

（1）因考虑到多源性原发病灶，尤其家族性患者，颈淋巴转移率较高，多数学者强调应行全甲状腺切除加颈清除。李树玲教授认为单侧肿瘤仍以施行患侧腺叶切除加改良式颈清除为宜。因为，病变大多数位于甲状腺中上 1/3，对侧甲状腺切除宜保留下极的大部切除术，可以保留下甲状旁腺。必须将切除标本仔细解剖，因为肿瘤可甚小，甚之仅为 C 细胞增生，用免疫组化法才能从细胞中查到降钙素以证实诊断。

对于 MEN–Ⅱa、Ⅱb 型患者，手术前必须注意有无并发嗜铬细胞瘤。若手术前证实此病存在应首先予以切除，然后再行甲状腺手术，以免在全身麻醉时发生肾上腺危象。同样，对散发性嗜铬细胞瘤患者也应常规排除并发甲状腺髓样癌的可能性，特别对双侧肾上腺受累、有家族史患者更要重视。此外，要注意检查血钙、血磷、甲状旁腺素以排除甲旁亢。家族性患者即使手术前无甲旁亢表现，在甲状腺手术时也应常规探查甲状旁腺，若发现肿大要一并切除，若 4 个甲状旁腺均增大时，行 3 个全切除，最后

1 个 1/2 切除。手术后 1 个月内复查降钙素以观察有无残留癌存在，若手术后降钙素已恢复正常可每年检测 1 次。预后较分化型癌差。手术后癌复发、远处转移多见，10 年无瘤生存率 50%。发现颈淋巴转移采取经典式还是改良式颈清除，应视病灶、淋巴结浸润、转移程度而定。无论散发型还是家族性患者都要每年测定血清降钙素、癌胚抗原，胸片、CT、MR 检查，要严密随访。

（2）对放疗、化疗均不敏感，但对难以彻底切除的病变，放化疗可收到姑息性疗效。

（三）未分化癌

目前缺乏满意治疗方法，大多数患者来医院就诊时已属晚期难以彻底切除，仅有少数病例可以将肿瘤全部切除，但也只能获得短期疗效。未分化癌甚难控制，在气管切开保证呼吸道通畅情况下，行放射治疗化疗可收到姑息性疗效。

（四）鳞状细胞癌

很少能获得根治性切除，主要原因是 SCCT 呈浸润性生长，侵犯气管、颈部神经、血管、其他重要器官，手术不可能达到根治目的。SCCT 恶性程度高，病灶侵犯广泛，手术切除困难，并可促进肿瘤扩散。若能早期发现，根治性切除是最好选择，姑息性切除病灶也可缓解气管压迫症状，延长生存时间。对化疗不敏感。鳞状细胞癌不能彻底手术切除时，手术后化疗辅加放疗可能有助于延长生存时间。

经实验、临床证明甲状腺激素缺乏是发生甲状腺肿瘤常见原因。甲状腺激素缺乏，TSH 分泌增加，甲状腺在 TSH 刺激下先是弥漫性肿大，而后形成结节、肿瘤、甲状腺癌。分化型癌手术后应用甲状腺激素治疗可取得延长生存时间、预防肿瘤复发效果。几乎所有分化型癌都是依赖 TSH 的。因此，分化型癌行甲状腺切除后应尽可能完全抑制机体内源性 TSH 分泌，对预防复发具有重要意义。任何原因所造成的甲状腺功能低下都会使体内的 TSH 分泌量增高，促使甲状腺癌复发、转移灶增长。分化型癌在高 TSH 血症影响下有转变成未分化癌的倾向，应当给予充分抑制剂量甲状腺激素治疗，以纠正甲状腺功能低下状态的持续存在。甲状腺片 120 ~ 180mg/d，左甲状腺素片（优甲乐）50μg/ 次每日 3 次可起到满意疗效。优甲乐为化学合成的，可通过人体内的转换机制达到 T_3、T_4 的生理平衡，血液浓度易控制，疗效稳定，疗效持续时间长，几乎无副作用。甲状腺片为动物甲状腺组织提取的，有效成分含量不稳定，易引起 T_3 波动，血液浓度不易控制，疗效不稳定，疗效持续时间短，T_3 波动大，不易控制，因而易产生一些甲亢症状，易引起潜在心脏病发作。优甲乐优于甲状腺片。所谓充分抑制剂量，因个体差异而不同，应先从小剂量开始，逐渐增加药量到出现轻度甲亢症状时，再减少药量至患者能耐受的最大剂量长期服用，应该是终身服用。作者曾用甲状腺片 240mg/d 治疗一例老年乳头状癌并肺转移患者生存五年之久，肺转移灶稳定，生活能自理。另外一例青年患者乳头状癌 3 次手术后颈淋巴广泛浸润性转移灶，并有喉部侵犯，已不能再次手术，服用甲状腺片 1 200mg/d，一个月后颈部转移灶完全消失，并能正常工作。服用甲状腺激素治疗的适当剂量是脉率在 90 次 /min 以下，FT_3、FT_4 在正常范围的高值，TSH 在正常范围的低值，ATG、ATM 在正常范围。我们认为，分化型癌手术后服用患者能耐受的充分抑制剂量的甲状腺激素治疗，对提高其远期疗效具有重要意义。内分泌治疗对髓样癌、未分化癌、鳞状细胞癌疗效不显著。

第十四章

颈部炎性疾病

第一节　颈部急慢性淋巴结炎

颈部淋巴结丰富，接受来自头、面、颈部相应区域的淋巴回流，因而颈部淋巴结炎与头、面、颈部的感染密切相关。

一、感染来源

颈部淋巴结炎的病原菌主要是金黄色葡萄球菌及溶血性链球菌。不同部位的感染沿淋巴管侵入相应的区域引起炎症，感染来源有牙源性及口腔感染，头、面、颈部皮肤的损伤、疖、痈和上呼吸道感染及扁桃体炎等。

二、临床表现

1. 急性化脓性淋巴结炎

初期局部淋巴结肿大变硬，自觉疼痛或压痛；淋巴结可移动，边界清楚，与周围组织无粘连。全身反应小或有低热，体温一般在38℃以下。化脓后局部疼痛加重，包膜溶解破溃后可侵及周围软组织而出现炎性浸润块、浅表皮肤充血、质硬，此时淋巴结与周围组织粘连，不能移动。脓肿形成时，局部皮肤有明显压痛点及凹陷性水肿，浅在的脓肿可以查出明显的波动感。此时全身反应加重，如高热、寒战、头痛、全身无力、食欲减退，白细胞总数升高。小儿可伴有烦躁不安。如不及时治疗，可并发毒血症、败血症，甚至出现中毒性休克。

2. 慢性淋巴结炎

多继发于头、面、颈部的炎症病灶，常发生在患者抵抗力强而细菌毒力较弱时。临床常见于慢性牙源性及咽部感染，或急性淋巴结炎控制不彻底，转变为慢性。病变常表现为慢性增殖性过程。临床特征是淋巴结内结缔组织增生而形成硬结，微痛，淋巴结可活动、有压痛，但无明显全身症状；此症状可持续较长时间并反复急性发作。即使原发感染病灶清除，增生长大的淋巴结也不可能完全消退。

3. 组织细胞坏死性淋巴结炎

又称坏死性淋巴结炎，亚急性坏死性淋巴结炎。好发于青少年女性，病因尚不清楚，多认为与感染，尤其是病毒感染所致变态反应有关。首发症状多为不明原因的突发高热，热型为稽留热或弛张热，继之颈部浅表淋巴结肿大，有压痛，质稍硬，常有触痛，全身其他部位淋巴结也可同时肿大，白细胞减少，血沉加快，OT试验阴性，免疫球蛋白增高，部分病例末梢血及骨髓象出现异型增生的网状细胞，一过性肝脾肿大，单用抗生素或抗结核治疗无效，皮质激素及免疫抑制剂治疗效果明显，一般不复发。

三、诊断与鉴别诊断

根据临床表现诊断不难，超声及实验室检查有助于鉴别诊断，必要时可行淋巴结活检、细针抽吸细胞学检查或切除肿大的淋巴结做病理检查以明确诊断。颈部淋巴结炎需与淋巴结核、恶性淋巴瘤、颈部转移癌等进行鉴别。

四、治疗

急性淋巴结炎初期，患者需要安静休息，全身应用抗生素，局部用物理疗法或用鱼石脂软膏等外敷治疗。已化脓者应及时切开引流，同时行原发病灶的处理。必要时取病灶分泌物做细菌培养和药物敏感试验。

慢性淋巴结炎一般不需治疗，但有反复急性发作者应寻找病灶，予以清除，如淋巴结肿大明显或需要鉴别诊断，也可以手术切除并送病检。

组织细胞坏死性淋巴结炎主要用糖皮质激素治疗，泼尼松口服，每日 1.0mg/kg，每周递减 2.5 ~ 5mg，减至药量为零时停用。有明显疼痛或触痛者可以给予吲哚美辛等对症处理。

第二节　颈部浅层组织急性化脓性炎症

一、疖和疖病

1. 定义

疖是毛囊及其所属皮脂腺的急性化脓性炎症。致病菌为金黄色和白色葡萄球菌。颈部是疖的好发部位，特别是后颈部近发际处，毛囊和皮脂腺丰富，多汗，易受刺激、摩擦，更易发生。全身几个部位同时或先后发生的多个疖肿，称为疖病。颈疖也可彼此融合而发展成痈。

2. 症状

发病初期，局部出现红、肿、痛的小硬结，呈锥形突起，此时若积极治疗，疖可消散，若病变进展，数日后硬结中央坏死变软，呈现黄白色小脓栓，红肿痛范围扩大，继之周边组织也坏死液化而变软，出现波动感，最后脓头溃破脱落，排出脓液，炎症便逐渐消退，局部淋巴结肿大有压痛。颈疖病最常见于后颈部，经治疗疖肿消退后，不久又可在同一部位反复发作，病程迁延，不易痊愈。颈疖一般无明显全身症状。疖病则可有发热不适、厌食等。

3. 治疗

（1）局部治疗：保护局部免受刺激，严禁挤压。早期，可在局部涂抹 2% 碘酊；或用局部热敷、理疗（超短波、红外线等）；亦可外敷鱼石脂软膏、红膏药。出现脓头后，还可在其顶部涂以少许苯酚，或挑开，促其引流。如脓头已松动而未脱落，可用无菌钳细心将脓头拔出，使其引流通畅。有明显波动者应及时切开引流。在疖肿未形成脓肿时，切勿挤压或切开，以防感染扩散。

（2）全身治疗：为了防止并发症和复发，可早期应用磺胺类药物、抗生素，或中药五味消毒饮，颈部疖病易于复发，但常可自身局限，经过一段时间后，自行消散吸收而愈。对反复发作经久不愈者，可根据脓液细菌培养的药物敏感试验选用有效抗生素，或自体菌种疫苗注射等治疗（即在无菌条件下取出脓液做培养，将致病菌制成灭活疫苗，每星期肌内注射一次，共 3 次）。采用丙种球蛋白治疗慢性疖病亦有疗效。

二、痈

1. 定义

痈是多个相邻的毛囊和皮脂腺的急性化脓性炎症。常见致病菌为金黄色葡萄球菌。痈多见于成人，最常发生在后颈部厚韧皮肤处。感染通常从一个毛囊的底部开始，由于局部的皮肤及筋膜组织较厚，感染不易向表面穿透，而沿皮下脂肪柱向深部的疏松皮下组织蔓延，随后沿着深筋膜向四周扩散，侵犯附近的许多脂肪柱；最后向上侵犯毛囊群而成为痈。故痈的病理特点是皮下深部组织的浸润性化脓性炎症，在皮肤表面有多处开口，其开口处都是由毛囊伸出皮肤表面处。

2. 症状

发病初期，病灶中心可出现单个脓头，脓头周围皮肤肿胀发硬，微隆起，界限不清，呈紫红色或鲜红色，有时可呈橘皮样改变，触痛明显而发热。随之红肿逐渐加剧，病灶表面中央出现多个黄白色脓头，破溃后呈蜂窝状，排出较多的血性脓液，脓头和脓头之间的皮肤常坏死发黑。继而痈的整个中央部逐渐坏死、溶解、脱落，形成"火山口"状，含有大量坏死组织和脓液。局部淋巴结肿大有压痛。在病变未局限以前，痈极易向四周和深部扩散，波及范围广，最后可形成一个很大的溃疡面。颈痈范围常较大，由于颈部皮肤厚韧致密，较固定，水肿时组织压力大，故患者常感剧痛，影响睡眠。且局部易发生坏死，毒素吸收，而多伴有明显的全身症状，如寒战、高热、头痛、厌食等。白细胞计数增高。痈易并发败血症、脓毒血症等全身性感染。

3. 治疗

（1）全身治疗：①支持疗法。局部或全身症状严重者，应卧床休息，给予高热量和易消化的饮食。②抗生素治疗。早期选用青霉素、头孢类抗生素、红霉素等。感染严重、全身症状明显者，应考虑静脉滴注抗生素。

（2）局部治疗：早期治疗与颈疖同，并可用 4% 高渗盐水或 50% 硫酸镁溶液浸透无菌纱布，加温至 37℃ ~ 40℃ 做局部温湿热敷，每日 2 ~ 4 次，每次半小时，效果较好，能加速炎症的消散和脓液排出。也有用含青霉素普鲁卡因溶液，做病灶底部扇形封闭取得良好效果者。如痈红肿的范围较大，或经过消炎治疗仍继续向周围扩展，或全身症状较严重者，宜及时行手术引流。做"+"字或"++"形切口切开，手术刀应由外向内切，切口深度要达痈的底部，四周应稍许超过痈的边缘。切开后用组织钳提起皮瓣，在皮瓣下用剪刀进行潜行游离，尽量剪去坏死组织，伤口内用于纱布填塞止血，术后 48 ~ 72h 开始换药，每日 1 ~ 2 次。如创面过大不能自行愈合，待健康肉芽组织成长后，再行植皮。

三、颈浅部蜂窝织炎

1. 定义

颈浅部蜂窝织炎是颈浅筋膜疏松结缔组织（蜂窝组织）的急性弥漫性化脓性炎症。常见致病菌为溶血性链球菌，其次为金黄色葡萄球菌，亦可为厌氧菌。炎症可因颈部皮肤和软组织损伤后感染，或邻近部位和颈深部的化脓性感染灶直接扩散，或经淋巴、血流播散所引起。因此，在处理颈浅部蜂窝织炎时，应注意邻近器官有无急性炎症，特别要注意有无颈深部感染。

2. 症状

病变区有明显红、肿、热、痛，与周围正常组织无明显分界。因疼痛而有不同程度的颈部活动受限制，但无呼吸、吞咽或发声等功能障碍。病变发展时，扩散较快，不易局限，其中心部分组织常因缺血、坏死、液化而形成脓肿。颈浅部淋巴结肿大，有压痛。病变范围较广者可有轻度发热或全身不适等，如有明显高热、畏寒、头痛、不适等全身中毒症状，或有剧烈疼痛及呼吸、吞咽和发声障碍，则应警惕有颈深部炎症或其他并发症存在。

3. 治疗

与疖和痈相同。主要为休息、应用抗生素（应含对厌氧菌有效的红霉素、头孢菌素、甲硝唑等）或中药五味消毒饮等。早期局部可用热敷、硫酸镁湿热敷或理疗。有脓肿形成时，应及早切开引流。有颈深部炎症或其他并发症者，应积极处理。

四、颈部丹毒

1. 定义

丹毒是一种皮内或黏膜内网状淋巴管及浅表疏松结缔组织的急性化脓性炎症，致病菌为甲型溶血性链球菌（丹毒链球菌），偶有为金黄色葡萄球菌所致者。当皮肤、黏膜因轻微损伤或病变破损时，病原菌乘机侵入引起感染。尤以全身抵抗力降低时，如营养不良、糖尿病、慢性肾炎等，或小儿、老人较易发病，春秋两季丹毒链球菌繁殖较快，故发病率较高。丹毒链球菌毒力强，扩散快，但很少引起局部组织化脓或坏死。丹毒常发生于面部和小腿，颈部少见。

2. 症状

起病急骤，常先有头痛、全身不适、寒战、高热等全身中毒症状，随后受累皮肤发红，色泽红艳如玫瑰，压之褪色，松压后迅速复红，病变处皮肤稍隆起，形状不规则。与周围正常皮肤分界明显，呈现"地图状红斑"，疼痛较轻，但有灼热感。若炎症迅速向四周扩散，有时可出水疱，一般不化脓。局部淋巴结常有肿大压痛。在炎症蔓延的同时，其中心部位却逐渐退色，转为棕黄色，脱屑而愈，周围部分也随之逐渐恢复。丹毒链球菌毒力强，扩散快，但很少引起局部组织化脓或坏死。

3. 治疗

原则与蜂窝织炎相同，包括对症治疗，卧床休息（采取半卧位）；局部理疗、热敷或湿热敷。丹毒链球菌对青霉素及磺胺类药物敏感，治疗效果好，且很少产生耐药性。红霉素类药物治疗效果亦好。用药一般应至红斑消失，体温正常，否则易于复发。丹毒一般不化脓，故不需手术切开。

五、面颈部炭疽病

1. 定义

炭疽病是由炭疽杆菌引起的急性特异性传染病，其传染力极强。炭疽病本来是牛、马、羊等食草动物的传染病。人的感染是由于直接接触病畜或污染的皮毛及制品，吸入污染的尘埃，或食入病畜肉类所致。潜伏期 2～7d。炭疽杆菌可通过轻微的皮肤黏膜损伤侵入体内。炭疽病常见于畜牧、屠宰、皮革、毛织等专业人员，有称本病为"羊毛工人病"。炭疽病依其发生部位分为三型，即皮肤型、肺型、肠胃型。皮肤型炭疽病最常见。

2. 症状

皮肤型炭疽病亦称恶性脓疱，最为多见，多发生于体表裸露部位。有一半在头面部，其次为颈部，再次为前臂、手部。初起，感染部位出现一个很痒的红色小丘疹，很快增大，并变成含血的暗色水疱，水疱破溃形成溃疡。溃疡底部有明显炎症，中央覆盖暗棕色或黑色干性坏死性焦痂，似炭样，故名炭疽。焦痂深面有肉芽组织，并有大量炭疽杆菌。除非合并化脓性感染，溃疡面很少有脓液。溃疡周围有多个含淡黄色或淡棕色液体的小水疱，并有广泛的浸润性、非凹陷性的硬性水肿。水肿区其色虽红，但局部温度不高，疼痛不明显，是本病特点，可与一般化脓感染相鉴别。局部淋巴结肿大，压痛轻。合并感染时，肿大淋巴结有明显压痛，并可出现淋巴管炎。病灶位于眼眶、下颌或颈部者，水肿严重时范围广，可上至眼眶，下达乳房，甚至可压迫气管产生呼吸道梗阻、全身症状一般较轻，可有低热、头痛、寒战，常在病程早期出现。如有高热或体温不升，常表示感染有全身性播散，是预后差的表现。本病病程较短。通常在 1～2 周内焦痂脱落，水肿逐渐消退。再过 1～2 周溃疡自行愈合。

3. 诊断

根据患者职业、接触史和局部典型病变，一般不难做出诊断，对有怀疑者，应取分泌物涂片或培养，发现典型而具有荚膜的大肠杆菌，诊断即可基本成立。荧光抗体染色、特异性噬菌体试验、动物接种等可进一步确定诊断。

4. 预防

严格管理病畜及其制品，病畜要进行严格隔离治疗，病畜死亡后不要解剖，应予火化或深埋。对与病畜有接触的动物亦应隔离观察治疗，并进行预防接种。对有污染的动物皮毛及其制品，应进行严格灭菌处理。有关专业人员应加强劳动保护。对有可能接触病畜或在污染环境中工作的人员，可每年接种炭疽杆菌减毒活疫苗一次，或接种"保护性抗原"，是有效的预防措施。

5. 治疗

（1）一般治疗：患者应予隔离，卧床休息，给予一般支持疗法和对症治疗。

（2）抗生素治疗：炭疽杆菌对青霉素、红霉素、磺胺类药物敏感。常用剂量：青霉素 240 万～600

万 U/d，肌内注射，连续 7 ~ 10d，或至体温正常后 1 周。并发败血症者应增加至 1 200 万 ~ 2 400 万 U/d 静脉滴注，并合并用庆大霉素 16 万 ~ 24 万 U/d，疗程延至 2 周以上。对青霉素过敏者，可用红霉素。

（3）局部治疗：病灶局部可用高锰酸钾液洗涤或用含有青霉素的生理盐水纱布妥善保护。除取标本活检外切忌做任何手术切除或切开引流，亦忌用局部注射药物或涂敷刺激性药物，否则，有形成局部顽固性瘘管、溃疡及增加全身性感染的可能。

第三节　颈深部的急性化脓性炎症

一、咽后间隙感染

1. 病因

（1）最常见原因是鼻腔、鼻窦、腺样体和鼻咽部的感染经淋巴系扩散，引起咽后间隙急性化脓性淋巴结炎，转化成为脓肿。

（2）异物、外伤等所致咽后壁或食管后壁穿破。

（3）耳部感染：中耳炎蔓延至颞骨岩部，直接破坏骨质，或间接形成硬膜外脓肿后，再经颅底的破裂孔穿入咽后间隙。耳源性颈深部贝佐尔德脓肿也可经咽旁间隙穿入咽后间隙。

（4）颈椎结核或结核性咽后淋巴结炎蔓延发展成寒性脓肿。

2. 症状

本病多发生在冬春两季，最常见于 4 岁以下的婴幼儿，半数以上在 1 岁以内。起病较急，发病早期，患儿多有发热、哭闹、烦躁等上呼吸道感染症状。数日后，出现高热等全身感染症状，且因咽喉部水肿逐渐出现进行性呼吸困难、喘鸣和吞咽困难，入睡后加重。患儿常因吞咽困难而拒食。此时小儿语音及哭声特殊，发声含混不清而带鼻音，哭声似鸭叫。患儿常诉颈痛，颈部有不同程度的强直，开始后仰，以后偏向健侧，借以减轻疼痛和呼吸困难。有流涎，但通常无牙关紧闭。因进食及呼吸困难，患儿常有失水、衰竭等表现。咽部检查可见咽后壁中线一侧小范围的局限性肿胀或咽后壁明显红肿隆起，患侧腭咽弓及软腭可被推向前方。如脓肿延及咽喉，患侧构状会厌襞可发生水肿。偶有脓肿位置较低，需借直接喉镜检查方能发现者。触诊局部软，有压痛或波动。明显隆起者穿刺抽吸可获脓液，但触诊有引起脓肿破裂的危险，不宜轻易试行。穿刺抽吸时，亦应慎重，以防脓肿突然破裂而致窒息。故检查前应做好急救准备并取仰卧头低位，以防万一。X 线检查颈侧位摄片可见椎前有隆起的软组织阴影。本病在成人罕见，常为结核性感染所致的寒性脓肿。症状和体征均直接表现在咽喉部，常见为疼痛、吞咽困难、呼吸困难、喘鸣、厌食、反胃等。

3. 并发症

（1）呼吸道梗阻、窒息为引起死亡的主要原因。常为咽后脓肿自发性穿破或切开不当，脓液涌至呼吸道所致，有时也可为咽部肿胀或气管受压所引起。

（2）感染扩散，向下扩散至纵隔引起纵隔炎，表现为胸痛、严重呼吸困难、高热；脓肿压力过高时，感染也可扩散至咽喉间隙、腮腺间隙或下颌间隙；向上扩散至颅内可引起脑膜炎；可并发败血症、脓毒血症等全身性感染。

（3）腐蚀颈动脉引起致命性大出血，侵犯颈静脉引起颈静脉栓塞。

4. 治疗

治疗原则：给予有效抗生素，对症治疗和及时切开引流。一旦确诊，应及早切开排脓，对婴儿可在无麻醉下进行、手术开始前准备好气管切开及气管插管器械、氧气、吸引器等，取仰卧低脚高位，注意头部不可过度后仰，以免加重呼吸困难，或导致脓肿突然破裂。切开引流有经口进路、颈前外侧进路和颈外侧进路。

（1）经口进路最常采用，适用于早期未并发呼吸道梗阻或其他并发症而又能用局麻者。取仰卧垂头位以预防脓肿切开后脓液流入气管，应用开口器，在备有良好照明及抽吸的条件下，以压舌板将舌根压于口底，看清脓肿部位，在最隆起处进行穿刺抽吸，尽量抽出脓液后，再用长柄小尖刀（先用胶布或细纱条将刀片缠好，使仅露出 1cm 长的刀尖），在脓肿低位（接近喉咽–端）做一 1～2cm 的垂直切口（不可横切，以免伤及颈侧大血管），边抽吸，边切除。再用弯血管钳插入脓腔，扩大切口，排出并吸尽脓液，切口不置引流。注意：经口内手术时，应避免未经穿刺直接快速切开，以防大量脓液骤然涌入气管而致窒息。若切开时脓液大量涌出抽吸不及时，则需将患者立即翻转俯卧，或使头足倒置，便于吐出脓液，使之不致吸入下呼吸道。使用压舌板或麻醉喉镜显露脓肿时，切忌用力过大过猛，以防引起迷走神经反射而致心搏呼吸骤停。因此，术前应给予阿托品类迷走神经抑制剂，特别是对于不用任何麻醉的患者更应注意。

（2）颈前外侧进路适用于较大或过低的咽后间隙脓肿、咽后间隙蜂窝织炎及并有咽旁间隙感染、纵隔炎、败血症等并发症者。在局部麻醉或全麻下，仰卧、头部偏向健侧。在患侧胸锁乳突肌前缘、舌骨和胸骨之间的适当平面做一横形切口，将胸锁乳突肌、颈动脉鞘牵向外侧，甲状腺、甲状腺上血管和喉上神经牵向内侧。通常在喉咽部平面显露脓肿。为了暴露良好，可切断甲状腺中静脉、甲状腺下动脉和肩胛舌骨肌，保留舌下神经、舌动脉和面动脉。穿刺抽脓后，在颈动脉鞘和下咽缩肌之间开放脓肿。如脓肿已扩展至颈部，此时可沿颈动脉鞘向下扩大分离至胸骨，并暴露气管和食管，用手指沿食管伸入纵隔，并在适当位置另行切口作低位引流。如感染已扩散至锁骨下进入胸腔，则可能要行胸膜外切开引流术。

（3）颈外侧进路适应证与颈前外侧进路同：在局麻或全麻下，患者仰卧，头偏向健侧，使神经血管束自脊柱牵开。沿胸锁乳突肌后缘做皮肤切口，以避免损伤颈部大血管和神经。分离胸锁乳突肌后方脓肿表面的筋膜，避免附着于椎前筋膜的交感神经丛。在肩胛舌骨肌的上方，相当于喉咽平面暴露脓肿，以免损伤臂丛神经。患者如有呼吸困难，在切开排脓前应先行气管切开术。

术后应保持口咽部清洁，继续应用抗生素控制感染。每日观察伤口，如仍有积脓，再用血管钳撑开切口排脓，直到未见有积脓为止。

结核性脓肿：除全身抗结核治疗外，局部可间断穿刺抽脓，并在脓腔内注入链霉素等抗结核药。如经上述治疗无效，则需行切开引流，宜采取颈侧进路，如属颈椎结核，应同时清除死骨及肉芽组织，一般由骨科医师施行。

二、咽旁间隙感染

1. 病因

（1）邻近组织急性炎症的直接侵袭如下颌智齿冠周炎、急性扁桃体炎、急性咽炎、急性鼻炎及鼻窦炎。其他如颈椎、乳突、颜骨乳突或岩部的急性感染也可引起。

（2）邻近组织脓肿的直接蔓延或穿破如位于后、下方的扁桃体周脓肿、咽后脓肿、腮腺脓肿、磨牙区脓肿、贝佐尔德脓肿等。

（3）咽或口腔手术时操作不当如扁桃体切除术或拔牙时，注射麻醉剂时将致病菌直接带入咽旁间隙；施行扁桃体周脓肿切开排脓时，误将咽上缩肌穿破，致使脓液进入。

（4）器械损伤或异物损伤咽侧壁。

2. 症状

除有喉痛、吞咽困难、颈部强直固定及高热、头痛、食欲缺乏等全身症状和白细胞计数升高外，因感染所在部位不同，其症状和体征也不相同。

（1）颈突前部分感染由于翼内肌受炎症刺激，故有明显的牙关紧闭。下颌下区肿胀、坚硬、压痛。严重者肿胀可上达腮腺，下沿胸锁乳突肌伸延，前达颈前中线，后至颈深部将咽侧壁和扁桃体推向咽腔中央，类似扁桃体周脓肿，但扁桃体不肿大，仅有轻度炎症。所谓典型的咽旁间隙感染——三联症（扁桃体突出、牙关紧闭、腮腺区肿胀），实际上只有颈突前部分感染时才会出现。因牙关紧闭、张口困难，咽部病变常不易看清，检查时须加注意，以免误诊。

（2）颈突后部分感染由于翼内肌未受刺激，无或仅有轻度牙关紧闭，亦无扁桃体突出。因感染常累及腮腺间隙，故可有腮腺区、咽侧壁和腭咽弓肿胀。如颈突前、后两部分同时感染，则上述症状可同时出现。

3. 并发症

颈动脉鞘感染是颈突后部分感染的最严重并发症，可产生以下严重后果。

（1）感染直接沿大血管鞘向上进入颅内而致颅内感染；向下进入纵隔而致纵隔炎。

（2）颈内静脉栓塞表现为败血症、高热，颈部偏向健侧，患侧颈部出现凹陷性水肿，胸锁乳突肌深面压痛、发硬。眼底检查可见视神经盘水肿，静脉扩张及视网膜静脉栓塞。如脓性栓子经血行扩散，可发生全身败血症。因颈内静脉已有栓塞，故破裂出血者极为少见。

（3）颈动脉出血是颈动脉壁被炎症腐蚀破裂所致，最常发生于颈内动脉。动脉受腐蚀后，先有血管外血液聚集，形成假性动脉瘤。颈动脉一旦向咽部破裂出血，预后严重。在发生大出血前，常有反复少量的耳道或咽内出血，这是常见的早期危险信号，应予高度重视。因此，凡咽旁间隙感染并发外耳道流血或咯血者，均应怀疑有颈血管腐蚀，应立即进行颈血管探查手术。

4. 治疗

咽旁脓肿初期可仅为蜂窝织炎，尚无脓液形成，宜采用足量广谱抗生素治疗，颈部施用热敷，或可使其消退。如脓肿已形成，则应施行切开排脓术。手术途径可采用：

（1）Mosher进路：在患侧下颌下区做"T"形切口，横切口距下颌骨下方 1～2cm 并与之平行，直切口恰在胸锁乳突肌前缘。如感染不严重，也可采用单纯横切口，按层切开颈部组织，找到舌骨大角尖部，这很重要，因颈动脉鞘即在其外侧，如遇有面静脉和舌静脉可予结扎。切开颌下腺包膜，将其与颈外动脉一并提起。然后用手指伸入颌下腺深面沿着茎突舌骨肌后腹向茎突方向分离，直达乳突尖部，并沿茎突分离至颅底。排尽脓液后，于切口两端置放引流，部分缝合伤口。如感染已向下扩散，可沿颈动脉鞘向下分离，在最低位做辅助切口引流。

（2）直接进路：做下颌角下缘切口，达翼内肌深面后，向上作钝性分离直至茎突，即可引流咽旁间隙。如并发颈内静脉栓塞，应给予静脉输液、静脉注射抗生素和抗凝剂。如治疗 48～72h 症状仍无改善，则需手术探查。若发现颈静脉内有血栓形成或有严重脓毒血症，应行颈内静脉结扎。疑有颈动脉腐蚀出血者，应立即手术探查，若有破裂，则需行颈动脉结扎术。

三、颌下间隙感染

1. 病因

颌下间隙的感染 80% 起源于牙齿或牙周的感染，也可由口底部、舌根部、舌扁桃体、唾液腺等处的感染所引起。常见致病菌为溶血性链球菌和金黄色葡萄球菌，樊尚螺旋体、口腔的普通螺旋体和厌氧菌也可成为原发或继发性感染的病原体。

2. 症状

（1）舌下间隙感染：通常发生在拔牙 3～4d 后，原发灶附近的口腔组织局部疼痛和触痛明显，并渐出现口底部肿胀，肿胀可扩展至舌，将舌推向上方。有渐进性张口困难，甚至牙关紧闭。在颏下三角向上向后叩诊时触痛明显，但颈部无肿胀。这种局限性的脓肿，如能及时从口底或牙槽突引流，可很快恢复。如未及时引流，感染加重，一旦穿透下颌舌骨肌，累及颌下间隙和颈部，即成为口底蜂窝织炎。

（2）口底蜂窝织炎：感染由舌下间隙穿透蔓延；或为第二迟牙的感染直接扩散所引起，其特点是感染发展非常迅速，主要表现为颌下间隙的蜂窝织炎，而无脓肿形成。蜂窝织炎的边界清楚，常为双侧性。蜂窝织炎产生坏死伴浆液血性脓性浸润，脓液很少或不明显。蜂窝织炎侵犯结缔组织、筋膜和肌肉，但不侵犯腺体组织。炎症是直接蔓延扩散的，而不是通过淋巴途径扩散。临床表现是在舌下间隙感染的基础上，病情急速发展。舌后部更推移向上向后，涉及腭部，致舌运动不灵，舌部可见到牙齿的压痕，口底部亦肿胀充血，但咽部无明显变化。下颌弓外的软组织肿胀和坚硬，下颌几乎不能活动；舌根部和舌骨的任何活动都可引起剧烈疼痛。患者口腔呈微张开状态，且不能吞咽，唾液和黏液积于咽部并外溢。严重者可发生喉部水肿，出现声嘶和呼吸困难，甚至呼吸道阻塞。当感染扩散至颈部时，颈前部及两侧呈弥漫性肿胀，向下可达锁骨处，肿胀严重且蔓延较广，皮肤呈暗红色，触之甚硬，按压有凹迹，无波动感。

穿刺多无脓液，患者有寒战、高热、头痛、全身不适等全身中毒症状。

3. 并发症

（1）纵隔感染：此区感染可沿茎突舌骨肌向背侧扩散进入颌咽间隙，继之侵犯咽后间隙的疏松结缔组织而达上纵隔。

（2）喉阻塞、窒息：舌根后移、咽喉部的炎症水肿均可引起，常需行气管切开术。

（3）吸入性肺炎：积于咽部的唾液和黏液吸入呼吸道所致。

（4）其他：包括败血症、咽旁脓肿、颈内静脉栓塞、下颌骨骨髓炎等。

4. 治疗

除早期应用足量有效的抗生素和对症治疗外，其基本要点是早期减除张力和充分引流，特别是对咽峡炎、舌下间隙感染早期亦可试行局部热敷及理疗，无效时则应及时手术。如出现呼吸困难，应及早做气管切开术，保证呼吸道通畅后，再进行局部切开引流。手术进路：

（1）舌下间隙感染：当感染局限在下颌舌舌骨肌以上的口底部时，可经口内在牙槽突内侧或口腔底部切开引流在局麻下，先用小刀切开脓肿上方的口底黏膜，然后用钝头弯血管钳插入脓腔，以扩大切口引流。但应注意避免损伤舌血管和舌神经。如经口腔引流后，症状持续存在或患者牙关紧闭，或感染严重，则应行经舌骨上区的外引流手术。

（2）口底蜂窝织炎的手术引流：在局麻和全麻下进行。如有喉阻塞，应及时进行气管切开手术，全麻通常经过气管切开处插管进行。在下颌骨下方做一中线直切口或作两下颌角间连线的横切口。沿切口垂直切开颈阔肌及下颌舌骨肌筋膜，暴露颈外动脉须下分支并结扎之。在二腹肌前后腹相交成角处从内侧游离颌下腺深面筋膜，并将腺体向外上方牵开，暴露颌下腺三角区和舌动脉，然后沿肌纤维方向垂直分开下颌舌骨肌，扩大并置入引流。口底黏膜可以切开或不切开，皮肤切口敞开不缝，以改进厌氧环境和充分引流。并用过氧化氢溶液或高锰酸钾液冲洗创口。

手术引流时必须注意：①应避免切断二腹肌、颏舌肌或颌下腺；②必须切开舌骨上筋膜和下颌舌骨肌，以达到最好的减压效果；③下颌舌骨肌可做多处切开，以保证引流通畅；④引流应于手术后第3日取出，以防压迫血管引起出血；⑤切开组织时，切面可呈冰冻状，有浆液血性渗出物，有恶臭，但很少有脓液或无脓液。

四、气管前间隙感染

1. 病因

（1）外伤包括异物、鱼刺和内腔镜检查时器械损伤等所致喉咽部或颈段食管前壁穿破。

（2）甲状腺炎症的直接蔓延较少见，急性甲状腺炎患者可发生甲状腺脓肿和气管前脓肿。但在抗生素广泛应用以后，由甲状腺炎症所引起者已属罕见。

2. 症状

喉咽部及喉部炎症水肿所引起的症状，当视其部位及程度不同而异。最初，患者因轻度喉头水肿而出现声嘶、发声不清或呈喉鸣，随着炎症水肿的范围扩大和程度加重，则可出现不同程度的吞咽困难和呼吸困难，严重者可发生窒息。喉镜检查，可发现一侧喉咽、喉部水肿、发红，开始在喉咽部和梨状窝，随后累及会厌部、杓状软骨区，最后累及室带、喉室和声带。颈部检查可发现患侧颈上部前方舌骨区及其附近有不同程度的肿胀、压痛或出现炎性肿块。如为器械损伤所引起，常可发现颈前有积气征象。如出现凹陷性水肿，应警惕有脓肿形成，但很少出现波动感、患者可有发热、食欲减退、乏力等全身症状。

3. 并发症

并发症主要有呼吸道阻塞、窒息、肺部和纵隔感染等。气管前间隙感染易向咽后间隙扩散。

4. 治疗

注射足量有效抗生素、局部理疗及对症治疗，如有明显呼吸困难，或颈部一侧出现炎性肿块或凹陷性水肿，应及时进行引流手术。脓肿局限肿胀明显者，可在局麻下直接行脓肿切开引流术。如感染广泛或未局限,则需行Dena手术:自患侧胸锁乳突肌前缘开始。向内侧在水肿、压痛最明显处做一横形切口(或沿胸锁乳突肌前缘作一斜形切口),依次切开颈部各层组织,分出颈总动脉鞘,连同胸锁乳突肌一并牵向侧方。寻找喉、气管、食管并牵向内侧经穿刺证实脓肿后,用血管钳开放脓腔,排脓后,沿脏器轴向放置引流。对因器械损伤,破口较大而有明显漏气者,应予禁食及行胃造瘘手术供给营养。

第十五章

甲状腺疾病

第一节　甲状腺结节

甲状腺结节又称结节性甲状腺肿，是单纯性甲状腺肿的一个自然病程阶段。由于多种原因甲状腺素分泌不足，通过神经，体液调节机制，垂体前叶分泌过多的促甲状腺素，造成代偿性的甲状腺增生，即为单纯性甲状腺肿。这种肿大一般不伴有甲状腺功能的异常。在病程初期，扩张的滤泡较均匀地分布在腺体各部，表现为弥漫性甲状腺肿；而在后期，若未经及时治疗，病变继续发展，扩张的滤泡集成多个大小不等的结节，则表现为甲状腺结节。

一、病因

大致可分为三个方面：

1. 甲状腺素原料碘的缺乏

甲状腺素原料碘的缺乏是引起单纯性甲状腺的主要因素，我国高原、山区省份（如云贵地区），土壤中碘盐被冲刷流失，造成饮水、食物中含碘不足，这些地区患此病较多，又称"甲状腺地方性肿"。

2. 人体对甲状腺素需求量的增高

处于青春发育期、妊娠期和绝经期的妇女，有时可发生轻度的甲状腺弥漫性肿大，此为一种生理现象，在成年或妊娠后可自行缩小。

3. 甲状腺素合成和分泌障碍

长期摄入某些物质，包括食用植物（如白菜、萝卜）、某些药物和微量元素，可抑制甲状腺素合成，引起甲状腺代偿性肿大。

二、病理

甲状腺腺体内扩张、融合、肿大的滤泡集成多个大小不等的结节，周围有纤维组织增生、包绕，形成多发性结节。

三、临床表现

1. 全身症状

多数无全身症状，基础代谢率正常，亦有少数患者可继发甲状腺功能亢进。

2. 甲状腺肿大和结节

甲状腺可有不同程度的肿大，能随吞咽上下移动。在肿大腺体的一侧或双侧，可扪及多个或单个结节，结节大小不等，质地不均匀，一般增长很慢，但囊肿样变的结节，如并发囊内出血，结节可在短期内较

快增大并有局部疼痛。

3. 压迫症状

肿大的甲状腺可压迫邻近器官而引起压迫症状。常见的为气管受压、移位，因狭窄、气管软化而出现呼吸困难。肿大的甲状腺压迫食管可出现吞咽困难；压迫喉返神经可出现声嘶；压迫颈深部大静脉，引起头颈部静脉回流受阻，可出现面部肿胀、青紫和胸部表浅静脉扩张；压迫交感神经节，可出现 Horner 综合征。

4. 少数多发性结节性甲状腺肿患者可能发生恶变。

四、诊断要点

（1）多结节的甲状腺肿。

（2）甲状腺功能多正常。

（3）甲状腺摄碘率可增高，但无高峰前移。

（4）放射性核素扫描显示放射性分布不均匀。

（5）甲状腺 B 超显示结节为实质性或囊性。

（6）结节穿刺活检有助于区分良恶性，其中采用细针抽吸细胞学检查约 80% 可获可靠的诊断。

五、治疗

据报道甲状腺结节肿癌变发生率在 8% ~ 17%，故有学者认为甲状腺结节均需施行手术治疗，以防恶变。手术适应证有：

（1）压迫气管、食管、喉返神经等引起压迫症状者。

（2）甲状腺胸骨后肿。

（3）巨大甲状腺肿影响生活和工作者。

（4）甲状腺结节继发功能亢进者。

（5）甲状腺结节疑有恶变者。

手术可行甲状腺大部切除术，原则是切除全部结节，残留甲状腺组织越多越好。若残留组织过少，术后甲状腺激素合成将进一步减少，根据垂体 – 甲状腺反馈调节学说，TSH 分泌增多，而极易引起甲状腺肿复发。术后为防止复发和甲状腺功能减退，可服用甲状腺素制剂。

第二节　甲状腺炎

甲状腺炎是一种少见的疾病，临床上常将甲状腺炎分为急性（化脓性）甲状腺炎、亚急性（非化脓性）甲状腺炎和慢性甲状腺炎。

一、病因

急性化脓性甲状腺炎大多数是由于咽喉部或颈部化脓性感染直接扩散所致，少数为远处化脓性感染经血行而传播。致病菌为葡萄球菌、链球菌和肺炎球菌等。

亚急性非化脓性甲状腺炎又称"非特异性肉芽肿性甲状腺炎"。常发生在上呼吸道感染或流行性腮腺炎后，故认为可能与病毒感染有关。在有些患者体内已查出腮腺炎病毒抗体，并且已培养出腮腺炎病毒。

慢性甲状腺炎有两类，一类是病因不清，以侵入性纤维化组织取代正常甲状腺组织，并穿破被膜进入临近组织的炎性疾病，又称为侵袭性纤维增生性甲状腺炎。另一类是一种自身免疫性疾病，又称之为慢性淋巴细胞性甲状腺炎（Hashimoto 甲状腺炎、桥本病），此类较常见。

二、病理

急性化脓性甲状腺炎病理上分为弥漫性甲状腺炎和甲状腺瘤炎，若以往甲状腺正常，感染后则易发生弥漫性甲状腺炎，若感染局限在原有的甲状腺瘤的结节或囊肿内时，因血液循环不良，则易形成甲状腺瘤炎或脓肿。

亚急性非化脓性甲状腺炎病理上表现为急性及慢性炎症特征，组织切片上除有白细胞浸润和肉芽组织增生外，还可见到很多含有胶性颗粒的巨噬细胞。故此又称为非特异性肉芽肿性甲状腺炎。

慢性淋巴细胞性甲状腺炎组织学上的特征为腺组织被大量淋巴细胞和浆细胞所浸润，并形成淋巴滤泡，但病变范围不超出甲状腺固有膜。

三、临床表现

急性化脓性甲状腺炎起病急，突发寒战，高热，颈部疼痛，并向下颌下、耳后及枕部放射。全甲状腺或甲状腺瘤处肿胀、触痛。严重者可出现气促、声音嘶哑，甚至吞咽困难等。腺组织的坏死和脓肿形成可引起甲状腺功能的减退。少数患者偶伴有甲亢的症状。亚急性非化脓性甲状腺炎多见于女性。临床上部分患者起病较急，表现为咽痛，乏力，全身不适，发热。甲状腺肿大并有压痛，开始为一侧，不久就波及到对侧。甲状腺疼痛可放射到耳、枕部，在吞咽时加剧。但多数患者的病情较轻，仅表现为甲状腺变硬，轻度触痛。患者血沉加快，但白细胞计数正常。整个病程一般为 3 个月左右，愈后一般不会导致甲状腺功能减退。

慢性淋巴细胞性甲状腺炎多见于年龄较大的妇女。病程发展缓慢。甲状腺逐渐增大，常为弥漫性、对称性肿大，表面光滑，质较硬。患者可出现轻度的呼吸困难或吞咽困难，但累及喉返神经者少见。50% 以上的病例表现为甲状腺功能减退。如伴发甲亢者可出现甲亢症状和突眼，但出现的甲亢症状短期内会减轻或消失。

四、诊断

1. 病史

急性化脓性甲状腺炎多有头颈部或全身化脓性感染的病史，而亚急性非化脓性甲状腺炎常在 1 ~ 2 周前有上呼吸道感染或腮腺炎病史。

2. 体征

急性化脓性甲状腺炎除甲状腺肿大、触痛外，常有颈前区炎症表现。白细胞计数升高，^{131}I 摄取率正常。亚急性非化脓性甲状腺炎病变常局限在甲状腺本身，全身症状轻，白细胞计数正常或稍高，血沉加快，基础代谢率略增高，血清中 T_3、T_4 升高，甲状腺 ^{131}I 摄取率显著降低。

3. 甲状腺穿刺细胞学检查有助于鉴别诊断。

五、治疗

急性化脓性甲状腺炎应及时抗感染治疗，由于致病菌多为 G^+ 球菌，首选青霉素或头孢类抗生素。同时在早期时局部冷敷，晚期采用热敷，促使炎症消退。有脓肿形成时应切开引流。

亚急性非化脓性甲状腺炎无特殊治疗，多数可自行缓解。目前多主张使用糖皮质激素和甲状腺素片治疗。泼尼松片对其有明显的疗效，可使疼痛缓解，肿胀消退，但停药后常易复发。

慢性淋巴细胞性甲状腺炎是一种自身免疫性疾病，一般不采用手术切除。用泼尼松治疗有效，但作用不持久。长期服用甲状腺素片有一定的疗效。

第三节 甲状腺腺瘤

甲状腺腺瘤是最常见的甲状腺良性肿瘤，多见于40岁以下的妇女，男女发病率之比为1：5 ~ 1：60。

一、病理

可分为滤泡状腺瘤和乳头状腺瘤两种，以前者较常见，占全部腺瘤的80% ~ 95%。滤泡状腺瘤又可分为单纯型、胶质型、胎儿型、胚胎型、嗜酸细胞型、不典型型、毒性腺瘤型等亚型。乳头状腺瘤内常形成单个或多个大囊腔，称为乳头状囊腺瘤，囊壁内表面可见颗粒状或乳头状突起伸向囊腔。

甲状腺腺瘤和甲状腺结节性肿的鉴别具有理论和实际意义，但临床实践中有一定难度，在病理上以下几点可有帮助：腺瘤一般单发，有完整、较厚且厚薄均匀的包膜，其周围为受压迫萎缩的甲状腺腺体组织，分界明显；而甲状腺结节性肿的结节常多发，其包膜较薄且不完整，或包膜厚薄不均，结节周围为弥漫性增生的腺体组织，分界不清。

二、临床表现

腺瘤多为单发，呈圆形或椭圆形，局限在一侧腺体内，位置常邻近峡部。质地较周围腺体组织稍硬，表面光滑，无压痛，可随吞咽上下移动，不伴颈淋巴结肿大。腺瘤生长缓慢，大多无自觉症状，仅在体检时或触摸颈部时无意中发现。乳头状囊腺瘤有时可因囊壁血管破裂而发生囊内出血，此时肿瘤体积可短期内迅速增大，局部出现胀痛，但这些症状几天后多能自行缓解。

通常认为甲状腺腺瘤的恶变率为 10% 左右。一旦出现腺瘤增大迅速、质地变硬、不随吞咽移动、声嘶、颈淋巴结肿大等现象，都是腺瘤恶变的征兆。

三、诊断和鉴别诊断

甲状腺腺瘤多以甲状腺结节为主诉就诊，应与甲状腺癌、甲状腺结节性肿等疾病相鉴别。故初诊时，应仔细扪查，分清结节是单发还是多发，单侧或是双侧，其质地、活动度，颈淋巴结是否肿大等，对临床诊断有重要的参考意义。以下辅助检查结合进行可有助明确病变性质。

1. 颈部 X 线拍片

X 线拍片可了解甲状腺位置、范围、气管是否受压等。甲状腺瘤的钙化影常是分散状片云雾状，而沙粒状钙化影则常为乳头状癌的特征。

2. 甲状腺 B 超

B 超对甲状腺结节诊断占有重要地位。可确定结节为实质性或囊性、大小、单发或多发。甲状腺腺瘤的超声表现为腺体内的圆形或椭圆形实质暗区，边界清楚，内部多是低回声。通常多发性结节、囊性肿物特别是直径 4cm 以下者多为良性。

3. 放射性核素扫描

目前常用于甲状腺扫描的核素有 ^{131}I、$^{99m}TcO_4$ 等。根据甲状腺对核素的吸收程度，成像可分为：①热结节，即结节放射性明显高于正常甲状腺组织，多为功能自主性腺瘤；②温结节，即结节放射性接近正常甲状腺组织，一般多为甲状腺腺瘤；③冷结节，即结节放射性明显低于正常甲状腺组织，常见于甲状腺癌，但囊肿、功能减退的腺瘤等亦有冷结节者。一般来说，冷结节要充分考虑癌肿，温结节不能绝对排除甲状腺癌。若 B 超检查为实质性结节，核素扫描为冷结节者更要考虑为癌肿。

4. 组织学和细胞学检查

手术切开活检目前多仅限于作术中速冻病理时应用，而不独立作为单纯的检查方法。目前临床应用较多的是细针抽吸细胞学检查（FNAC），其诊断正确率约 80% 左右，特别是在 B 超的辅助下，被认为是诊断甲状腺结节性质最精确的检查。

四、治疗

有些甲状腺单发结节临床良、恶性鉴别较困难，即使确诊为腺瘤者仍有恶变可能，因此对甲状腺单发结节原则上应早期切除，特别是伴有颈淋巴结肿大者、小儿及男性患者、曾接受过头颈部或上纵隔放疗者，因其恶性倾向较高，更应早日手术。

在手术方法上，考虑到有些结节的良、恶性难以确定以及为减少腺瘤的术后复发，应立足切除彻底，单纯的腺瘤切除是不够的。目前临床上对甲状腺腺瘤多主张作患侧的腺叶全切除加峡部切除。同时，应做术中病理，一旦证实为恶性病变，应进一步按甲状腺癌的处理原则扩大手术范围。

手术过程中，应注意保护喉返神经和甲状旁腺。为避免或减少喉返神经损伤，目前大多主张术中解剖喉返神经及应用喉返神经术中实时监控。术中解剖喉返神经应视为甲状腺手术质量高低的标准之一。在此过程中，还应特别注意喉返神经及其分支的解剖变异，保护并不要过度解剖喉返神经平面以下组织及滋养喉返神经的细小血管。亦有普外科医师在术中不解剖喉返神经，而主张采用甲状腺囊内切除的手术方式，即切除腺体时，保留气管平面以下的甲状腺固有膜，结扎切断上、下极血管时紧贴腺体组织，以达到减少喉返神经和甲状旁腺损伤的目的。

为兼顾术后美容，近年来颈部无切口的内镜辅助甲状腺切除术和完全内镜甲状腺切除术亦有较多应用。该手术在颈部建立和维持一个操作空间，使用超声刀作为主要分离和止血工具，在内镜放大下完成手术过程。其适应证和禁忌证尚未统一，但甲状腺恶性肿瘤、肿块直径大于 4cm、既往有颈部手术或放疗史等，仍是一般公认的禁忌证。

第四节　甲状旁腺疾病

甲状旁腺一般有 4 个，紧密地附着在甲状腺左右两叶的背面内侧，腺体呈卵圆形，扁平，长 5 ~ 6mm、宽 3 ~ 4mm、厚约 2mm，重 30 ~ 45mg，黄褐色，质软。甲状旁腺分泌甲状旁腺素（parathyroid hormone，PIH），一种可溶于水的多肽，其生理功能是调节体内钙的代谢，维持体内钙、磷的平衡。PTH 通过肾脏、骨骼和肠道三个器官对血钙进行调节：①能抑制肾小管对磷的回吸收，使尿磷增加，血磷降低；同时加强肾小管对钙的回吸收；还促使 1- 羟化酶在肾脏内激活维生素 D；②能促进破骨细胞的脱钙作用，使磷酸钙从骨质脱出，提高血钙和血磷的浓度；③通过维生素 D_3 的作用，增进小肠黏膜对钙的吸收。

近年来发现钙磷平衡也受与甲状旁腺激素有拮抗作用的激素"降钙素"（calcitonin，CT）的调节。CT 有抑制破骨细胞的作用，从而能抑制骨质溶解，同时作用于肾脏，增加尿中钙、磷排出量，而使血钙降低。

目前所知，PTH 和 CT 都不受垂体的控制，而与血钙离子浓度之间存在着反馈关系。当血钙过低，可刺激 PTH 的释放和抑制 CT 的合成，使血钙增高，血磷降低；相反，血钙过高则可抑制 PTH 的合成和刺激 CT 的释放，使血钙向骨骼转移，血钙浓度降低，从而调节了钙、磷代谢的动态平衡，使血钙、血磷稳定在正常范围内。

一、甲状旁腺功能亢进

（一）病因

甲状旁腺功能亢进分为原发性与继发性两类。

原发性甲状旁腺功能亢进是由甲状旁腺自身病变所引起的甲状旁腺激素合成与分泌过多所致。它主要是由单发的甲状旁腺腺瘤（86%）所引起，其次为多发腺瘤（6%）或所有四个甲状旁腺的增生（7%），而由甲状旁腺腺癌引起者较少（1%）。

原发性甲状旁腺功能亢进近年已较多见，在内分泌疾病方面仅次于糖尿病和甲状腺功能亢进。临床上可分为三种类型：①肾型：约占 70%，主要表现为尿路结石，较少为肾实质的钙盐沉积；②肾骨型：约占 20%，表现为尿路结石和骨骼的脱钙病变；③骨型：约占 10%，主要表现为骨骼的脱钙病变：骨质疏软，骨外层和骨小梁萎缩、变薄，骨组织多为纤维组织所替代，并形成多个囊肿和巨细胞瘤样病变。

继发性甲状旁腺功能亢进是因各种疾病引起血钙长期降低而导致甲状旁腺增生和甲状旁腺激素分泌过多。临床上多见于下列原因：①肾功能不全（慢性肾炎）使血磷残留，血钙因而相应地降低；②维生素 D 缺乏（佝偻病、骨软化症等）使钙在肠道内吸收不良；③在妊娠或哺乳期母体失钙过多。

（二）临床表现

原发性甲状旁腺功能亢进多发生于 20 ~ 50 岁，女性多于男性。本病起病缓慢，病程长，早期可无症状，常在体检时发现血钙增高或对泌尿道结石患者的检查中发现有原发性甲状旁腺功能亢进（占 5% ~ 10%）。对反复发作的肾结石，特别是两侧肾结石，应考虑此病。

部分患者以全身骨骼脱钙为主要临床表现，其中以颅骨、指骨、股骨、胫骨、骨盆和腰椎等最常见。

表现为局部骨痛或压痛；骨质呈结节状增厚、凹凸不平、弯曲或畸形；有时可发生病理骨折。由于高血钙和低血磷，神经肌肉的应激性减低，导致全身肌张力低下，胃肠蠕动减弱，患者出现疲乏、食欲不振、恶心、便秘、甚至因咽肌无力而引起吞咽困难。

少数患者（约10%）可伴有胃、十二指肠球部溃疡及上消化道出血，这可能是由于血钙过高刺激胃泌素分泌增多，或由于血钙过高促使迷走神经末梢释放乙酰胆碱，从而引起胃酸分泌过多所致。也有并发急性胰腺炎、胆石症的病例报道。

继发性甲状旁腺功能亢进者除有原发肾脏病表现，如慢性肾功能不全、消化不良、消瘦、水肿和贫血外，多数患者还伴有手足抽搐，关节活动受限，骨痛，行动困难。少数患者可发生病理性骨折和畸形等。

甲状旁腺功能亢进者一般无局部症状，亦很少能左颈部触及到甲状旁腺腺瘤。

（三）诊断

1. 主要依靠综合指标

如血钙值、钙磷比值、肾小管磷回吸收试验等，如果多次检查中血钙含量增高、磷含量降低，尿中钙排出量增高等，在大多数病例即可明确诊断。

2. 结合典型的骨相改变

X线片上可见骨稀疏、变薄、变形，骨内有多个透明的囊肿影。指骨骨膜下骨质吸收、囊肿形成；颅骨斑点状脱钙等。如施行髂嵴的活组织检查，显示破骨细胞活跃，则可确诊。

3. 放射免疫法

直接测定血清PTH浓度，正常人在100pg/mL以下。正常情况下，血清PTH浓度与血钙含量呈反馈关系，因此如果血钙正常或略有增高，而血清PTH增高，就可以诊断为甲状旁腺功能亢进。

4. B超检查

作为甲状旁腺瘤定位的首选方法，其准确率可达90%，但如腺瘤直径小于5mm者则较难发现。

5. CT检查和甲状腺下动脉插管行选择性造影，都有助于甲状旁腺腺瘤的定位诊断。

（四）鉴别诊断

主要需与肺癌、肾癌、胰腺癌等所引起的血钙升高相鉴别。肾上腺皮质激素可降低由恶性肿瘤所致的血钙升高，但对于甲状旁腺功能亢进所致的血钙升高则无效。

（五）治疗

凡诊断为本病者应尽可能采用手术治疗。手术的适应证为：①确诊为甲状旁腺腺瘤或疑有恶变；②合并骨骼病变、肾结石或肾实质钙化；③合并有反复发作、久治不愈的消化道溃疡。

对甲状旁腺腺瘤应及早手术切除，而对晚期的严重患者，即使有效地切除了腺瘤，也很难恢复因肾实质的钙盐沉积所引起的肾功能损害。

需要注意的是：①在手术切除甲状旁腺腺瘤前应内科治疗高钙血症；②术中应做快速切片以确定有无恶变；③手术操作要求仔细、耐心，先解剖出甲状腺下动脉和喉返神经，这样才能将4个甲状旁腺显露出来，然后逐个探查每个腺体；④术后注意防治低钙血症。

二、甲状旁腺功能减退

（一）病因

甲状旁腺功能减退症可由甲状旁腺自身病变或效应器官及组织在任何环节的异常所引起。

（1）甲状腺或甲状旁腺手术时不慎将甲状旁腺误切或切除过多。此为最常见的原因。

（2）特发性甲状旁腺功能减退可能与自身免疫或放射性损伤有关，或因肿瘤转移破坏甲状旁腺。

（3）先天性甲状旁腺发育异常或缺如。

（4）假性甲状旁腺功能减退属家族遗传缺陷性疾病。

（二）临床表现

甲状旁腺功能减退时甲状旁腺激素分泌减少，导致钙磷代谢障碍，表现为低血钙和高血磷。低钙时神经肌肉兴奋性增高，临床上最早的症状是口周、手指、脚趾麻木与刺痛，精神焦虑、抑郁。典型表现为低钙搐搦。隐匿性搐搦表现为手指弹击耳前面神经引起颜面肌肉收缩（Chvostek 征阳性）。阻断前臂的血流 3min，可发生腕痉挛（trousseau 征阳性）。假性甲状旁腺功能减退属家族遗传缺陷性疾病，多发生在儿童。患者除了低血钙的症状外，还可出现矮胖、圆脸，短颈、短指畸形，部分患者伴有智力发育差和骨骼发育障碍。

（三）治疗

（1）急性低血钙出现手足抽搐时。可缓慢静脉注射 10% 葡萄糖酸钙 10mL，必要时重复使用。如在手术后发生手足抽搐症者，则应密切观察。术后 2 周以上血钙仍低，仍有手足抽搐发作，可视为永久性甲状旁腺功能减退症，则需补充维生素 D 和钙剂。维持血钙于正常水平所需维生素 D 的剂量因人而异。

（2）甲状旁腺功能减退。患者平时应进食高钙、低磷饮食；口服钙剂；适当补充维生素 D；或用双氢速固醇（A–T$_{10}$）每日 0.5 ~ 3mL（一般每日 1mL 或隔日 1mL 即可）。

（3）如经上述处理血钙虽已提高，但仍有神经应激性增高，则考虑可能有低血镁症。可用 25% 硫酸镁 10mL 肌肉注射，或溶于 5% 葡萄糖盐水 500mL 中静脉滴注，或每日服 50% 硫酸镁 10 ~ 15 mL。

（4）同时应尽量避免应用能加重低血钙的药物，如避孕药、糖皮质激素、安定、苯妥英钠等。

（5）甲状旁腺移植。若能存活，将可获得根本性的治疗，但目前仍存在免疫排斥等问题。

第十六章

脑脊液检验

第一节　脑脊液解剖生理

脑脊液是细胞外液的一种，是血浆的低蛋白产物，不断地进行交换和吸收，它不但是维持神经组织功能的内环境，也是一个动力学的介质。

一、脑脊液的生成

人类脑脊液系统的解剖是由两个相连续的腔隙所构成的：①间质间隙：脑和脊髓的间质间隙，与身体其他器官不同，是一个相当狭窄的管腔，通过不渗透的细胞基膜而与血管腔相隔离。这种膜构成了血脑屏障的结构基础。②脑脊液腔：脑脊液腔是由三个脑室（两个侧脑室和第三脑室）、中央水管、第四脑室、脊髓中央管和蛛网膜下隙组成。脑脊液属细胞外液的一种，主要为脑室中的脉络丛所分泌，因侧脑室内的脉络丛最丰富，95% 在侧脑室形成，其余大部分在第四脑室产生，此外有极少一部分来自脑与脊髓的血管周围间隙。经近年来研究，认为脑脊液也可由室管膜和脑实质生成。据 Oberson（1976 年）以脉络丛闪烁照相的实验研究证明，脑脊液的产生来源有三：1/3 来自脉络丛和室管膜表面，1/3 来自颅内蛛网膜下隙，1/3 来自脊髓蛛网膜下隙。在正常情况下，脑脊液的分泌以中枢部位为主，其吸收以周围部位为主。在正常情况下，脑脊液生成率为 0.3 ~ 0.4mL/min，每天分泌量一般不超过 400 ~ 500mL。脑脊液分泌量因年龄而异，婴儿为 50mL，成人为 150mL。人体的脑脊液可能在 4 ~ 8h 更新一次，每日更换 3 ~ 4 次。当脑膜发生急性或慢性充血时，脑脊液的容量增加，这是由于脉络丛的渗透压增加和血浆渗透作用加强的缘故。当急性或慢性脑膜炎时，由于炎症渗出的出现，也可使脑脊液容量增加。正常成人脑脊液总量为 120 ~ 180mL（平均 150mL），占体内水分总量的 1.5%，其分布如下：每个侧脑室约含 10 ~ 15mL；第四脑室共约含 5 ~ 10mL；脑蛛网膜下隙与各脑池（脚间池、桥脑池、小脑延髓池）共约含 25 ~ 30mL；脊髓蛛网膜下隙含 70 ~ 75mL。

脑脊液在侧脑室脉络丛生成后，在脑室和蛛网膜下隙进行循环：通过脑室间孔进入第三脑室；与第三脑室生成的脑脊液汇合，通过中脑导水管至第四脑室；第四脑室的脑脊液通过外侧孔和正中孔流至蛛网膜下隙；一部分向上至脑底各池；此后缓慢流至脊髓蛛网膜下隙，再返回向上流至大脑半球的蛛网膜下隙，通过大脑凸面蛛网膜颗粒渗入上矢状窦。简要地说，脑脊液循环步骤为：侧脑室→室间孔→第三脑室→中脑导水管→第四脑室→外侧孔和正中孔→脑和脊髓蛛网膜下隙→大脑凸面蛛网膜颗粒→静脉窦（上矢状窦）。通常脑脊液皆朝着一个方向流动，每时每刻都在不停地循环着。维持脑脊液循环主要靠流体静压（即蛛网膜下隙压力减去大脑静脉压力）与血液的渗透压。上矢状窦是大脑皮质静脉和脑脊液回流的必经途径，当上矢状窦发生感染性血栓形成时，将影响静脉血和脑脊液的回流。

二、脑脊液的吸收

一般认为，脑脊液的吸收通过下列三条途径：主要由脑顶和脑底部的蛛网膜绒毛吸收至静脉窦内，以上矢状窦之蛛网膜颗粒吸收尤为明显；部分脑脊液由软脑膜、蛛网膜的毛细血管吸收；小部分脑脊液还可由脑和脊神经根周围间隙及血管周围间隙等吸收。Wright（1971 年）统计，约有 4/5 的脑脊液由脑的蛛网膜颗粒吸收，其余 1/5 的脑脊液大部分通过进入脊髓静脉的蛛网膜绒毛吸收。Johnston（1973 年）指出，脑脊液的吸收是通过蛛网膜颗粒的微小管系统进入上矢状窦。因此，脑脊液的吸收（ACSF）与蛛网膜下隙和上矢状窦的压力差（PCSF–PSS）以及脑脊液流经蛛网膜绒毛颗粒的阻力（Rav）有关，用公式表示如下：ACSF—PCSF–PSS/Rav。如上矢状窦压力增高（PCSF–PSS 的值减少），则使蛛网膜绒毛微小管系统被压迫，以至关闭，这样脑脊液的吸收就减少，甚至停止。同理，当某些疾病使蛛网膜绒毛发生病变或阻塞时（Bay 增加），也可影响脑脊液的吸收。当静脉压继续增高时，可减少或使脑脊液吸收受阻。如果脊髓蛛网膜下隙有梗阻时，脑脊液吸收的速度就明显减慢。当感染性多发性神经根神经炎时，由于脑脊液蛋白显著增高，也可阻碍脑脊液的吸收。脑脊液的吸收与颅内压也有关系，曾有实验表明，在脑脊液压力升至 3922Pa（400mmH$_2$O）之前，脑脊液吸收速度与颅内压之间仍成正比；当压力降至 666Pa（68mmH$_2$O）以下时，脑脊液停止吸收；压力在 1098Pa（112mmH$_2$O）左右时，脑脊液的产生和吸收呈平衡状态。

三、脑脊液的功能

保护作用：脑脊液作为缓冲液保护脑和脊髓，减少或消除外力对脑脊的冲击作用。颅脑外伤时，脑脊液一方面对脑组织起保护作用，减少暴力打击对脑部解剖和功能上的影响；另一方面，外伤后脑脊液产生量和质的相应变化，如出现脑脊液含血、颅内压升高或脑脊液漏引起的低颅压等，对于临床症状的发生和发展及其转归常有明显的影响。

调节作用：调节颅腔、脊髓腔的容积，维持血渗透压，保持颅内压的恒定。脑脊液的体积约占整个颅内容量的 10%，当脑脊液改变时可在一定程度上影响颅内压，但这种调节作用是有限的，可通过脑脊液的逐渐转移和缩短而达到。如当颅内压增高时，颅内脑脊液可向椎管转移，或通过脑脊液的吸收加快或分泌减少，调节颅内压达到平衡。

代谢作用：参与脑脊液营养代谢，完成神经细胞与体液间物质代谢交换。即通过脑脊液的作用，将血液的营养物质和氧供给神经组织，并将神经组织内的废物和二氧化碳带至血液，同时调节神经系统的碱储备，调节和维持酸碱平衡。脑脊液对中枢神经系统的营养作用很重要，当脑脊液循环有梗阻时，可产生神经组织的萎缩。

第二节 脑脊液检验的适应证及标本采集

脑脊液一般用腰椎穿刺术（腰穿）获得，必要时用小脑延髓池穿刺术（池穿）或侧脑室穿刺术。腰椎穿刺的适应证：当怀疑任何形式的脑炎或脑膜炎时，必须经腰穿做脑脊液检查。怀疑多发性硬化以及评价痴呆和神经系统变性病变时，腰穿脑脊液检查对临床诊断有一定帮助。疑有蛛网膜下隙出血时，不能做头颅 CT 检查或不能与脑膜炎鉴别时，有必要做腰穿。评价炎性神经病和多发性神经根病时，脑脊液检查可提供有价值的信息。怀疑脑占位性病变时，腰穿脑脊液检查时可以找到肿瘤标志。神经系统疾患需系统观察或需椎管内给药、造影和腰麻等。

一、腰椎穿刺的主要禁忌证

实施腰穿取脑脊液时，一定要考虑是否有颅内压升高，如果眼底检查发现视乳头水肿，一定要先做 CT 和 MRI 检查。影像学检查如脑室大小正常且没有移位，后颅凹没有占位征象，方可腰穿取脑脊液，否则不能做腰穿。穿刺部位有化脓性感染灶。凝血酶原时间延长、血小板计数低于 $50 \times 10^9/L$、使用肝素或任何原因导致的出血倾向，应该在凝血障碍纠正后方可腰穿。脊髓压迫症做腰穿时应该谨慎，因为腰穿可以使脊髓压迫症状加重。开放性颅脑损伤或有脑脊液漏者。

二、腰椎穿刺的并发症

腰穿后头痛：腰穿后头痛是最常见的一种并发症，发生机制是由于腰穿放出脑脊液后使颅内血管扩张、充血或静脉窦被牵拉而引起的，或者是由于放出脑脊液过多造成颅内压减低，使由三叉神经感觉支支配的脑膜及血管组织牵拉、移位引起头痛。

腰背痛及神经根痛：腰穿后的腰背痛是由于穿刺造成局部软组织损伤所致，当穿刺不当使穿刺针斜面与韧带呈垂直方向时，可以切断韧带的纵行纤维，使韧带失去正常张力从而产生腰背部的酸痛。

脑疝：腰穿时由于释放过多的脑脊液，使颅腔与椎管之间的幕上分腔与幕下分腔之间的压力增大，可促使脑疝的形成。患者腰穿后应去枕平卧 24h，严密观察病情，注意生命体征和观察瞳孔的变化。如发现头痛、颈痛、精神萎靡、瞳孔不等大、意识屏障加重等时，则应考虑发生脑疝的可能，积极采取脱水、降颅压等措施。

出血：一般腰穿有创伤性出血时，大多是刺破蛛网膜或硬膜下静脉，出血量少时，很少引起临床症状。当刺破大血管，如马尾的根血管时，即可能产生大量出血，临床上类似原发性蛛网膜下隙出血。

感染：由于消毒不彻底或无菌操作不严格，可能导致腰穿时的感染，包括脊柱骨髓炎、椎间盘感染、硬膜外脓肿和细菌性脑膜炎等。

三、腰椎穿刺的注意事项

腰椎穿刺前应注意有无颅内压增高症状和体征，必要时做眼底检查。颅内压增高时腰椎穿刺是相对的禁忌证，因为这时腰穿采取脑脊液有一定的危险性，可诱发脑疝，甚至导致死亡。但由于诊断上的需要必须做脑脊液检查者，腰穿要慎重。为安全起见，在腰穿前 0.5 ~ 1h 可先用尿素或甘露醇静脉点滴，经过 1 ~ 2h 后进行腰穿。心、肺功能不全及急性会厌炎患儿，在做充分的腰穿体位时，也可因而发生心跳与呼吸骤停，必须加以注意。腰穿后去枕平卧 24h，严密观察病情，经常注意生命体征和瞳孔的变化。如发现头痛剧烈、颈痛、精神萎靡、瞳孔不等大、意识障碍加重等，则有发生脑疝的可能，应积极采取脱水、降颅压等措施。放液不宜过速、过多，放出少量脑脊液（1 ~ 2mL），做最必要的检查。

四、标本的采集及注意事项

脑脊液标本由临床医生进行腰椎穿刺采集，必要时可从小脑延脑池或侧脑室穿刺获得。穿刺后应由医生做压力测定，正常脑脊液压力卧位为 0.78 ~ 1.76kPa（80 ~ 180mmH$_2$O）；儿童为 0.4 ~ 1.0kPa（40 ~ 100mmH$_2$O）。任何病变使脑组织体积或脑脊液量增加时，脑脊液压力均可升高。待压力测定后，将脑脊液分别收集于 3 个无菌小瓶（或试管）中，每瓶 1 ~ 2mL 即可，第 1 瓶做细菌学检查，第 2 瓶做化学或免疫学检查，第 3 瓶做细胞计数。标本采集后要立即送检、化验，一般不能超过 1h。因为放置时间过久，其性质可能发生改变，影响检验结果：细胞破坏或沉淀，与纤维蛋白凝集成块，导致细胞分布不均而使计数不准确；细胞离体后迅速变形乃至渐渐消失，影响分类计数；葡萄糖迅速分解，造成含糖量降低；细菌溶解，影响细菌（尤其是脑膜炎双球菌）的检出率。采集的脑脊液标本应尽量避免凝固和混入血液。

1. 血性脑脊液的判断

腰穿引起人工出血与蛛网膜下隙出血的鉴别：腰穿操作可引起轻微的红细胞增多，有时很难与颅内出血相鉴别。脑脊液中的少量红细胞，确定是腰穿损伤了血管还是颅内出血，这对临床的鉴别诊断有一定的价值。

腰穿外伤：腰穿不顺利，损伤局部血管；腰穿外伤若出血不多，则血液与脑脊液混合不均匀，先有血液，以后逐渐清亮，前后标本颜色不一致；若出血较多，标本静置后血液自行凝固；标本静置，当红细胞沉于管底后，上层液澄清，潜血试验呈阴性；显微镜检查均为新鲜红细胞；腰穿压力多正常。

蛛网膜下隙出血：腰穿顺利，无损伤；血液与脑脊液混合均匀，前后几个标本颜色相同；标本静置后，血液不会凝固；当红细胞沉于管底后，上层液为淡黄色，潜血试验呈阳性；显微镜检查为陈旧红细胞（细胞破碎，边缘不整）；腰穿压力常增高。

在腰穿外伤与蛛网膜下隙出血的鉴别诊断上，可做以下 3 种试验。①三管试验：先后用 3 个试管分别采取脑脊液进行比较，若第 1 管至第 3 管颜色逐渐变淡，红细胞计数也逐渐减少，则为人工损伤性出血；而蛛网膜下隙出血，则 3 管的颜色是一致的，红细胞计数大致相等。②离心试验：盛有脑脊液的试管经离心沉淀后，上层液若为无色、透明，则大多为人工损伤性出血；若上清液呈橘红色或黄色时，则大多为蛛网膜下隙出血。③潜血试验：人工损伤性出血时，由于红细胞尚未溶解，其上清液中无游离血红蛋白，故潜血试验呈阴性；而蛛网膜下隙出血 2h 后，由于游离血红蛋白的出现，潜血试验呈阳性。

2. 含血脑脊液中白细胞计数的校正

出血初期在 12h 以内，可以按红细胞∶白细胞 –（700 ~ 1 000）∶1 的比例计算，更精确的计算可按下列公式：W=WF + [WB × RF/RB]，式中 W – 含血脑脊液中的白细胞校正数；WF– 含血脑脊液中的未校白细胞数；WB – 周围血中的白细胞数；RF– 含血脑脊液中的红细胞数；RB – 周围血中的红细胞数。

出血 24h 后，红细胞溶解，加上出血刺激脑膜，使得白细胞大量增加，就不能用上述规律计算。其增加的种类开始为中性粒细胞，以后为淋巴细胞，再后为单核细胞。

3. 出血量的估计

根据红细胞的数量，可通过下列公式计算：出血量（mL）= [脑脊液中红细胞数 × 平均脑脊液量（150mL）]/ 周围血中红细胞数。

4. 出血时间的估计

根据红细胞溶解破坏产生的氧合血红蛋白和胆红质量的差异，导致脑脊液颜色不同，可以大致估计出血时间。出血时间在 2 ~ 4h，脑脊液上清液可无颜色变化；出血时间在 4 ~ 12h 后，由于开始溶血，脑脊液因含氧合血红蛋白，呈橘红色或粉红色；出血时间在 1.5 ~ 3.5d，脑脊液中因出现胆红质而呈橙黄色；以后逐渐吸收而呈黄色或淡黄色，约 3 周后转为正常。

第三节　一般检查

正常脑脊液外观无色、透明，比重为 1.003 ~ 1.008（平均为 1.005），pH 为 7.35 ~ 7.40，呈弱碱性，脑脊液 pH 较血 pH 稳定。脑脊液的酸碱状态主要受以下因素影响：血液和脑脊液间在不同部位的 CO_2 弥散量；通过血脑屏障，H^+ 和 HCO_3^- 的分布；从脑神经细胞释放的酸性代谢产物的速度等。

一、压力检查

压力测定是脑脊液检查的必需项目。如上所述，压力测定一定要在患者完全放松的情况下进行，否则压力测定值会高。压力测定的方法有压力计法和流速法。压力计包括压力管和压力表两种。当腰穿和其他穿刺成功后，接上压力管或压力表，即可见脑脊液压力逐渐上升。嘱患者充分放松，其上界可见一定幅度的脑脊液而不再上升，记录此时的压力，即为初压。正常情况下，脑脊液压力值因不同的穿刺部位和不同体位测定时，脑脊液压力测定有所不同。不同年龄的脑脊液压力有所区别，一般儿童脑脊液压力较成人低。对于腰穿的卧位压力，儿童为 490 ~ 981Pa（50 ~ 100mmH$_2$O），婴儿为 294 ~ 785Pa（30 ~ 80mmH$_2$O），新生儿为 127 ~ 637Pa（13 ~ 65mmH$_2$O）。脑脊液压力测定受下列因素影响：①呼吸：脑脊液压力随深呼吸而产生的波动为 98 ~ 196Pa（10 ~ 20mmH$_2$O），以胸式呼吸的影响为主，吸气时脑脊液压力降低，如呼吸性波动消失，提示椎管内有梗阻。②脉搏：脑脊液随脉搏而产生的波动为 20 ~ 39Pa（2 ~ 4mmH$_2$O）。③用力憋气：用力憋气时，可使脑脊液压力升高 98 ~ 490Pa（10 ~ 50mmH$_2$O）。脑脊液压力测定的临床意义如下。

（一）颅内压增高

侧卧位腰穿脑脊液压力高于 1961Pa（200mmH$_2$O）时为颅内压增高，导致颅内压增高有以下原因：脑组织水肿和肿胀；脑脊液循环通路梗阻；脑脊液分泌增加或吸收障碍造成的脑脊液增多；硬脑膜内体积增加；脑瘤组织增生；颅内静脉窦淤血或静脉窦血栓；颅内循环血液量增加；动脉压急剧增高；颅脑外伤、颅内感染；静脉滴入大剂量低张溶液；维生素 A 过多使脑脊液分泌增加；慢性低血钙时血脑屏障通透性增加。

（二）颅内压降低

侧卧位腰穿压力低于 588Pa（60mmH$_2$O）时称为颅内压降低，颅内压降低常见于以下几种原因：近期内反复多次腰穿，脑脊液大量丢失；持续脑室引流；脑脊液鼻漏；脉络丛分泌的反射性抑制；枕骨大孔下或椎管内梗阻；频繁的呕吐、腹泻、进食少或慢性消耗引起的脱水；颅内放射治疗；脊髓麻醉；颅内手术后；恶病质；全身性疾病使丘脑下部功能失调；腰穿之前使用脱水药；胰岛素休克。正常情况下，脑积液压力随着脉搏的波动而波动，这种波动随着脑脊液压力的变化而不同，当颅内压增高时波动明显，当颅内压降低时波动减弱。

如果脑脊液波动消失，常常提示：椎管梗阻；脑脊液蛋白增高，黏度增大；枕骨大孔疝形成。

二、颜色

正常脑脊液为无色透明。临床意义：红色主要由于穿刺损伤、蛛网膜下隙或脑室出血引起。黄色可因出血、梗阻、淤滞、黄疸等引起黄变症，有很重要的临床意义。陈旧性蛛网膜下隙或脑室出血，由于红细胞缺乏蛋白质和脂类对膜稳定性的保护，很易破坏、溶解，出血 4～8h 即可出现黄色。停止出血后，这种黄色仍可持续 3 周左右。椎管梗阻如髓外肿瘤、格林巴利综合征，当脑脊液蛋白质量超过 1.5g/L 时，颜色变黄，其黄色程度与蛋白质含量呈正比，且梗阻的部位越低，黄变越明显。重症黄疸、黄疸型传染性肝炎、肝硬化、钩端螺旋体病、胆管梗阻、核黄疸、新生儿溶血性疾病时，由于脑脊液中胆红质增高，可呈黄染。如黄疸和血脑屏障通透性改变长期存在，甚至血清中低浓度的胆红质也可造成脑脊液的黄变症。化脓性脑膜炎、重症结核性脑膜炎时，因脑脊液蛋白质含量明显增加而呈淡黄色或黄色。当颅内静脉血液循环和脑脊液循环有淤滞时，由于红细胞从血管内渗出，因而产生脑脊液变黄。脑膜、大脑皮质和白质毛细血管淤滞时，也可呈黄变。白色或灰白色多因白细胞增多所致，常见于化脓性脑膜炎。褐色或黑色常见于脑膜黑色素瘤及黑色素肉瘤等。绿色见于绿脓杆菌性脑膜炎、急性肺炎链球菌性脑膜炎及甲型链球菌性脑膜炎等。

三、透明度

正常脑脊液为清晰透明。临床意义：病毒性脑炎、神经梅毒、轻型结核脑膜炎、脊髓灰质炎等脑脊液也可呈透明外观。脑脊液中的细胞如超过 300×10^9/L 时则变为浑浊。蛋白质含量增加或含有大量细菌、真菌等也可使其浑浊。结核性脑膜炎常呈毛玻璃样微混。化脓性脑膜炎常呈明显脓样浑浊。

四、薄膜或凝块

观察方法：当脑脊液内蛋白质（包括纤维蛋白原）增至 10g/L 以上时，可出现薄膜或沉淀。化脓性脑膜炎往往在 1～2h 内形成薄膜、凝块或沉淀。结核性脑膜炎在 12～24h 形成膜状物或纤细凝块，取此膜涂片查结核分枝杆菌，阳性检出率高。神经梅毒可以出现小絮状凝块而不形成薄膜。蛛网膜下隙阻塞时，其远端部位的脑脊液因蛋白质含量高常呈黄色胶胨状。

临床意义：凡可能有纤维蛋白析出的脑脊液标本，如临床上疑为结核性脑膜炎时，应保留标本，最好静置 24h，观察有无凝块或薄膜形成。正常脑脊液放置 24h 不形成薄膜，无凝块和沉淀。当脑脊液内蛋白质（包括纤维蛋白原）增至 10g/L 以上时，可出现薄膜或沉淀。化脓性脑膜炎往往在 1～2h 内形成薄膜、凝块或沉淀。结核性脑膜炎在 12～24h 形成膜状物或纤细凝块，取此膜涂片查结核杆菌，阳性检出率高。神经梅毒可以出现小絮状凝块而不形成薄膜。蛛网膜下隙阻塞时，其远端部位的脑脊液因蛋白质含量高常呈现黄色胶胨状。

五、显微镜检查

通过脑脊液细胞和外周血细胞间的对比研究以及脑脊液细胞改变的动态观察，可了解某些疾病的发病机制、中枢神经系统的免疫特性和中枢神经系统的病理演变过程，为临床诊断和治疗提供更多的理论依据。

六、脑脊液细胞的来源及功能

在正常情况下，脑脊液中细胞很少，其中大多数为淋巴细胞，少数为单核样细胞，偶见中性粒细胞、嗜酸性粒细胞。但在病理情况下，脑脊液中的细胞可迅速增加，出现各种激活状态的细胞。这些细胞一方面可提示不同原因所致的病变存在，另一方面也反映了脑脊液细胞在各种疾病状态下的作用。动物实验和人体研究证实，脑脊液细胞主要来源于血液中的细胞。在病理情况下，脑脊液中的淋巴细胞和单核样细胞尚可通过自身分裂进行增殖。脑脊液这些细胞的去向主要通过淋巴系统引流，变性和血液回流也是脑脊液细胞的重要去向之一。脑脊液细胞的功能因细胞种类不同而功能各异。淋巴细胞及其各种亚群是免疫反应的主要活性细胞，参与体液和细胞免疫反应，并对免疫反应有调节作用；单核吞噬细胞除具有吞噬作用外，还具有抗原的提纯、免疫调节及分泌等重要的生物学功能；中性粒细胞在许多类型的感染过程中首当其冲，具有趋化、吞噬和杀菌作用；嗜酸性粒细胞除具有吞噬和杀菌作用外，还参与变态反应的调节和抗寄生虫感染。脑脊液细胞基于近代细胞学、免疫学理论，分为免疫活性细胞（小淋巴细胞、转化型淋巴细胞、淋巴样细胞、浆细胞）、单核吞噬细胞（单核细胞、激活型单核样细胞、巨噬细胞）、多形核粒细胞（嗜中性粒细胞、嗜酸性粒细胞）、脑脊液腔壁细胞（脉络丛细胞、室管膜细胞、蛛网膜细胞）、肿瘤细胞和污染细胞（软骨细胞、骨髓细胞）六大类。

七、细胞计数

（一）细胞总数

器材及试剂同红、白细胞计数。操作：澄清的脑脊液可混匀后用滴管直接滴入计数池，计数 10 个大方格内红、白细胞数，其总和即为每升的细胞数。再换算成每升脑脊液中的细胞数。如细胞较多，可计数一大方格内的细胞数 ×10，即得每升脑脊液中细胞数。浑浊或带血的脑脊液可用血红蛋白吸管吸取浑浊的脑脊液，加入含 0.38mL 红细胞稀释液的小试管中，混合后加入计数池内，用低倍镜计数 4 个大方格内的细胞数，乘以 50，即每升脑脊液的细胞数。

（二）白细胞数

非血性标本：小试管内放入冰乙酸（1 ~ 2）滴，转动试管，使内壁沾有冰乙酸后倾去，然后滴加混匀的脑脊液（3 ~ 4）滴，几分钟以后，混匀充入计数池，按细胞总数操作中的红、白细胞计数法计数。血性标本：将混合的脑脊液用 1% 冰乙酸溶液稀释后进行计数。为除去因出血而来的白细胞，用下式进行校正。每升脑脊液内白细胞校正—每升脑脊液内红细胞 × 每升血液内白细胞数 / 每升血液内红细胞数。

（三）参考值

正常人脑脊液中无红细胞，仅有少量白细胞。成人：（0 ~ 8）× 10^6/L 多为淋巴细胞及大单核细胞，两者之比约为 1：3，偶见内皮细胞。

细胞分类：①直接分类法：白细胞计数后，将低倍镜换成高倍镜，直接在高倍镜下根据细胞核的形态分别计数单个核细胞和多核细胞，应数 100 个白细胞，并以百分率表示。若白细胞少于 100 个，应直接写出单核、多核细胞的具体数字。②染色分类法：如直接分类不易区分细胞时，可将脑脊液离心沉淀，取沉淀物 2 滴，加正常血清 1 滴，推片制成薄膜，置室温或 37℃温箱内待干，进行瑞氏染色后油镜分类。如见有不能分类的白细胞，应另行描述报告，如脑膜白血病或肿瘤时。

八、常规检查的注意事项

脑脊液采集后应在 1h 内进行计数，如搁置过久，细胞破坏，或沉淀与纤维蛋白凝成块，导致计数不准。标本必须摇匀方可滴入计数室，否则影响检验结果。穿刺损伤血管，导致血性脑脊液，此时细胞总数计数已无意义，白细胞计数亦须校正才有临床价值。通常的做法是：将混匀的脑脊液用 1% 冰乙酸溶液稀释后进行计数，为排除血性脑脊液中红细胞的影响，可用以下公式进行校正。校正后脑脊液白细胞数 = 未校正脑脊液白细胞数 - [脑脊液红细胞数 × 周围血白细胞数 / 周围血红细胞数] 细胞计数时，如发现较多的红细胞有皱缩或肿胀现象，应予以描述报告，以协助临床医生鉴别陈旧性或新鲜出血等。

细胞计数时，须注意红细胞或淋巴细胞与新型隐球菌相区别：新型隐球菌具有"出芽"现象，不溶于乙酸，滴加 0.35mol/L 乙酸后，显微镜下仍保持原形，而红细胞被乙酸溶解消失，淋巴细胞的核和胞浆则更为明显。加印度墨汁（或优质绘图细墨汁）1 滴，加盖玻片，高倍镜下见新型隐球菌有厚荚膜，不着色，而红细胞和淋巴细胞无此现象。涂片固定时间不能太长，以免细胞皱缩，使分类计数发生困难。更不能高温固定。

九、脑脊液细胞的临床意义

正常脑脊液中白细胞为（0 ~ 5）× 10^6/L，主要是单核细胞，没有中性粒细胞。若白细胞超过 $10 × 10^6$/L 则有病理意义，如出现中性粒细胞和浆细胞则可视为异常。儿童脑脊液的白细胞数较成人稍多，1 岁以内的正常婴儿白细胞数可达 $10 × 10^6$/L，而早产儿及新生儿的白细胞在 $30 × 10^6$/L 以内仍可达正常范围，但中性粒细胞不应超过 $5 × 10^6$/L。脑脊液内中性粒细胞增多，主要见于脑膜炎症（特别是急性炎症的渗出期）、出血和脑挫伤等。患脑瘤时脑脊液一般不出现中性粒细胞。中枢神经系统或脑膜疾患时（主要是感染性疾患），脑脊液白细胞增多。中性粒细胞占优势，常见于急性细菌性感染，或慢性感染急性发作时；急性细菌性脑膜炎时，脑脊液中性粒细胞可达 90% 以上。淋巴细胞占优势，常见于急性病毒性感染、急性细菌性感染的恢复期、慢性细菌性或霉菌性感染、梅毒螺旋体感染、肉芽肿和脑膜癌等。脑脊液中出现嗜酸性粒细胞是少见的，主要见于脑寄生虫，如脑囊虫病、包虫病、血吸虫病、肺吸虫病、肺吸虫病、弓形体病、旋毛虫病、棘球蚴病和锥虫病等，也可见于嗜酸性粒细胞增多症、嗜酸性粒细胞脑膜炎、异物、淋巴瘤等。有些脱髓鞘病患者，脑脊液中嗜酸性粒细胞也可增多，但周围血中嗜酸性粒细胞并不增多，这可认为是中枢神经系统过敏性反应。荨麻疹或支气管哮喘者脑脊液中也可发现嗜酸性粒细胞。当中枢神经系统感染而脑脊液白细胞增多时，也可见嗜酸性粒细胞，但常少于白细胞总数的 1%；如嗜酸性粒细胞增多，超过白细胞总数的 10% 时，则提示为特异性感染或变态反应性疾患。慢性脑膜炎或脑脊液中，如出现嗜酸性粒细胞超过 2 个月，则更多要考虑到脑寄生虫病的可能。当鞘内注射物，如青霉素、链霉素、异烟肼、可的松、碘油（碘化油、碘苯脂）时，脑脊液中白细胞也可增多，这是由于异物刺激所致。脑室碘油造影后，在数天内脑脊液中白细胞和蛋白均有不同程度的增多。值得注意的是，脑脊液中白细胞增多是脑膜刺激的表现，但这种刺激不一定都是感染性的，如蛛网膜下隙出血、脑膜或脑室系统肿瘤、白血病、系统性红斑狼疮、结节病等，脑脊液中白细胞也可增多，这是反应性的增多。浆细胞和淋巴样细胞只在病理性脑脊液中出现，其胞浆具有产生免疫球蛋白的功能。脑脊液中浆细胞和淋巴样细胞的出现，提示中枢神经系统有感染，特别是病毒感染，可见于亚急性或慢性炎症过程，如亚急性硬化性全脑炎、病毒性脑炎、多发性硬化症、中枢神经系统变性疾病、迟发性过敏型反应和某些恶性脑瘤等。浆细胞和淋巴样细胞是 IgG 增多的反应，正常脑脊液中没有吞噬细胞，如出现吞噬细胞，多见于中枢神经系统出血、炎症、外伤等，最常见于蛛网膜下隙出血。肿瘤细胞出现在脑、脊髓或软脑膜恶性肿瘤，特别是肉瘤，如黑色素肉瘤或髓母细胞瘤（好发于儿童）。Marks 和 Marrack 指出，弥漫性癌肿、脑膜黑色素细胞瘤、髓母细胞瘤时，脑脊液细胞形态学检查阳性率很高，其次是脉络丛乳头瘤、胶质细胞瘤、室管膜瘤和淋巴瘤。脑脊液中肿瘤细胞的特征：直径常超过 20μm，多核型，常两个以上的核和核仁，核中胞浆的比率高，常见有丝分裂活动。骨髓性或淋巴性白血病时，脑脊液中可见髓细胞，偶见巨噬细胞。

十、常见脑、脑膜疾患的脑脊液细胞学特征

脑脊液细胞检查是脑、脑膜感染性疾病的一项极有价值的辅助诊断手段，也是评价疾病疗效和判断预后的一项很有意义的实验室检查技术。因中枢神经系统感染性疾病的致病菌不同，它们所引起的脑脊液细胞改变各有差异，因此了解和掌握这些细胞变化规律则有利于做出正确的临床诊断。一般中枢神经系统感染性病变的脑脊液细胞改变大致可分为三个时期：即以粒细胞反应为主的急性炎症期，以淋巴样细胞反应为主的亚急性增生期及以单核样细胞反应为主的修复期。但在不同致病菌感染时，三个时期的持续时间各不相同。①细菌性化脓性脑膜炎：第一期反应最为明显。在发病初期，由于细菌毒素作用，细胞总数显著增多，一般为（500 ~ 20 000）$\times 10^6$/L，尤其是脑膜炎双球菌性脑膜炎细胞总数增多最为明显。急性期中性粒细胞占绝对优势（90% ~ 95%），淋巴细胞仅为 5% ~ 10%。经治疗后病情有改善时，细胞总数迅速下降，特别是中性粒细胞急剧下降，免疫活性细胞和单核吞噬细胞相对或绝对增高。在细菌性脑膜炎的修复期，细胞总数明显下降，不再有中性粒细胞，此期可持续数周，淋巴细胞逐渐减少，单核吞噬细胞逐渐增多。嗜酸性粒细胞可出现在化脓性脑膜炎的任何时期，特别在第三期更为多见。②结核性脑膜炎：第二期反应最为明显。细胞总数可升高，一般情况下不超过 500×10^6/L。大多数起病初期为中性粒细胞、淋巴细胞反应，其中中性粒细胞占优势（占 60% ~ 70%，并非绝对优势）。随着病情发展，淋巴细胞、激活淋巴细胞、单核细胞和浆细胞的比例增加。中性粒细胞、淋巴细胞、激活淋巴细胞、单核细胞和及浆细胞同时存在是结核性脑膜炎的特点，这种混合型细胞反应一般持续时间较长，短时间内常无明显变化。在亚急性期，经过适当治疗后，病情好转，中性粒细胞下降或消失，以淋巴细胞及单核细胞为主。③病毒性脑膜炎：不管治疗如何，均很快从粒细胞反应期进入亚急性期。细胞总数轻度升高，细胞计数多为（50 ~ 500）$\times 10^6$/L，以淋巴细胞、淋巴样细胞和浆细胞为主，但在疾病的早期可出现短暂的嗜中性粒细胞占优势。这种急性期历时短暂，是病毒性脑膜炎的特点。但流行性乙型脑炎以中性粒细胞为主。④真菌性脑膜炎：以新型隐球菌脑膜炎常见，细胞总数可轻度升高，细胞反应以混合性细胞反应，多数病例早期以嗜中性粒细胞占优势，尔后以淋巴细胞占优势。但也有一开始就以小淋巴细胞为主，尚可出现浆细胞，偶见嗜酸性粒细胞和巨噬细胞。⑤寄生虫脑病：脑脊液细胞总数可正常或轻度增加，一般不超过 100×10^6/L，以淋巴细胞占优势，极少数处于急性期的患者可以是中性粒细胞占优势，有时可见浆细胞。寄生虫脑病的特点是嗜酸性粒细胞增多。⑥中枢神经系统肿瘤：细胞总数可正常或轻度增高，以淋巴细胞为主，有时可见肿瘤细胞。脑室、蛛网膜下隙出血及出血性脑炎可出现均匀性的血性脑脊液，除血细胞大量增加外，在脑脊液中也出现周围血中的各种血细胞，其中大多以中性粒细胞为主。

十一、蛋白质

脑脊液蛋白质含量明显低于血浆蛋白含量，脑脊液蛋白浓度仅相当于血浆蛋白的 0.5%，即为 200 ~ 400mg/L。脑脊液自脉络丛产生，在到达脊髓的过程中浓缩，故不同部位的蛋白含量也有所不同，通常脑室蛋白比小脑延髓池和脊髓蛛网膜下隙要少，一般不超过 200mg/L。不同年龄组的脑脊液蛋白总量也略有不同，如儿童 100 ~ 200mg/L，老年人（50 岁以上）300 ~ 400mg/L。正常脑脊液蛋白总量不超过 400mg/L，其中绝大部分为白蛋白，而球蛋白仅微量（不超过 50mg/L），没有优球蛋白和纤维蛋白原。

（一）脑脊液蛋白增高形成的原理

1. 椎管梗阻

脊髓压迫症，如脊髓肿瘤、肉芽肿、硬膜外脓肿、粘连性脊髓蛛网膜炎、脊椎结核、椎间盘脱出等，可造成椎管部分或完全梗阻。当椎管完全梗阻时，使脑与脊髓蛛网膜下隙互不相通，血浆由脊髓中的静脉渗出，脑脊液蛋白增高最显著，有时竟达 30.0 ~ 50.0g/L。梗阻部位越低，蛋白含量越高，如马尾病变，有时可出现脑脊液自凝现象。

2. 颅内占位性病变

如脑瘤、脑脓肿肉芽肿、颅内血肿等，均可引起脑脊液循环通路梗阻，导致脑脊液蛋白增高。尤其是脑室附近和小脑脑桥角肿瘤时，脑脊液蛋白增高较明显。

3. 脑膜和脉络丛毛细血管通透性增高

促使多量的白蛋白、纤维蛋白渗入脑脊液内。脑脊液蛋白增高也标志着血脑屏障的破坏，常见于中枢神经系统感染，如脑炎、脑膜炎、蛛网膜炎、脑脓肿、麻痹性痴呆、脑囊虫病等。脑部感染时脑膜和脉络丛毛细血管通透性增高，因而促使蛋白分子易于通过，首先是白蛋白增高，然后球蛋白和纤维蛋白增高，后两者仅在严重的脑膜炎或椎管完全梗阻时才出现。

4. 血性脑脊液

脑血管畸形或动脉瘤破裂、高血压病、脑动脉硬化症、风湿性或结核性脑脉管炎、大动脉炎、急性白血病、血小板减少性紫癜、血友病、系统性红斑狼疮等，引起脑出血或蛛网膜下隙出血时，血性脑脊液可使蛋白含量增高。脑出血时脑脊液可高达 20g/L。

5. 神经根病变

如急性感染多发性神经根－神经炎时，脑脊液蛋白增高较明显，出现蛋白细胞分离现象，在发病 2 ~ 3 周达高峰。腰骶神经根病时，由于神经根的刺激，脑脊液蛋白也可增高。

6. 退行性变

脑软化时因有异化脑组织的存在，可使脑脊液蛋白增高，尤其是软化灶累及脑室系统或大脑皮质时，蛋白增高更为显著。

7. 代谢障碍

尿毒症、黏液水肿、糖尿病、Adddison 氏病等，特别是伴有神经系统并发症时，脑脊液蛋白增高。

8. 血浆蛋白的改变

血浆蛋白的改变也可反映到脑脊液中来，如肝硬化、结节病、胶原性疾患、淋巴肉芽肿时，血和脑脊液中 γ 球蛋白增高；多发性骨髓瘤时，血和脑脊液中 β 球蛋白增高。

9. 脊髓麻醉

腰麻后由于药物的刺激，也可引起脑脊液蛋白增高。Black 曾研究 200 例腰麻患者脑脊液的变化，其中 20 例腰麻后 3 个月内的患者，脑脊液蛋白轻度增高，以腰麻第 1 ~ 13d 蛋白增高最明显。

（二）蛋白质定性检查

1. 脑脊液蛋白质定性的方法

常用的方法有 Pandy 试验、硫酸铵试验和李文生试验。

（1）Pandy 试验：需要的脑脊液标本量少，操作简单，结果观察较为明确，临床实验室常用此法，但过于敏感，一部分正常人亦出现极弱阳性（±）结果。

（2）硫酸铵试验：操作较为复杂，而且不如 Pandy 试验敏感。但该试验能分别测试球蛋白和白蛋白，故特异性高于 Pandy 试验，一旦试验阳性，其诊断价值较大。

（3）李文生试验：并非鉴别脑膜炎的特异性试验，由于沉淀物面不平，往往不易测量，有时两管中沉淀物相仿，亦难以判断。因此仅在实验室条件较差时考虑应用。

2. 脑脊液蛋白定性试验的注意事项

红细胞过多时，须离心沉淀，吸取上清液进行试验；试验中所用试管和滴管须十分洁净，否则容易出现假阳性结果；苯酚或硫酸铵试剂如不纯，可引起假阳性反应；室温低于 10℃，苯酚饱和度低，亦可引起假阴性结果。

3. 正常脑脊液蛋白定性参考值

正常脑脊液中蛋白质含量仅及血浆蛋白的 5%，即 0.2 ~ 0.4g/L，而且以白蛋白为主，故蛋白定性试验阴性。

（三）蛋白质定量测定

正常时脑脊液的蛋白质含量较其他体液均低，因此测定时需选用敏感的方法。测定脑脊液蛋白质的方法很多，主要围绕提高敏感度及白蛋白和球蛋白含量在形成浊度与成色上一致。常用的方法有：考马斯亮蓝法、磺基水杨酸－硫酸钠浊度法、邻苯三酚红钼络合法。染料结合法如考马斯亮蓝法，虽然灵敏度很高，但对球蛋白显色较浅而使结果偏低，因为脑脊液中的蛋白质主要为白蛋白，所以有人认为考马斯亮蓝法对球蛋白的显色过浅，不会影响该法的临床应用价值，该法形成的考马斯亮蓝－蛋白质复合物易黏附器皿，影响比色杯，因此测定后必须用 95% 乙醇或甲醇清洗。浊度法如磺基水杨酸－硫酸钠浊度法虽然操作简单，但敏感性不如考马斯亮蓝法，必须先经离心沉淀，以排除细胞及细胞蛋白的影响。浊度法是难得到准确结果的测定方法，影响因素较多，但因操作简便，结果对临床有诊断意义，故仍为大多数实验室采用。所以在操作时应注意实验时的温度、操作手法对形成浊度等的影响。脑脊液蛋白浓度过高时，一定要稀释后进行测定，否则对结果影响较大。本法加试剂后，10min 内浊度进行性增加，到 10min 时达到顶点。因此必须严格掌握时间，才能得到正确结果。化学结合法，如邻苯三酚红钼络合法灵敏度同考马斯亮蓝 G-250，色素不吸附器皿，邻苯三酚红试剂国产价廉，故应用较多。

十二、葡萄糖

正常脑脊液中葡萄糖浓度因不同年龄和不同采集部位有所区别，成人为 2.5 ~ 4.4mmol/L；10 岁以下儿童为 1.9 ~ 4.7mmol/L；10 岁以上儿童为 2.8 ~ 4.4mmol/L；新生儿为 3.9 ~ 5.0mmol/L，成人腰穿脑脊液为 2.5 ~ 4.4mmol/L；小脑延髓池脑脊液为 2.8 ~ 4.2mmol/L；脑室脑脊液为 3.0 ~ 4.4mmol/L。

脑脊液中葡萄糖含量取决于以下几种因素：血液葡萄糖的浓度；血脑屏障的通透性；脑脊液中葡萄糖的酵解程度；携带运转系统的功能。

正常脑脊液中葡萄糖与血液中葡萄糖呈恒定的比值，过去认为是由于血脑屏障可以通透葡萄糖所致；后来认识到这种通透并不是简单的弥散，而是膜运转，称为携带运转或携带弥散。Fishmen 等假设在血脑屏障的细胞膜表面有一种活动物质，可以从血液中结合非脂溶性物质如葡萄糖，通过细胞膜运输到脑脊液中，这携带运转系统周而复始，往返不已地从血液中结合葡萄糖，又释放到脑脊液中去，从而保证了一定的脑脊液葡萄糖浓度。

（一）脑脊液葡萄糖减低的原因

1. 脑部细菌性或霉菌性感染

如化脓性或结核性、隐球菌性脑膜炎时，因细菌、霉菌与破坏的细胞都能释放出葡萄糖分解酶，使葡萄糖变为乳酸，而导致葡萄糖减低。此外，由于细菌或霉菌毒素引起中枢神经系统的代谢改变，或脑膜炎症细胞的代谢产物抑制了膜携带运转功能，致使葡萄糖由血向脑脊液运输发生障碍，于是脑脊液中糖减低。Sifontes 曾对结核性脑膜炎患者进行观察，当由静脉注射高渗葡萄糖，使其血糖急剧增高时，脑脊液中葡萄糖并不相应增高，而仅轻微增高，这也可以说明在结核性脑膜炎时确实有运转功能的障碍。

脑脊液中糖减低的程度，与细菌、霉菌的生物学特性、发病的急缓、病程的长短、病情的轻重、治疗的效果，以及机体的反应性有关。急性化脓性脑膜炎时，脑脊液中葡萄糖减低出现很早，而且比较显著，尤其是患脑膜炎双球菌和肺炎双球菌性脑膜炎，在发病 24h 内脑脊液中葡萄糖可迅速降到 1.1mmol/L 以下或微量，在疾病发展至高峰时，脑脊液中葡萄糖可消失。结核性脑膜炎或隐球菌性脑膜炎时，脑脊液中葡萄糖减低较急性化脓性脑膜炎出现得晚，程度也较轻。在结核性脑膜炎的初期，脑脊液中葡萄糖仍可正常，一周以后渐渐减低。慢性隐球菌性脑膜炎时，脑脊液中葡萄糖可降至微量。其他霉菌感染如毛霉菌病、放线菌病和酵母菌病等，脑脊液中葡萄糖也可减低。

2. 脑寄生虫病

脑囊虫病、锥虫病、血吸虫病、肺吸虫病、弓形体病等，均可使脑脊液中葡萄糖减低。

3. 脑膜肿瘤

弥散性脑膜肿瘤浸润时，脑脊液中葡萄糖减低，甚至消失。

（1）活动的癌细胞可将葡萄糖分解。

（2）癌细胞能使碳水化合物的代谢不正常。

（3）脑膜癌肿可阻滞糖通过血脑屏障，从而不能维持血液和脑脊液的正常比例，但血糖却在正常范围。这种情况可见于各种类型的肉瘤、髓母细胞瘤、神经胶质母细胞瘤、星形细胞瘤、脉络丛原发性肿瘤、黑色素瘤、某些未分化的脑膜瘤和淋巴性白血病等。黑色素瘤时，脑脊液糖可降至 $0.4 \sim 1.0$ mmol/L。胃、肺、乳腺和胰腺癌转移至脑膜时，也可使脑脊液中葡萄糖减低，癌细胞利用葡萄糖来增生可能是一个因素。

4. 低血糖

由于血糖含量减低，而脑脊液中葡萄糖也随之减低，特别是低血糖性昏迷以及胰岛素过量所致的低血糖状态时，脑脊液中葡萄糖明显减低。

5. 神经梅毒

主要见于梅毒性脑膜炎和麻痹性痴呆。

6. 其他

结节病侵犯脑膜时，脑脊液中葡萄糖也可减低。脑脊液糖减低还可见于头部放射治疗或中暑等。Blokhin 曾做动物实验，用 X 线照射狗的颞部，脑脊液糖可暂时减低。这说明反应性炎症引起的早期血管改变是一个因素。

另外，还有一种情况是脑脊液标本未加盖保护，暴露于空气中的时间较长，在进行化验时，由于空气中有许多杂菌可将脑脊液葡萄糖分解，而使糖减低，以致被临床医生误认为是病理变化。因此，决不能单凭某一化验结果来判断，必须紧密地结合临床症状和体征，以及其他检查，全面地掌握第一手资料，进行科学分析。

（二）脑脊液葡萄糖增高的原因

1. 病毒感染

见于某些病毒性脑炎、脑膜炎，特别是流行性乙型脑炎。

2. 脑或蛛网膜下隙出血

血糖相当于脑脊液糖的 1 倍，如出现血性脑脊液，则使糖含量增高。脑出血或蛛网膜下隙出血时常损害丘脑下部，影响碳水化合物代谢。

3. 丘脑下部损害

急性颅脑外伤、一氧化碳中毒、缺氧性脑病、感染中毒性脑病、脑炎、脑出血（尤其是脑室出血）、弥漫性脑软化等，由于脑部弥漫性损害，常累及丘脑下部，通过植物神经系统，促进肾上腺素分泌增多，促进糖原分解，引起血糖增高，继而脑脊液中葡萄糖增高。

4. 影响脑干的急性颅脑外伤和中毒

Biemond 报告急性脑干损伤和中毒，可引起脑脊液中葡萄糖增高。

5. 糖尿病或静脉注射葡萄糖后

患糖尿病时血糖增高，而脑脊液中葡萄糖也随之增高。严重糖尿病患者的脑脊液中可发现酮体，而且可在糖尿病性昏迷以前出现。静脉注射大量葡萄糖后，血糖和脑脊液中葡萄糖也增高。当静脉输入葡萄糖后，血及脑脊液中葡萄糖的平衡约需 $1 \sim 2$h，对此类患者需同时测定血糖，以资对比。

6. 早产儿和新生儿

早产儿和新生儿因血脑屏障通透性较高，脑脊液中葡萄糖也可增高，并无病理意义。

7. 其他

精神分裂症时脑脊液中葡萄糖也可增高。脑脊液中葡萄糖定量测定方法与血浆葡萄糖测定法相同，只是由于脑脊液中葡萄糖含量仅为血糖的 3/5，故为了提高测定的灵敏度，可将标本用量加倍，最后计算结果除以 2 即可。常用的方法有：邻甲苯胺法、葡萄糖氧化酶法等。

脑脊液中葡萄糖定量测定注意事项：①脑脊液中葡萄糖增高的意义虽然不大，但常可掩盖糖减低的真相，故也值得注意，以防止一种倾向掩盖另一种倾向。②标本采集后应立即测定，尤其是细菌感染的标本，为了防止葡萄糖酵解，应加入氟化钠。

正常脑脊液内葡萄糖含量仅相当于血糖的50%～80%，早产儿及新生儿因血脑屏障通透性增高，故葡萄糖含量比成人高，一般认为无病理意义。葡萄糖增高见于：①早产儿及新生儿。②饱餐或静脉注射葡萄糖后。③血性脑脊液。④影响到脑干的急性外伤或中毒。⑤糖尿病等。

葡萄糖降低是由于微生物对糖的消耗以及细胞对糖进行无氧酵解作用，或者血脑屏障通透性的改变。这在临床上颇为重要。常见于：①急性化脓性脑膜炎（往往低于2.2mmol/L，甚至为0）、结核性脑膜炎、真菌性脑膜炎，其糖的含量愈低，则预后愈差。②脑瘤特别是恶性肿瘤。③神经梅毒。④低血糖等。

十三、氯化物

脑脊液中氯化物（主要是氯化钠）含量高于血中氯化物，是血中氯化物含量的1.2～1.3倍。在正常情况下脑脊液氯化物浓度成人为120～130mmol/L；儿童为111～123mmol/L；婴儿为110～130mmol/L。

脑脊液氯化物的测定有较大的临床意义，由于脑脊液中蛋白质含量较少，为维持脑脊液和渗透压的平衡，氯化物含量较血液中含量高20%左右。当中枢神经系统发生病变时，脑脊液中氯化物浓度可发生改变，故通过检测脑脊液中氯化物含量可有助于中枢神经系统疾患的诊断。

脑脊液氯化物的浓度受下列因素的影响：①血液氢化物的浓度：通常脑脊液中氯化物与血液中氯化物呈相应的比例（1.25：1），当低血氯或高血氯状态时，脑脊液中氯化物的浓度也成比例地改变。血液氯化物浓度高时，脑脊液含氯化物量高；血液氯化物浓度低时，脑脊液含氯化物量亦减低。②酸碱度：氯化物含量的多少与脑脊液的pH有关，通常在酸性情况下氯化物减低，在碱性情况下氯化物增高。脑膜的炎性渗出和粘连：化脓性或结核性脑膜炎时，炎性渗出和粘连较明显，有一部分氯化物附着于脑膜，因此脑脊液氯化物减低。③垂体－间脑病变：氯化物代谢障碍。

（一）脑脊液氯化物减低的原因

1. 脑部细菌性或霉菌性感染

当化脓性或结核性脑膜炎、隐球菌性脑膜炎时，由于细菌或霉菌将分解成乳酸，而使脑脊液呈酸性（pH降低），于是氯化物含量减低。由于这种原因所造成的氯化物减低，多见于此类脑膜炎的急性期或活动期，或慢性感染而急性加剧时，并与脑脊液中葡萄糖减低同时出现。

此外，脑膜与颅底有明显的炎症浸润、渗出和粘连，局部有氯化物附着，因此脑脊液氯化物亦减低。由于这种原因所造成的氯化物减低，多见于此类脑膜炎的后期，特别是严重的病例，多与蛋白增高同时出现。当脑脊液蛋白显著增高时，脑脊液氯化物减低。结核性脑膜炎时，脑脊液中氯化物的明显减低比糖减低出现得还要早。脑脊液氯化物减低也可见于布氏杆菌性脑膜炎。脑脓肿不伴有脑膜炎时，脑脊液中氯化物可仍然正常。

2. 低氯血症

（1）体内氯化物的异常丢失：严重呕吐使氯化物随胃酸丢失；胃液、胰液或胆汁大量丢失；各种肾病（有水肿时，一部分氯化物进入水肿液中）；严重的糖尿病、Addison氏病，使氯化物大量排出。

（2）摄入氯化物过少：长期饥饿或限制氯化物摄入量（如低盐饮食）。由于血液中氯化物减低，而脑脊液中氯化物也随之减低。

（二）脑脊液氯化物增高的原因

1. 病毒感染病毒性脑炎、脑膜炎或脊髓炎时，脑脊液氯化物增高。

2. 高氯血症

（1）氯化物排泄减少：急性或慢性肾小球肾炎所引起的肾功能不全、尿毒症时，由于完全无尿或尿闭，血中氯化物排泄障碍，使氯化物滞留于血中而导致脑脊液氯化物增高。

（2）氯化物摄入量过多：静脉滴入大量氯化钠，而肾排泄功能不良时，血和脑脊液中氯化物均增高。

（3）过度换气而致碱中毒：由于血中氯化物增高，而脑脊液中氯化物亦随之增高。

常用的氯化物定量方法是硝酸汞滴定法、电量分析法和硫氰酸汞比色法等，其原理、试剂、注意事项与血清氯化物测定相同。

第四节 化学检查

一、酸度及气体强力

（一）参考值

pH：$7.31 \sim 7.34$；PO_2：$5.3 \sim 5.9kPa$；PCO_2：$5.9 \sim 6.7kPa$。

（二）临床意义

急性脑梗死，中枢神经系统炎症时，脑脊液 pH 及 PO_2 降低，乳酸升高，并对判断脑缺氧、代谢及脑血流有一定帮助。

二、蛋白质

脑脊液自脉络丛产生，在到达脊髓的过程中浓缩，故不同部位的蛋白含量也有所不同。蛋白总量不超过 400mg/L，其中绝大部分为白蛋白，而球蛋白仅微量（不超过 50mg/L），没有优球蛋白和纤维蛋白原。蛋白质含量与年龄成正比，如儿童 $100 \sim 200mg/L$，老年人（50 岁以上）$300 \sim 400mg/L$。

（一）蛋白质定性试验

1. 原理

脑脊液中球蛋白与苯酚结合，可形成不溶性蛋白盐而下沉，产生白色浑浊或沉淀。

2. 参考值

阴性（Pandy 方法）。

（二）蛋白质定量

1. 原理

磺柳酸对白蛋白的沉淀能力强于球蛋白，加入硫酸钠后使两者均能沉淀。

2. 参考值

腰穿脑脊液蛋白质含量 $200 \sim 400mg/L$；脑池脑脊液蛋白质含量 $100 \sim 250mg/L$；侧脑室脑脊液蛋白质含量 $50 \sim 150mg/L$。

3. 临床意义

（1）椎管梗阻：脊髓压迫症，如脊髓肿瘤、肉芽肿、硬膜外脓肿、粘连性脊髓蛛网膜炎、脊椎结核、椎间盘脱出等，可造成椎管部分或完全梗阻。使脑与脊髓蛛网膜下隙互不相通，血浆由脊髓中的静脉渗出，脑脊液蛋白增高最显著，有时竟达 $30.0 \sim 50.0g/L$。梗阻部位越低，蛋白含量越高，如马尾病变，有时可出现脑脊液自凝现象。

（2）颅内占位性病变：如脑瘤、脑脓肿肉芽肿、颅内血肿等，导致脑脊液蛋白增高，尤其是脑室附近和小脑脑桥角肿瘤时增高更明显。

（3）脑膜和脉络丛毛细血管通透性增高：脑脊液蛋白增高标志着血脑屏障的破坏，常见于中枢神经系统感染，如脑炎、脑膜炎、蛛网膜炎、脑脓肿、麻痹性痴呆、脑囊虫病等。

（4）血性脑脊液：脑血管畸形或动脉瘤破裂、高血压病、脑动脉硬化症、风湿性或结核性脉管炎、大动脉炎、急性白血病、血小板减少性紫癜、血友病、系统性红斑狼疮等，引起脑出血或蛛网膜下隙出血时，血性脑脊液可使蛋白含量增高，可高达 $20g/L$。

（5）神经根病变：如急性感染多发性神经根 – 神经炎时，出现蛋白细胞分离现象，在发病 $2 \sim 3$ 周达高峰。腰骶神经根病时，由于神经根的刺激，脑脊液蛋白也可增高。

（6）退行性变：脑软化时因有异化脑组织的存在，可使脑脊液蛋白增高，尤其是软化灶累及脑室系统或大脑皮质时，增加更为显著。

（7）代谢障碍：尿毒症、黏液水肿、糖尿病、Addison 病等，特别是伴有神经系统并发症时，脑脊液蛋白增高。

（8）血浆蛋白的改变：肝硬化、结节病、结缔组织病、淋巴肉芽肿时，血和脑脊液中 λ 球蛋白增高。

（9）脊髓麻醉：腰麻后由于药物的刺激，也可引起脑脊液蛋白增高。

三、蛋白电泳

由于脑脊液蛋白质含量较少，在电泳前必须进行浓缩，一般用透析法，透析液可用高分子量聚乙二醇、右旋糖酐等。载体可用琼脂糖凝胶、醋酸纤维素薄膜、聚丙烯酰胺凝胶（FAGE）或等电聚焦电泳，后者分辨率高。近来已采用高效毛细管电泳法其分辨率更高，而且脑脊液不需要经过浓缩。

（一）参考值

（葡聚糖凝胶透析浓缩，醋酸纤维素膜方法）前白蛋白：0.278 ± 0.0016；白蛋白：0.6994 ± 0.0068；$\alpha_1 + \alpha_2$：0.0981 ± 0.003；$\beta + \varepsilon$：0.1217 ± 0.003；γ：0.0524 ± 0.00280

（二）临床意义

前白蛋白见于脑萎缩、舞蹈病、帕金森病、手足徐动症、脑积水及中枢神经变性疾病。白蛋白见于脑血管病变（脑梗死、脑溢血）、椎管阻塞。α - 球蛋白见于脑部感染如急性细菌性脑膜炎、急性脊髓灰白质炎，脑部转移瘤、胶质瘤、癌性脑炎。β - 球蛋白可见于动脉硬化、脑血栓、癫痫、重症脑外伤等脂肪代谢障碍性疾病。γ - 球蛋白多发性硬化症、慢性细菌性脑膜炎、脑脓肿、周围神经炎、脑肿瘤。

四、酶学检查

正常脑脊液中含有多种酶，其活性远低于血清水平。当中枢神经系统某些疾患如炎症、肿瘤、脑血管障碍等疾病时，则由于血脑屏障通透性增加致使血清酶移至脑脊液中；另外脑组织损伤、破坏、酶清除率下降时，脑细胞中酶则逸出；再者肿瘤细胞内酶的释放等因素均可使脑脊液中酶的活性增高。

（一）常用的脑脊液酶学检查

（1）乳酸脱氢酶（LD）。

LD 有五种（LD1、LD2、LD3、LD4、LD5）同工酶形式。

（2）天门冬氨酸氨基转换酶（AST）。

（3）肌酸激酶（CK）。

主要有三种（CK1、CK2、CK3）同工酶，脑脊液中的同工酶全部为 CK1。

（4）溶菌酶（LZM）。

（二）参考值

成人脑脊液乳酸脱氢酶总活性为 10 ~ 25mU。成人脑脊液天门冬氨酸氨基转换酶为 4.6 ~ 21.8U/L。成人脑脊液肌酸激酶为 0 ~ 8mU/L。正常人脑脊液含溶菌酶甚微或缺如。

（三）临床意义

脑脊液中乳酸脱氢酶活性约为血清中该酶活性的 1/10。细菌感染时，如细菌性脑膜炎，脑脊液中的乳酸脱氢酶活性多增高，同工酶以 LD4 和 LD 为主；病毒感染时酶活性多正常，少数可以轻度增高，但以 LD1 和 LD2 为主；脑血管疾病（脑梗死、脑出血或蛛网膜下隙出血）的急性期、脑肿瘤、脱髓鞘病，脑脊液中的乳酸脱氢酶活性增高。正常脑脊液中天门冬氨酸氨基转换酶约为血清中该酶活性的 1/2。脑脊液中天门冬氨酸氨基转换酶活性增高主要见于脑血管病变或炎症，在脑肿瘤及脑损伤时也增高。正常脑脊液中肌酸激酶活性低于血清中该酶的活性，测定其活性可了解脑组织破坏程度及细胞通透性的改变。脑脊液中 CK1 增高多见于脑血管疾病时，其次为脑膜炎、脑肿瘤。结核性脑膜炎时，脑脊液中溶菌酶活性多显著增高，可为正常的 30 倍；化脓性脑膜炎及病毒性脑膜炎时酶活性亦可增高，但不及结核性脑膜炎显著。

五、葡萄糖

正常脑脊液中葡萄糖与血液中葡萄糖呈恒定的比值，过去认为是由于血脑屏障可以通透葡萄糖所致；后来认识到这种通透并不是简单的弥散，而是膜运转，称为携带运转或携带弥散。脑脊液中葡萄糖含量取决于以下几种因素：血液葡萄糖的浓度；血脑屏障的通透性；脑脊液中葡萄糖的酵解程度；携带运转系统的功能。

（一）原理

葡萄糖氧化酶催化葡萄糖氧化成葡萄糖酸，并产生过氧化氢。过氧化物酶在有氧受体时将过氧化氢分解为水和氧；氧受体 4- 氨基安替比林和苯酚去氢缩合为醌类化合物。

（二）参考值（Trinder 法）

成人 2.5 ~ 4.4mmol/L；儿童 3.9 ~ 5.0mmol/L。

（三）临床意义

1. 减低

（1）脑部细菌性或霉菌性感染：急性化脓性脑膜炎、结核性脑膜炎、隐球菌性脑膜炎。

（2）脑寄生虫病：脑囊虫病、锥虫病、血吸虫病、肺吸虫病、弓形体病等。

（3）脑膜肿瘤：弥散性脑膜肿瘤浸润时减低，甚至消失。淋巴瘤、神经胶质瘤、白血病、黑色素瘤，胃、肺、乳腺和胰腺癌转移至脑膜时也可使脑脊液葡萄糖减低。

（4）低血糖：低血糖性昏迷、胰岛素过量。

（5）神经梅毒：梅毒性脑膜炎和麻痹性痴呆。

2. 增高

（1）脑或蛛网膜下隙出血：因血液进入脑脊液，损害丘脑下部，影响碳水化合物代谢。

（2）丘脑下部损害：急性颅脑外伤、一氧化碳中毒、缺氧性脑病、感染中毒性脑病、脑炎、脑出血（尤其是脑室出血）、弥漫性脑软化等。

（3）急性颅脑外伤和中毒等影响脑干。

（4）糖尿病或静脉注射葡萄糖后，精神分裂症等。

（5）早产儿和新生儿。

急性化脓性脑膜炎，脑脊液中葡萄糖早期减低最为明显，甚至测不出来。结核性脑膜炎、隐球菌性脑膜炎的脑脊液中葡萄糖降低多发生在中、晚期，且葡萄糖含量越低预后越差。病毒性脑膜炎时脑脊液中葡萄糖多为正常。

六、氯化物

脑脊液中氯化物含量高于血中氯化物，是血中的 1.2 ~ 1.3 倍，这是因为脑脊液要维持 Donnan 平衡所致。脑脊液中氯化物也随血浆氯化物的改变而变化。

（一）原理

用标准硝酸汞滴定脑脊液中的氯离子，生成溶解而不解离的氯化汞。当到达终点时，过量的汞离子与汞指示剂 – 二苯基卡巴腙作用，呈现淡紫红色。根据消耗的硝酸汞量，推算出氯化物浓度。

（二）参考值（硝酸汞滴定法）

成人 120 ~ 130mmol/L；儿童 111 ~ 123mmol/L；婴儿 110 ~ 130mmol/L。

（三）临床意义

1. 减低

（1）脑部细菌性感染：化脓性脑膜炎、隐球菌性脑膜炎、尤以结核性脑膜炎时最为明显。

（2）出现在低氯血症时（呕吐、脱水等），肾病性水肿、严重糖尿病、Addison 病。

（3）病毒性脑炎和脑肿瘤时无显著变化。

（4）脑脊液中氯化物含量如低于 85mmol/L，有可能导致呼吸中枢抑制而出现呼吸停止。

2. 增高

增高见于尿毒症、肾功能不全、过度换气而致的碱中毒、氯化物摄入过量等。

七、谷氨酰胺

在脑组织氨基酸代谢过程中脱氨基作用所产生的游离氨，可借谷氨酰胺合成酶的作用合成谷氨酰胺以消除氨对中枢神经系统的毒性作用。脑脊液中氨大约是动脉血中的 1/3。

（一）原理

脑脊液中谷氨酰胺在硫酸中加热使之水解，生成谷氨酸和氨。氨与硫酸结合成硫酸铵，用纳（Nessler）试剂显色，然后比色定量。加热水解时脑脊液中尿素也产生氨，因此要测定脑脊液中尿素含量，再折算去除。

（二）参考值

0.41 ~ 1.10mmol/L（硫酸加热水解法）。

（三）临床意义

当脑脊液中谷氨酰胺升高时也可反映大脑中氨的增加，并可用于诊断肝性脑病。见于晚期肝硬化、肝昏迷，可高达 3.4mmol/L。出血性脑膜炎、败血症脑病和呼吸衰竭继发性脑病时轻度增加。

八、乳酸（LA）

CSF 中的乳酸浓度在很大程度上取决于中枢神经系统（CNS）的糖酵解作用，与血中的乳酸量无关。

（一）原理

在 NAD+ 存在下，LD 催化乳酸脱氢氧化成丙酮酸。反应完成后，生成 NADH 与乳酸为等摩尔。

（二）参考值

0.999 ~ 2.775mmol/L。

（三）临床意义

细菌性脑膜炎，如化脓性、结核性脑膜炎，由于细菌分解葡萄糖所致增高。而病毒性脑膜炎则在正常范围，因此对二者有鉴别诊断意义。大脑组织缺血、缺氧、低碳酸血症、脑积水、脑梗死、蛛网膜下隙出血等增高。癫痫状态、脑肿瘤、尿毒症等脑脊液中乳酸也可轻度增高。头部外伤合并脑肿胀，乳酸增高提示预后不良。

九、环磷酸腺苷

环磷酸腺苷是体内一种具有广泛生物效应的物质，在脑组织和脑脊液中含量更高。因此当脑和脑膜疾患时，由于细胞代谢紊乱可导致脑脊液中 cAMP 含量改变，检测 cAMP 可能较蛋白质、葡萄糖和细胞计数等指标更敏感。

（一）原理

cAMP 是一种小分子半抗原，其特异性抗体是以人工合成的 2'-O-ScAMP-BSA 结合物免疫动物所获得。抗体对 2'-O 一位有取代基的 cAMP 的亲和力较无取代基的 cAMP 约大 100 倍。为提高测定方法的灵敏度，测定时应将 [3H] 标记 cAMP，样品和标准同时进行琥珀酰化反应，然后和抗体反应。从标准曲线查出样品中的浓度。

（二）参考值

（8.7±3.3）pmol/L（RIA 法）。

（三）临床意义

增高见于细菌性脑膜炎、脑出血或蛛网膜下隙出血、脑梗死、髓母细胞瘤、脑囊虫病，脊髓压迫症产生实质性损害时。减低见于脑萎缩或陈旧性脑损伤。

脑脊液中 cAMP 变化较比血液中 cAMP 变化更具有特异性。

十、尿酸（UA）

脑脊液中的尿酸是由脑细胞中核酸转化而来的，因此脑脊液中尿酸的含量可作为脑细胞损伤的指标。

（一）原理

尿酸酶氧化尿酸，生成尿囊素和过氧化氢。在过氧化物酶催化下，过氧化氢使 3，5 二氯 2- 羟苯磺酸和 4- 氨基安替比林缩合成红色醌类。

（二）参考值

14.28 μmol/L。

（三）临床意义

增高见于脑瘤，尤其是恶性肿瘤，由于脑组织破坏，酶释放所致脑软化症。小脑畸形患者和 60 岁以上的老人由于脑萎缩而使尿酸增高。某些疾病致血脑屏障通透性增高，尿酸自血液进入脑脊液。

十一、脑脊液分光分析

（一）原理

脑脊液中混入红细胞，经过一定时间，红细胞被破坏，释放出氧合血红蛋白、高铁血红蛋白、胆红素等色素，这些色素对分光光谱的最大吸收峰有差异，利用分光分析即可鉴别。

（二）参考值

正常脑脊液仅见 280nm 处蛋白吸收峰，即为阴性。

（三）临床意义

脑脊液如在 415、460、540、575、630nm 有色素吸收峰则为阳性。分光分析对脑出血、脑梗死或手术后再出血等的诊断有一定价值，主要用于区分脑脊液血性程度和性质。新鲜出血时，氧合血红蛋白出现最早，经 2 ～ 3d 达最高值，以后逐渐减低。胆红素却在 2 ～ 3d 后开始出现，并逐渐增高。在蛛网膜下隙出血患者发病 2h，脑脊液内即可发现氧合血红蛋白，3 ～ 4d 后出现胆红素吸收峰，其量逐渐增加，而氧合血红蛋白则有减少倾向，至第 3 周色素逐渐吸收消失。若再次出血，则可因混入色素再次合并增高。脑脊液中氧合血红蛋白的出现可作为新鲜出血或再出血的指标；高铁血红蛋白的出现，为出血量增多或出血时间延长的标志；胆红素的出现可说明为陈旧性出血。

第五节　细菌学检查

在无菌条件下进行腰穿采集脑脊液约 2 ～ 3mL 于无菌试管中，以 500g 下离心沉淀 15min。倾去上清液，将沉淀物滴于洁净玻片，涂成一薄膜，待自然干燥固定，做染色，油镜下检查。若脑脊液内查出细菌或真菌，对临床诊断有决定性意义。

革兰氏细菌：临床意义为化脓性脑膜炎、流行性脑脊髓膜炎，常可查到脑膜炎球菌、肺炎链球菌、流感嗜血杆菌、金黄色葡萄球菌、铜绿假单胞菌、链球菌、大肠埃希菌等。

抗酸杆菌：临床意义为结核性脑膜炎，常可找到抗酸杆菌。

新型隐球菌：取脑脊液沉淀物涂片，加优质墨汁 1 滴染色，低倍镜下观察。临床意义为查见新型隐球菌，可确诊隐球菌性脑膜炎。

第六节　细胞学检查

一、脑脊液细胞收集及染色

脑脊液细胞的数量较少，种类多样，形态变化很大，以往用离心沉淀法涂片，但染色后形态不甚标准。自 1954 年 Syak 发明了细胞沉淀以来，这方面的工作有了突飞猛进的发展，并由此创立了一个新的学科一脑脊液细胞学。

近年来脑脊液细胞收集方法有很大改进，目前使用较多的细胞收集方法有以下几种：沉淀法；微孔玻膜筛滤法；玻片离心法；纤维蛋白网细胞捕获法。

在细胞染色技术也采用了多种方法，常用的有：①迈－格－姬染色法，常规染色方法。②高碘酸·雪夫（PAS）染色法，用于鉴别腺癌细胞和原始淋巴细胞。③过氧化物酶染色，用以鉴别形态相似的幼稚细胞。④脂类染色法，用于鉴别脂类吞噬细胞。⑤硝基四氮唑蓝（NBT）染色法，用于鉴别细菌和病毒感染见于成熟和幼稚的中性粒细胞胞浆。⑥非特异性酯酶（ANAE）染色法，适用脑脊液中T细胞辨认。⑦吖啶橙荧光染色法，适用于对肿瘤细胞的辨认。

二、常见细胞的临床意义

（一）淋巴细胞

1. 小淋巴细胞

与血中淋巴细胞相似，为正常脑脊液中的主要细胞，占细胞总数的60% ~ 70%。当脑脊液细胞总数增多，比例失调，或伴有病理性细胞（如中性粒细胞、激活淋巴细胞、巨噬或浆细胞）时，则有诊断意义。增多见于中枢神经系统各类慢性细菌、病毒感染和非特异性脑膜刺激反应。

2. 大淋巴细胞

大淋巴细胞是一种免疫母细胞，系由小淋巴细胞被激活转化而成。偶见于正常脑脊液，增多的临床意义同小淋巴细胞。

3. 激活淋巴细胞

转化型淋巴细胞：由小淋巴细胞受抗原刺激后转化而成。多见于细菌性脑膜炎（特别是恢复期）、病毒性脑膜炎、结核性脑膜炎、脑脓肿、多发性硬化、脑梗死和蛛网膜下隙出血等。

4. 大淋巴样细胞

由大淋巴细胞被抗原激活转化而成。偶见于正常脑脊液，主要见于中枢神经系统感染，蛛网膜下隙出血、脊髓造影、脑梗死、脑肿瘤、早期结核性脑膜炎等。

5. 浆细胞

由B淋巴细胞转化而来。正常脑脊液中不存在浆细胞，它的出现必有抗原刺激。常见于中枢神经系统感染，尤以结核性脑膜炎、脑囊虫病和病毒性感染。有人认为，浆细胞的比例明显增多是多发性硬化的一种相对特征性的脑脊液细胞学改变。

（二）单核－吞噬细胞

1. 单核细胞

其形态与血中所见者相似。正常脑脊液中的单核细胞占细胞总数的30% ~ 40%，和淋巴细胞的比例约为3：7或4：6。若其比例倒错或单核细胞形态异常时则为病理性，可见于由多种原因引起的脑膜非特异性反应和脑组织的破坏性病变，如脑挫伤、缺血、出血、炎症、肿瘤和变性病等。

2. 激活单核细胞

由单核细胞被抗原激活而形成。在正常情况下，此类细胞仅占2%。增多可见于中枢神经系统变性、炎性疾病、肿瘤和各种异物刺激等。

3. 巨噬细胞

巨噬细胞是由被激活单核细胞吞噬异物后转变而来的一组细胞。正常脑脊液中巨噬细胞不存在，它的出现常见于中枢神经系统炎症、出血、外伤等疾病的中、后期。

（三）多形核粒细胞

1. 中性粒细胞

与血中同类细胞相似。正常脑脊液中无中性粒细胞，但因腰穿时偶可发生难以避免的穿刺外伤，致使脑脊液中可见中性粒细胞的污染。此时脑脊液细胞计数大多正常，仅偶见几个中性粒细胞可资鉴别。增多提示粒细胞反应，主要见于脑和脑膜的细菌及病毒感染、脑外伤、脑血管病、椎管内药物注射以及某些恶性肿瘤以及非特异性脑膜激惹等情况，但以细菌感染的急性炎症渗出期最为显著。

2. 嗜酸性粒细胞

与血中同类细胞相似。正常脑脊液中，嗜酸性粒细胞不超过 1%，婴幼儿可达 4%。增多常见于猪囊虫病等中枢神经系统寄生虫病。其次结核性脑膜炎、病毒性脑膜炎及少数脑瘤患者，蛛网膜下隙出血、造影检查和椎管内的药物注射等亦可引起嗜酸性粒细胞增多，但数量有限，持续时间短暂。

3. 嗜碱性粒细胞

与血中同类细胞相似。正常脑脊液中很难见到嗜碱性粒细胞，增多见于炎症、异物反应、慢性粒细胞白血病。

（四）肿瘤细胞

1. 颅内肿瘤细胞

细胞较大，核大，形态多变，染色质多，结构与着色不尽相同，偏碱。核仁的体积和数量增加，呈多形性，占据染色质大部分。胞浆深蓝色。一旦在脑脊液标本中发现肿瘤细胞，诊断价值极大，特别是对脑膜癌症的诊断更优于其他检查。

2. 白血病细胞

脑脊液中白血病细胞的形态、结构与周围血液和骨髓中所见大致相同。脑脊液中的白血病细胞是诊断中枢神经系统白血病的重要依据，特别是对那些临床上尚未出现中枢神经系统受损症状的患者更为重要。

3. 淋巴瘤细胞

淋巴瘤分为霍奇金病和非霍奇金病两大类。但仅以脑脊液细胞学检查对其进行分类极为困难，须结合临床资料和组织学观察才能做出准确的分类。一般来说，霍奇金病的细胞体大，两个或数个胞核紧紧相连，核椭圆，呈对影形或扭曲重叠，染色质疏松、细致，核仁大，色深蓝，胞浆边界不清。非霍奇金病的淋巴瘤细胞常大量成堆出现。细胞奇形怪状，胞核呈豌豆状或畸形，染色质增多聚集，核仁大而不规则。胞浆及胞核可见空泡，胞浆强嗜碱性。在脑脊液中发现，淋巴瘤细胞是诊断中枢神经系统淋巴瘤的可靠依据。

第七节　免疫学检查

一、免疫球蛋白

脑脊液免疫球蛋白的主要来源：局部合成，中枢神经系统感染时激活免疫细胞产生。血脑屏障的改变，通过脑毛细管通透性增加，使血中的免疫球蛋白进入脑脊液中。由于测定方法的差异，正常脑脊液中免疫球蛋白稍有差异，一般情况下能够测定到的是 IgG、IgA 和 IgM，其余二种含量甚微。目前对脑脊液 IgG 亚类研究甚多。

（一）原理

免疫散射比浊法在抗体过量的前提下，通过光束时，悬浮颗粒所产生的散射光速率变化强弱与抗原浓度成正比。速率峰值经微电脑处理转换成抗原浓度。

（二）参考值

IgA 0 ~ 6mg/L；IgG 10 ~ 40mg/L；IgM 0 ~ 13mg/L；IgE 0mg/L；IgD 0mg/L。

（三）临床意义

1. 增高

IgG 见于亚急性硬化性全脑炎、多发性硬化症、急性化脓性脑膜炎、结核性脑膜炎、种痘后脑炎、麻疹脑炎、神经梅毒、急性病毒性脑膜炎、脊髓腔梗阻、系统性红斑狼疮、巨人症、Arnold-chian 畸形等。IgA 见于脑血管病、变性疾患、Jacob-Greutzfeldt 病、化脓性、结核脑膜炎及神经性梅毒等。IgM 提示有中枢神经系统感染，如 >30mg/L 表示为细菌性脑膜炎而非病毒性脑膜炎。多发性硬化症、肿瘤、血管通透性改变，锥虫病等也可增高。IgM 浓度明显增高，是急性化脓性脑膜炎的特点，可达 43.0 ± 58.0mg/L。IgM 轻度增高，是急性病毒性脑膜炎的特征，IgM 一般为 5.0 ± 5.8mg/L，若 IgM 超过 30mg/L 可排除病毒感染的可能。

各种类型的急性脑膜炎 IgA 和 IgG 水平均增高，而病毒性脑膜炎不如细菌性脑膜炎增高明显。IgG 的增高，在结核性脑膜炎较化脓性脑膜炎显著。细菌性脑膜炎在开始化学治疗后 14d 内 IgA 一直下降。

2. 减低

IgG 见于癫痫 X 射线照射、变性疾病、服类固醇药物等。IgA 见于支原体脑脊髓膜炎、小脑性共济失调、癫痫。

二、C- 反应蛋白（CRP）

脑脊液 CRP 主要来自血浆，CSF 中 CRP 的浓度取决于血清中 CRP 浓度，以及对血脑屏障的渗透性，是细菌性脑膜炎的重要诊断指标。

（一）原理

利用特异抗 CRP 抗体与检样中 CRP 反应，根据形成的沉淀环直径、沉淀峰高度、凝集程度或呈色程度，判定检样中 CRP 量。

（二）临床意义

化脓性或结核性脑膜炎时，脑脊液和血清中 CRP 的含量相当高。浆液性脑膜炎或脑炎时，CRP 有时仅见于脑脊液中增高。中枢神经系统炎症患者急性期增加，至恢复期消失。

三、脑膜炎球菌抗原检测（协同凝集试验）

（一）原理

Gowan I 株金黄色葡萄球菌体表面具有 A 蛋白，可以结合抗流脑 A 群菌抗体 IgG，当结合有特异性抗体的葡萄球菌试剂与菌体抗原或可溶性抗原相遇时，出现肉眼可见的凝集。

（二）临床意义

流行性脑膜炎呈阳性反应。有助于流脑的早期诊断。除协同凝集试验外，尚可采用对流免疫电泳、胶乳凝集试验等方法检测脑脊液中的特异抗原快速诊断流脑，可在几分钟到 4h 内获得结果。其他细菌性脑膜炎也可采用致病菌抗原检测法进行快速诊断。

四、乙型脑炎（乙脑）病毒抗原检测

乙脑的早期诊断可用荧光素标记的特异抗体来检测细胞内的乙脑病毒抗原，方法比较简单、快速，但阳性率不高。

五、结核性脑膜炎抗体

（一）原理

将结核杆菌抗原（PPD）包被聚苯乙烯反应板微孔，当加入待测脑脊液，如含有抗结核杆菌抗体时则与包被抗原结合，在加入酶标记抗人 IgG 及底物溶液后即可呈色。呈色程度与检样中结核杆菌抗体呈正相关。

（二）参考值

[（测定孔 A – 空白孔 A）/ 阴性孔 A] ≤ 2 ∶ 1 为阴性（ELISA 法）。

（三）临床意义

结核杆菌抗体阳性证明有结核菌感染，阳性率为 84%。如果脑脊液中抗体水平高于自身血清，这对结核性脑膜炎的诊断及鉴别更有价值。

六、猪囊虫抗体

（一）原理

用猪囊虫抗原包被聚苯乙烯反应板微孔，检样中的抗猪囊虫抗体与包被抗原结合，依次加入酶标抗人 IgG 和底物溶液，依据呈色深浅，可判断脑脊液中抗猪囊虫抗体的存在。

（二）参考值

阴性（ELISA 法）。

（三）临床意义

阳性者可诊断为猪囊虫病，本病患者的阳性率达 98%。此酶联免疫吸附试验测定囊虫抗体是一种特异性强、灵敏度高的方法。有助于绝大多数脑囊虫病患者的诊断。

七、单克隆抗体检测癌细胞

（一）原理

将新鲜脑脊液标本经 1 150r/min 离心 10min，沉渣用白明胶包被于玻片上，然后用苏木素和伊红染色，用磷酸缓冲液冲洗。加适当稀释度的单克隆抗体于玻片上，同时做阳性和阴性对照。置湿盒于室温 30min，取出后用 PBS 冲洗，加入纯化的羊抗鼠 IgG 荧光素结合物，再置室温 30min，干燥后加 90% 甘油于玻片上于荧光显微镜下观察结果。

（二）参考值

阴性。

（三）临床意义

脑脊液中恶性细胞有癌细胞、神经外胚层瘤细胞和淋巴瘤细胞。其检测阳性率可达 60%。单克隆抗体技术可鉴定恶性细胞的组织来源，有助于癌性脑膜病的早期诊断。

参考文献

［1］中华医学会.临床技术操作规范耳鼻咽喉－头颈外科手册［M］.北京：人民军医出版社，2009.

［2］孔维佳.耳鼻咽喉头颈外科学［M］.北京：人民卫生出版社，2010.

［3］许庚.耳鼻咽喉科疾病临床诊断与治疗方案［M］.北京：科学技术文献出版社，2010.

［4］分泌性中耳炎鼓窦入口、鼓窦解剖学研究［J］.龙孝斌，朱俭，冯晓华，谢民强.中华耳科学杂志，2012（03）.

［5］乳突轮廓化联合鼓膜置管治疗难治性分泌性中耳炎［J］.龙孝斌，冯晓华，张涛，谢民强.临床耳鼻咽喉头颈外科杂志.2011（13）.

［6］改良Gomori六胺银染色法诊断慢性侵袭性真菌性鼻及鼻窦炎［J］.李永奇，李源.中国耳鼻咽喉头颈外科，2007（05）.

［7］慢性侵袭性真菌性鼻窦炎的CT和MRI诊断［J］.杨本涛，王振常，刘莎，鲜军舫，张征宇，刘中林，兰宝森.中华放射学杂志，2005（08）.

［8］急性会厌炎并会厌脓肿2例成功抢救经验［J］.李军政，陈伟南，许教远，高翔，梁悦浓，郑庆生，田文栋.临床耳鼻咽喉头颈外科杂志.2014（13）.

［9］环甲膜切开术在急性喉阻塞抢救中的应用［J］.刘锦全，罗文晓，伍荣乐，吉林医学.2013（01）.

［10］紧急环甲膜切开术救治喉阻塞窒息（附4例报告）［J］.卢志伟.航空航天医药.2010（04）.

［11］环甲膜切开术在急性喉阻塞抢救中的应用［J］.刘锦全，罗文晓，伍荣乐.吉林医学.2013（01）.

［12］紧急环甲膜切开术救治喉阻塞窒息（附4例报告）［J］.卢志伟.航空航天医药.2010（04）.

［13］糖皮质激素对鼻息肉水通道蛋白表达的影响［J］.吕丹雨，周佳青.中华实用诊断与治疗杂志，2013（01）.

［14］鼻－鼻窦炎性疾病嗅觉障碍的诊断与治疗［J］.岳磊，刘仲娟.实用临床医学.2012（06）.

［15］慢性鼻－鼻窦炎鼻息肉患者内镜手术嗅裂区处理对嗅觉的影响［J］.温太佩，李直，蔡运杆.宁夏医学杂志，2012（03）.

［16］慢性鼻及鼻窦炎患者筛窦骨质病理形态学改变与手术预后的相关性研究［J］.唐凤珠，瞿申红，韦海明，梁建平，陆秋天，周祥祯，王涛，张月敏.中国耳鼻咽喉头颈外科，2012（07）.

［17］鼻喷剂治疗老年性变应性鼻炎的临床体会［J］.邰旭辉，戴嵩，桑月红，徐振明，訾龙，褚艳玲，张杰，朱宝玉，曹鋐.中国耳鼻咽喉颅底外科杂志，2012（02）.

［18］长期低剂量罗红霉素治疗慢性鼻－鼻窦炎的疗效分析［J］.杨艳.中国耳鼻咽喉颅底外科杂志，2011（02）.

［19］标准桃金娘油肠溶胶囊治疗儿童慢性鼻窦炎临床疗效观察［J］.吴瑛，唐瑾.实用临床医药杂志，2011（03）.

［20］周晓娓，虞幼军，赵远新，王跃建，刘振，刘秋玲，突发性聋伴良性阵发性位置性眩晕患者的预后研究［J］.临床耳鼻咽喉头颈外科杂志，2014（16）：1219－1221.

［21］陈曦，钱进，刘亮，李进让.单独鼻腔手术治疗阻塞性睡眠呼吸暂停低通气综合征的远期疗效观察［J］.临床耳鼻咽喉头颈外科杂志，2014（12）：841－843.

［22］张强，刘钢，杭伟.变应性鼻炎患者嗅球体积与嗅沟深度的研究［J］.临床耳鼻咽喉头颈外科杂志，2014（24）：1956－1960.